编委会

Paragonimus & Paragonimiasis in Fujian Province

福建省肺吸虫与肺吸虫病

主　编：蔡茂荣　李友松　程由注
副主编：洪照宽　张芝平　陈锦钟　罗　鋬　林国华

厦门大学出版社　国家一级出版社
XIAMEN UNIVERSITY PRESS　全国百佳图书出版单位

图书在版编目(CIP)数据

福建省肺吸虫与肺吸虫病/蔡茂荣,李友松,程由注主编.—厦门:厦门大学出版社,2021.5

ISBN 978-7-5615-8171-1

Ⅰ.①福… Ⅱ.①蔡… ②李… ③程… Ⅲ.①并殖吸虫病—诊疗 Ⅳ.①R532.22

中国版本图书馆 CIP 数据核字(2021)第 061580 号

出 版 人	郑文礼
责任编辑	陈进才　黄雅君
封面设计	夏　林　程由注
技术编辑	许克华

出版发行 厦门大学出版社

社　　址	厦门市软件园二期望海路 39 号
邮政编码	361008
总　　机	0592-2181111　0592-2181406(传真)
营销中心	0592-2184458　0592-2181365
网　　址	http://www.xmupress.com
邮　　箱	xmup@xmupress.com
印　　刷	厦门市竞成印刷有限公司

开本	889 mm×1 194 mm　1/16
印张	17.25
字数	442 千字
版次	2021 年 5 月第 1 版
印次	2021 年 5 月第 1 次印刷
定价	100.00 元

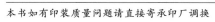

厦门大学出版社
微信二维码

厦门大学出版社
微博二维码

内容提要

福建省寄生虫病种类多、数量大，有"热带病之乡"别称。肺吸虫病是其中重要的病种之一。

20 世纪 60 年代，在闽北开始的病例调查和随后的病原学、流行病学调查研究拉开了我国对第一中间宿主螺类和第二中间宿主蟹类的新种报告的序幕，成为对全国螺类和蟹类调查的样板以及对这两类标本的清理、定位，不但有多部专著问世，而且所总结的经验和做法一直影响至今，并被发扬光大。

本书收集了一百多年来寄生虫学专家和防治工作者对全省肺吸虫病开展的调查研究的论著和资料，结合数十年来的调查研究和实践加以分析整理，揭示了福建省的肺吸虫、中间宿主、终末宿主和转续宿主种类繁多。虫种以卫氏并殖吸虫和斯氏并殖吸虫为主，还有三平正并殖吸虫、福建并殖吸虫、闽清并殖吸虫和沈氏并殖吸虫；传播媒介宿主有第一中间宿主放逸短沟蜷和多种拟钉螺等螺类新种，以及第二中间宿主福建华溪蟹等数十种蟹类新种；终末宿主以野生猫科动物为主；疫区广泛分布，病例以散在发生为主，兼有群集暴发的重流行区。病例分析显示，肺吸虫病症状体征复杂多变。经过数十年的防治，本病在福建省得到了有效控制，其分布、流行得到了系统调查，并获得肺吸虫病自然疫源地的丰富资料，调查研究方法既有传统形态学优势，又有分子生物学新技术等诸多改进，其理论与实践达到了国内外先进水平。

本书的出版，使宝贵资料不再流失，既尊重先人的艰苦劳作，有利于全省防控工作的开展，又是对全国乃至世界的肺吸虫病研究的有益参考。

主编简介

蔡茂荣,男,1964 年 11 月生,1985 年毕业于福建医学院卫生系卫生专业,现任漳州市疾病预防控制中心主任,主任医师,福建医科大学教授,漳州市疾病预防控制系统学科带头人。长期从事重大疾病防控;发表学术论文 46 篇,申报专利 2 项;主持漳州市重大科技项目 1 项、自然科学基金项目 2 项;开展漳州及相关地区肺吸虫病传播宿主研究,发现沼蜷螺、沟蜷螺、华南溪蟹、南海溪蟹和闽溪蟹等属新物种,丰富了福建省肺吸虫与肺吸虫病自然资源研究资料。2003 年,被中华预防医学会评为抗击"非典型肺炎"的"先进科技工作者";2008 年 11 月,被福建省委、省政府授予"抗震救灾先进个人"光荣称号;2012 年 8 月,被漳州市委、市政府授予漳州市第二批优秀人才称号;2018 年,被漳州市委授予"有突出贡献的中青年医疗卫生专家"。

李友松,男,1944 年 2 月生,福建省疾病预防控制中心主任医师兼《中国人兽共患病学报》编辑部主任(至 2017 年)和华东地区肺吸虫病防治研究协作组组长,长期从事血吸虫病、肺吸虫病等寄生虫病的防治与研究;发表论文 150 篇,获省、部级科技成果奖 10 项;主持和参加多部专著编写,主要有《中国并殖吸虫虫种争鸣》《战争与血吸虫病》《广州管圆线虫病》《实用肺吸虫病学》《食源性寄生虫病图释》等;退休后继续参与医学史考证或宣教材料整理。

程由注,男,1950 年 10 月生,原福建省疾病预防控制中心主任技师、二级教授和原中华医学会热带病与寄生虫病学分会常委。1977 年毕业于厦门大学生物系,师从林宇光教授,主要从事螺、蟹标本采集和斯氏并殖吸虫生活史实验感染研究。唐仲璋院士的"寄生虫世界真有趣,寄生虫学是生物学里很特别的学科"的谆谆教导影响其一生从业。程由注长期致力于血吸虫病防治监测和人体寄生虫调查研究(报告福建棘隙吸虫、闽清并殖吸虫新种;发现人体感染福建棘隙吸虫、日本棘隙吸虫、狭睾棘口吸虫、埃及棘口吸虫、东方次睾吸虫等,为国内外新纪录,报告人体感染台湾棘带吸虫,为国内新纪录)。开展科技部"十五"国家科技攻关计划合作项目;福建省"广州管圆线虫病疫源地调查"和国家种质资源平台合作项目:福建省寄生虫标本及资料的整理、整合和新资源研究(报告唐氏拟小豆螺和漳州华溪蟹等 10 多种并殖吸虫媒介宿主新种)。1998—2000 年,受林宇光导师嘱托,帮带厦门大学海外学院博士生 Toure 学习研究肺吸虫生物学。先后获省、部级科技成果奖二等奖 5 项,三等奖 10 余项;其中两次进京受奖。2001 年和 2007 年申报科技奖项时均得到唐崇惕院士推荐并给予书面材料评价。退休之后依然奔波于崇山峻岭、丛林溪坑，捕捉标本，探索未知。

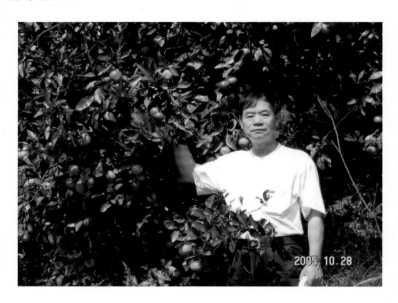

2004年，程由注在三明三元区调查肺吸虫病疫源地时发现唐氏拟小豆螺新种，图为2005年上山采螺，路上秋果累累，寓意深远（林集焕摄）

《游子吟》（唐）孟郊

慈母手中线，
游子身上衣。
临行密密缝，
意恐迟迟归。
谁言寸草心，
报得三春晖。

唐崇惕
2021年元月9日

　　2021年将迎来厦门大学成立百年之庆，回溯往事，感慨万千。我的家严家慈、师友、个人和儿子、儿媳都与母校有深深的渊源，油然想起孟郊写的《游子吟》，特恭录于此，以表达对母校衷心的感激之情和良好的祝愿，崇惕又及。

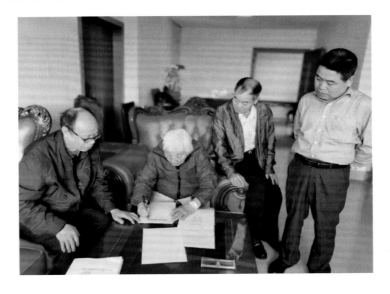

唐崇惕院士在茶几上恭录《游子吟》(右起：蔡茂荣、程由注、唐院士、李友松；张世阳摄)

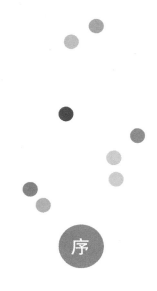

序

　　山乎苍苍,水何泱泱,位于中国东南沿海的福建省,简称"闽"。福建省山高林密,野兽出没,其中有山中之王的老虎(别称大虫),在草丛中爬行穿梭的蛇类,长着翅膀飞翔的蚊、蝇、蠓,肉眼看不见的体内外寄生虫,数量庞大,故福建省有"热带病之乡"和"寄生虫王国"的别称。

　　寄生虫种类繁多,可引发许多疾病,成为危害人民健康、导致人民生活贫困的重要原因。据调查(全国第二次人体重要寄生虫病现状调查,1993),全省人群寄生虫的感染率超过80%,仅次于海南省、广东省和广西省,居全国第四位;病原体虫种数为全国之首,多达28种,曾有一个病例同时感染8种寄生虫。

　　在众多寄生虫病中,肺吸虫[学名为并殖吸虫(Paragonimus)]所引起的病是广布于山区农村的常见病、多发病。因症状体征复杂多变,常造成误诊错治,加重患者的痛苦,因而引起有识之士的关注。1880年,英国驻厦门海关的孟逊(Manson)博士报告了林格(Linger)医师在台北附近的淡水一葡萄牙水手体内发现的虫体、虫卵,继后又在一位往返于闽台的福州籍官员痰液中检及虫卵。早在20世纪30—50年代就有麦克斯威尔(Maxwell)、吴光、陈国忠、金德祥、唐仲璋、陈捷先等在一些疫区调查或报告的病例,但较全面、较系统的调查研究则始于建瓯县森工医院吕建华的多次病例报告。后厦门大学为明确病原体,唐老先生派出他的助手林宇光教授带队深入该县,捕捉患者发病前捕蟹处的溪蟹,从中检出卫氏并殖吸虫和斯氏并殖吸虫两种囊蚴,并发现拟钉螺、建瓯拟小豆螺两新种螺和两新种蟹的第一、第二中间宿主。他们从病原学、人群感染和病例分析等方面,确定建瓯县为福建省首个完整调查的肺吸虫病流行县。省卫生厅、厦门大学、省寄生虫病研究所联合在建瓯县举办全省肺吸虫病防治学习班,培训了骨干,开启并推动了全省各地对本病的调查和防治,很快收到了人群感染与发病明显降低的效果。

　　一百多年来,寄生虫病相关科技工作者先后主编或参编了多部专著,其中重要的有唐仲璋的《中国动物志》、唐崇惕和唐仲璋的《中国吸虫志》、程由注等的《实用肺吸虫病学》、李友松等的《中国并殖吸虫虫种争鸣》等以及近300篇论文。许多关于肺吸虫的调研,如虫种及第一、第二中间宿主螺蟹分类理论与实践都达到国内外先进水平,整个工作更是科研指导防治、控制疾病流行的典范。国内外同行屡为福建省丰富的生物资源和深入的调查研究而惊愕赞叹。

福建省肺吸虫病的调查研究和防治控制如同全省消灭血吸虫病一样，再一次证明了"科学技术是第一生产力"的论断，从而又一次表明科研题材来自现场，产生的理论反过来服务于实践的有益循环。

由于调研地域广泛和时间跨度久远，研究者的文章散布在各种杂志中，且许多观点不同，让人犹豫迷离，给查阅者带来很大的困难与不便，影响了资料价值的发挥。

近来，蔡茂荣主任等有意收集、分析全省的调研资料，整理成《福建省肺吸虫与肺吸虫病》一书，使宝贵资料不再流失，既尊重先人的艰苦劳作，又给后来者以准确而方便的参考，功莫大焉。

本书对浩如烟海的资料不是简单地收集、罗列、堆积，而是去粗取精、去伪存真地再创作，既需要慧眼识珠，明察秋毫，更依靠他们不厌烦扰的坚持努力。编写人员中有退休多年者，他们孜孜不倦地发挥余热，令人钦佩欣慰！

祝尊作顺利付梓面世！

为之序，乐甚也。

2020 年 2 月 10 日于上海

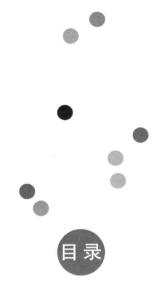

目 录

第1章 福建省概述[*]

1.1 福建省自然地理简况

福建省简称"闽",位于中国的东南沿海,东面隔台湾海峡与台湾相望,东北部、西部与南部分别同浙江省、江西省和广东省邻接。陆地面积 12.14 万平方千米,境内以山地丘陵为主,素有"八山一水一分田"之称。其经纬线范围为:东经 $115°50'$—$120°40'$,北纬 $23°33'$—$28°22'$。省会福州,位于闽江下游入海处附近。

福建地处热带亚热带,年均气温 $17\sim21℃$,年均降雨量自沿海到内地山区递增($1400\sim2100$ mm),多集中在夏秋的台风季节,闽西北群山阻截太平洋北吹的水汽,山地陡峭,溪河水量大、落差大,故多修建水力发电站,最大的电站为年发电量达百万千瓦级的位于闽清县的水口水电站。

全省境内植被丰富,以产各种竹、松、杉等为主,林木覆盖率在 70% 上下,多年来居全国首位。群山绵延起伏,林木繁茂密布,为各种大、中、小型动物的存匿、生长繁殖提供了良好的条件,故 100 多年前,闽北与江西相邻的崇安县(今更名为武夷山市)就是中外生物学家动植物标本的采集地,他们形容当地为"鸟类天堂""昆虫世界""爬行动物王国"。

1.2 福建省行政区

全省海岸线长 7352 km,近海有 1321 个海岛,最大的 3 个岛屿为平潭县[现与平潭综合实验区实行"政区合一"(行政区和实验区)的管理体制]的海壜岛和位于闽南东山县的东山岛以及厦门市的厦门岛。

全省辖 9 地市、44 个县、12 个县级市、29 个市辖区。人口 3941 万(2018 年统计),以汉族为主,居有 54 个少数民族,多数为畲族,闽西、闽北多为客家人。海外华侨近 1100 万人,以东南亚为多,几十年来赴日本、美国、澳大利亚等地增多。另外,福建有很多市县为台胞的祖籍地。主要方言为福州话、闽南话、客家话、兴化话等。

福建省全年气温高,长夏短冬,山野路旁,花木葱茏。名花有茉莉花、水仙花。福建盛产茶叶,其中福州茉莉花茶、武夷大红袍、安溪铁观音、福鼎白茶等驰名中外;而武夷山的正山小种、漳

---

* 作者:福建省漳州市疾病预防控制中心蔡茂荣。

平的水仙茶及平和的白芽奇兰更是茶中上品。地方特产众多,其中以福州的脱胎漆器、漳州的片仔癀等较为著名。

民众重教育,读书成风气,著名高校有厦门大学等。闽才多外用,如仅莆田仙游两个县市讲兴化话的人,全国很多名校和研究单位都有他们的身影。

地方戏有福州等地的闽剧,泉州的高甲戏、木偶戏,漳州的芗剧和莆田的莆仙戏等。

福建盛产山海物产珍品,为饮食烹调提供了丰富原料,名菜如福州的"佛跳墙",平民百姓家的小吃如肉燕、鱼丸等,都别有风味,令人垂涎。

总之,福建省气候温热、降水丰富、植被茂密、生物种类繁多的环境,加上当地民众常有生食、食腌制食物的生活习惯,都为肺吸虫病的自然疫源地的形成和流行提供了适宜的条件,使肺吸虫病成为"寄生虫病王国"中的一种重要疾病。

第2章　福建省并殖吸虫虫种及病原生物学研究[*]

2.1　卫氏并殖吸虫

我国报告的并殖吸虫虫种多达 29 种(含同种异名),超过世界各地报告总数的一半以上。福建省的并殖吸虫虫种有卫氏并殖吸虫、斯氏并殖吸虫、三平正并殖吸虫、福建并殖吸虫、闽清并殖吸虫和沈氏并殖吸虫 6 种。卫氏并殖吸虫是福建省分布最广、对人体致病最为常见的虫种,所以,本章以此虫种为并殖吸虫代表描述其形态特征。

2.1.1　卫氏并殖吸虫成虫形态学

并殖吸虫的虫种鉴定,至今仍然以成虫作为最主要的依据。成虫寄生在人和动物的肺脏,形成囊肿,囊肿内大多寄居 2 只虫体。新鲜的成虫肥硕,椭圆形,亦可因伸缩活动而形态多变,伸展时的长度可为收缩时的 2 倍。虫体呈肉红色,背部隆起而腹面扁平,呈半粒黄豆状。大小:体长 7.5～12 mm,宽 4～6 mm,厚 3.5～5 mm,虫体的宽长比例约为 1∶2。全身体表具尖刀形或凿形体棘,分散排列。体棘在口吸盘周围较密集,在腹吸盘后较稀疏,并随着虫龄的增长出现裂隙或远端具缺刻状。口、腹吸盘大小相近,腹吸盘位于虫体中部横线之前。消化器官包括前端的口部、短小的前咽和食管以及位于虫体两侧而终于体末并做数次弯曲的肠管。生殖器官结构复杂并占虫体大部分位置。雌雄同体,睾丸一对,做指状简单分支,排列于腹吸盘后虫体之两侧(并殖吸虫的名称与此大有关系);同睾丸大小相近的一个卵巢位于腹吸盘左侧或右侧,并做 4～6 分支,分支上多具瘤状突起,突起在高龄虫尤为明显,常有分支伸入腹吸盘者。由卵巢发出一支输卵管先与受精囊和卵黄总管相接,随后再通入卵膜。卵膜周围为辐射状环形排列的梅氏腺。劳氏管起于受精囊的一端,开口于虫体的背面。在卵巢的对侧为多圈卷曲、管径大小不一并盘曲成形状不定的子宫,其近端接卵膜,远端开口于生殖孔,子宫内含大量成熟与未成熟的虫卵。虫体除口吸盘、腹吸盘、卵巢、睾丸位于虫体长轴中央部外,大部分由许许多多卵黄滤泡所组成的卵黄腺所充满,卵黄腺在虫体两侧形成前后纵行的卵黄管,于虫体中部又汇合为横行的卵黄总管通入输卵管及受精囊的交界处。

---

* 作者:福建省疾病预防控制中心李友松、林陈鑫、李燕榕、张智芳、江典伟。

以上是卫氏并殖吸虫的基本形态结构(图2.1)。陈观今(1980)曾对我国黑龙江等8省117条卫氏并殖吸虫成虫标本进行观察比较,认为卫氏并殖吸虫的形态结构可因地区、宿主、虫龄及标本的处理等因素而产生差异。例如,虫体的宽长比值范围可在1∶1.34~1∶2.1之间,但大部分在1∶2以下,反映其相应恒定的固有特征。虫体内器官变化以虎体中取得的成虫子宫差别较大,其变异系数为3.20%,其次为睾丸的变异系数,最小者为腹吸盘,仅9.8%。以猫为终宿主的虫体则以口吸盘与子宫的变异为多见。总体来看,卫氏并殖吸虫在虫体形态、体棘形态(尤其是位于腹吸盘侧的体棘分布)、卵巢分支、睾丸平行排列等特征上存在差异。有些虫种的命名依靠某些器官的特殊形态,如异盘并殖吸虫就是成虫的腹吸盘比口吸盘大了近一倍,同常见并殖吸虫种类正好相反;再如,巨睾并殖吸虫的睾丸大约占虫体的1/3而囊蚴又小于300 μm。有的由虫体的宽长比例所决定,如卫氏并殖吸虫的宽长比例在1∶2以下,呈椭圆形;斯氏

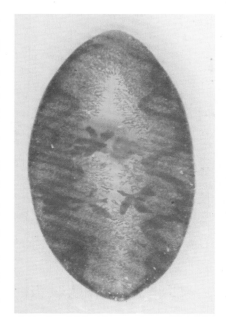

图2.1 卫氏并殖吸虫成虫

并殖吸虫的宽长比例在1∶2.4以上,呈长梭形;而闽清并殖吸虫、三平正并殖吸虫和沈氏并殖吸虫的宽长比例则介于上述二者之间且倾向于后者,为钝梭形。至于口腹吸盘大小及相对位置,多数并殖吸虫的腹吸盘大于口吸盘,但也有例外,如福建并殖吸虫和异盘(团山)并殖吸虫的腹吸盘均大于口吸盘,后一种甚至大至一倍。腹吸盘相对位置多依体态而定,如椭圆形种多在体中部或稍前,而长梭形虫种则位于体前1/3处。钝梭形虫种的腹吸盘则既可位于体中部又可接近体前1/3处。腹吸盘所在位置往往是虫体最宽处。

卵巢形态与位置:卵巢形态由其分支水平所决定。例如,卫氏并殖吸虫的卵巢做简单星状分支(即具中心体,分为4~6支,分支上依虫龄的不同或光滑或具瘤状突起),而大平并殖吸虫、怡乐村并殖吸虫的卵巢分支达十多支。斯氏并殖吸虫为二级分支,即分支上再分多支;江苏并殖吸虫具1~4级分支,呈珊瑚状。卵巢的位置亦与体态关系密切。椭圆形组多靠近腹吸盘,如卫氏并殖吸虫的卵巢多有分支伸向腹吸盘处;而斯氏等长梭形并殖吸虫的卵巢则位于腹吸盘侧下方,两者有一定的距离。

睾丸的形状与位置:睾丸的形状多样,有的呈星形简单分支(如卫氏并殖吸虫、三平正并殖吸虫);有的占虫体大小1/3,如以此命名的巨睾并殖吸虫;有的形状殊异,如以此命名的异睾并殖吸虫;有的睾丸特小,如以此命名的小睾并殖吸虫。睾丸的位置多在虫体后部肠管内侧,但有的向前移跨越肠曲靠近体缘,加上卵巢后移,致使睾丸与卵巢部分重叠(因三个生殖器官排列在同一水平线上),如以此命名的三平正并殖吸虫。

体棘:体棘是虫种的特点之一,可分为单生、混生与丛生三种类型,可分别以卫氏、巨睾和大平并殖吸虫为代表。但其受宿主、虫龄等因素影响,有些虫种的单生体棘裂隙,出现2支乃至更多为一丛的丛生棘。近年来,扫描电镜的应用使体棘的观察更为确切。

2.1.2 卫氏并殖吸虫的生活史

卫氏并殖吸虫生活史见图2.2。

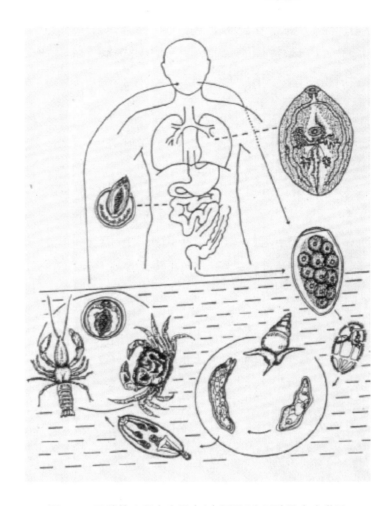

图 2.2　卫氏并殖吸虫生活史（来源于《实用肺吸虫病学》）

(1)虫卵　动物体内卫氏并殖吸虫的虫卵在肺脏经气管、会厌再吞入食管到肠,随粪便排出体外。患者体内的虫卵主要由痰咳出,但儿童体内的虫卵因吞咽痰也可经粪便排出。虫卵只有入水才能发育成毛蚴,且其发育快慢与水温有密切的关系。在 25～30℃的条件下,卵经 2～3 周发育,成熟虫卵内的毛蚴,在光线变化时可迅速破壳而出,但在暗处则孵出较少或延迟孵化,在低温下可存活数周而不孵出。卵的形态、大小、壳的厚度均匀与否在一些虫种中可见差别,如卫氏并殖吸虫的二倍体型的虫卵比三倍体型为小;巨睾并殖吸虫的虫卵呈"目"字形。

(2)毛蚴　孵出的毛蚴呈梨形或圆锥形,大小为(80～90)μm×(36～54)μm,体表密布纤毛。纤毛板有 4 排 16 块,其排列方式为 6、6、3、1＝16。毛蚴顶端为吻突,伸缩自如,内有几个腺细胞并合成的顶腺,能分泌具溶解组织功能的物质。顶腺后为圆形或椭圆形的神经团。在虫体的两侧有一对焰细胞,各接一条弯曲的排泄管通于两侧体表的排泄孔,虫体的后端有大小不等的胚细胞。毛蚴孵出后在水中借纤毛摆动而自由游动,遇到适宜的第一中间宿主——淡水螺类(如短沟蜷螺)则迅速钻入其体内并发育。没有钻入螺蛳的毛蚴在水中仅可存活 1～3 天。

(3)胞蚴、雷蚴、子雷蚴、尾蚴　毛蚴侵入淡水螺后,进到淋巴间隙,即形成胞蚴。胞蚴呈袋状,在适温中经过 35 天左右发育成熟,体内带有母雷蚴和发育不等的胚球和胚泡。母雷蚴呈短小的圆粒形,前端有口腔、肌肉性的咽、食管和短的肠管。母雷蚴移行到宿主的肝脏,逐渐长大,约再经一个月后成熟,体内带有许多发育程度不等的子雷蚴和胚球、胚泡等。成熟的子雷蚴不断由母雷蚴的产孔排出。新生的子雷蚴形同母雷蚴,呈圆柱形,但肠管较大,体内带有许多发育程度不同的尾蚴以及胚球、胚泡。成熟的尾蚴不断由子雷蚴的产孔排出并逸于水中,亦有暂时停居于肝脏者。尾蚴全身披有等长的细棘,尾部甚短,呈球形,这种短尾型尾蚴,在分类上属于微尾型。尾蚴的前端为圆形或椭圆形的口吸盘,口吸盘的背壁有一支锥刺。腹吸盘较小,位于虫体的中央稍后处。腹吸盘两侧上方各有穿刺腺 7 对,外侧 4 对较大,染色较深,内侧 3 对较小,染色较淡。这些穿刺腺均连有细管,各自开口于口吸盘锥刺的左右两侧。其神经节呈蝶形,位于口吸盘之后,生殖原基见于腹吸盘与排泄囊之间。排泄囊呈袋状或长椭圆形,开口于体末端的排泄孔,位于腹吸盘下方腹侧倒三角形或梨形凹陷的后方。尾蚴具有 30 对焰细胞,其排列方式为 $2 \times [(3+3+3+3+3)+(3+3+3+3+3)] = 60$。尾蚴在适宜条件下(20～30℃左右)由宿主螺肝组织内逸入水中游动,可随水漂流,亦可借助两吸盘在水底做尺蠖状的爬行。一般尾蚴在室内条件下的水中可活 1～2 天。胞蚴、雷蚴、尾蚴均在肺吸虫的第一中间宿主内生长发育,进行无性生殖。可充作其第一中间宿主的淡水螺类繁多,个体形态生态环境十分复杂。在螺体内发现的子雷蚴,其大小、含尾蚴数,尤其是肠管占蚴体的比例,可作为某些虫种的鉴别依据。例如,卫氏并殖吸虫子雷蚴的肠管长度达到或超过蚴体的一半以上,所含尾蚴和胚胎数亦多;而斯氏并殖吸虫子雷蚴的肠管仅及蚴体的 1/10 左右,含尾蚴数也少得多。

　　并殖吸虫虫卵、毛蚴、胞蚴、母雷蚴、子雷蚴和尾蚴的形态结构见图 2.3。

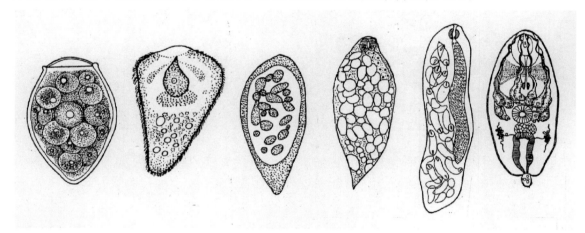

图 2.3　并殖吸虫虫卵、毛蚴、胞蚴、母雷蚴、子雷蚴和尾蚴(仿唐仲璋)

　　(4)囊蚴　尾蚴遇第二中间宿主时便侵入其体内并生长发育。但对于如何侵入有不同的报道,有人认为由体表关节处侵入,有人认为经口侵入,蟹在捕食阳性螺蛳时受感染(以解释多达数以千个囊蚴的严重寄生)。陈心陶与唐仲璋(1940)研究发现人工经口注射尾蚴可成功感染,尾蚴侵入宿主后多移行到腮叶、胸肌、内脏、足肌等处形成囊蚴。新分离的囊蚴呈球形,囊壁 2 层,外层薄,易破裂,内层坚厚,约 15 μm,肉眼观呈白色,蟹体内有多种囊蚴,但具肠管和排泄囊者应率先考虑为并殖吸虫囊蚴。卫氏并殖二倍体型囊蚴的直径多在 300 μm 左右,而三倍体型则多在 400 μm 左右。囊内幼虫体表披针样体棘。排泄囊占肠支间的全部空间,内含黑色颗粒,口吸盘背壁有锥棘,腹吸盘较大,但多被排泄囊黑色颗粒所遮盖。咽后有神经团。焰细胞仍是 30 对。囊蚴在水中于适宜温度条件下多在几天内脱囊,脱囊的后尾蚴在水中 1 天内便死亡。囊蚴脱囊而未侵入宿主阶段的幼虫,称为后尾蚴,也称脱囊蚴。活体标本因蚴体做尺蠖状伸缩而致大小形态多变。由于去除囊壁蚴体伸直且无阻遮,故后尾蚴的形态和结构为:口、腹吸盘、锥刺、肠管、排泄囊及密布周身的单生体棘均清晰。因运动收缩可见排泄囊内黑色颗粒自体末排泄孔排出,致蚴体排泄囊内颗粒稀疏。肺吸虫囊蚴寄居于甲壳纲的淡水蟹与蝲蛄。蝲蛄为我国东北地区及朝鲜的卫氏并殖吸虫的第二中间宿主。而溪蟹种类繁多,分布广泛,多孳生于溪坑、河流、河床为石块堆积且清水长流处,也有生长在湖泊、池塘、沟渠等处。经调查,我国的卫氏并殖吸虫的第二中间宿主主要为溪蟹科(Potamidae)的数十种类,而且新种还在陆续报告中,详见相关章节叙述。

(5)童虫和成虫及其终宿主　蟹体或蝲蛄体内的囊蚴,被动物或人吞食后 30～60 分钟便可在宿主的胃酸、胆汁及体温作用下迅速脱囊。幼虫穿过肠壁进入腹腔,这些幼虫在宿主体内经过 20～100 天的游窜后,大部分经肝脏穿过横膈,进入胸腔并进入肺脏,在细支气管附近定居,形成囊肿。童虫在体内移行时,遇到任何器官均有侵入的趋势,因而出现游走性结节等种种病变,如童虫可侵入肝脏、肠系膜、肾上腺、淋巴结、横结肠、精索、脊椎、眼窝、肌肉、皮下以及脑部等。而童虫发育为成虫,在适宜宿主内自囊蚴感染至检及虫卵,需 50～100 天。在我国发现的主要终宿主有猫科、犬科、灵猫科类动物及人。

2.1.3　林氏并殖吸虫(卫氏并殖吸虫的同种异名)

1879 年,英国医师林格(Ringer)在台湾(当时系中国福建省下辖的台湾府)淡水医院一葡萄牙水手的尸体肺脏中检及一种寄生虫,其中有的在显微镜下尚可见蠕动。这些记录与标本都被送到久居厦门的孟逊(Manson)博士处,孟氏也认为这是一种吸虫,只是种属不明。翌年 4 月,孟氏在诊察一位长期居住台湾且经常往返闽台的福州籍咳嗽患者时,在他咳出的褐色痰中检及虫卵,卵圆形,大小约 85 μm×51 μm,经比较,同林氏在台湾发现的虫卵大小、形态、颜色等都相似。为鉴别虫种,孟氏将这些标本一并送给曾任英国林奈学会主席的柯伯特(Cobbold)博士。柯氏也认为这是新种,将其命名为林氏双口吸虫(*Distoma ringeri* Cobbold,1880)。此后不久,德国学者 Baelz 在日本也发现人痰中一新虫种,认为病原体是一种原虫,并命名为肺簇虫(*Gregaria pulmonalis* Baelz,1880)。次年,另有学者在做尸体解剖时在肺脏发现虫体,将其命名为肺双口吸虫(*D. pulmonasis* Nakahama, et al. 1883)。而同时,Baelz 也声明他 3 年前报告的肺簇虫是误认,改为肺双口吸虫(*D. pulmonammus* Baelz,1883)。不久,Leuckart 经过形态比较研究后认为人肺与虎肺内的双口吸虫并无区别,并将其统称为卫氏并殖吸虫,Braun(1899)改 *Distoma* 属为并殖属(*Paragonimus*),故卫氏并殖吸虫(*P. westermani*)一直沿用,而林氏并殖吸虫与肺并殖吸虫则都认为是卫氏并殖吸虫的同物异名。

林氏双口吸虫(*Distoma ringeri* Cobbold,1880)报告后还有一段复杂的经历。此前,为纪念荷兰阿姆斯特丹动物园园长卫斯特曼(Westerman)于 1877 年在印度产的虎肺内发现的虫体,而将其命名为卫氏双口吸虫(*Distoma westermani* Kerbert,1877)。但林氏并殖吸虫与肺并殖吸虫是否为卫氏并殖吸虫的同物异名一直存在争议。唐仲璋(1940)做福建省两型并殖吸虫的比较研究时仍用林氏并殖吸虫这一名称。经考证,我们认为林氏双口吸虫在报告时间上早于肺簇虫,而且患者的虫卵及尸解者肺脏发现的成虫虫体与虫卵比 Baelz 仅从 1 例患者痰中检及虫卵并曾误为簇虫更为充分。Baelz 的肺双口吸虫的命名为 1883 年,不但迟于林氏双口吸虫的 1880 年,也迟于日本学者 Nakahama 等的肺双口吸虫(1883)。所以,林氏并殖吸虫的独立性和优先性是肯定的。

虽然本虫报告几经反复,但新近 Blair 等通过 DNA 检测,认为其与卫氏并殖吸虫无区别,是卫氏并殖吸虫的同物异名,故现今多统称为卫氏并殖吸虫。

林氏并殖吸虫与卫氏并殖吸虫的成虫、虫卵和囊蚴的形态结构见图 2.4。

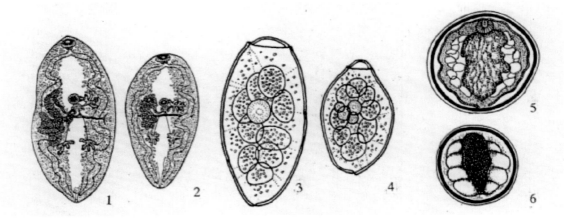

图 2.4　1、3、5 为林氏并殖吸虫成虫、虫卵和囊蚴;2、4、6 为卫氏并殖吸虫成虫、虫卵和囊蚴(仿何毅勋等)

● 参考文献

[1]TANG C C. A comparative study of two types of *Paragonimus* Fukien, South China[J]. Chinese Med J, 1940, Suppl3:267-291.

[2]LIU J C, CROSS J M. *Paragonimiasis westermani* among rural school children in Taipei County, Taiwan[J]. Chin. J. Microbiol, 1971,4:97.

[3]何毅勋,等.皖南两种品系卫氏并殖吸虫品系特征的比较[J].中国医学科学院学报,1981,3(2):89-95.

[4]李友松.林氏并殖的独立性[M].中国动物学会寄生虫学专业委员会成立十周年纪念论文集.北京:科学技术出版社,1995,253-256.

[5]李友松.闽台两省肺吸虫病的渊源[J].海峡预防医学杂志,1996,2(1):49-5.

[6]沈一平,邵向云,李友松,等.实用肺吸虫病[M].2 版.北京,人民卫生出版社,2008:5-29.

[7]徐秉锟、詹希美.并殖吸虫成虫形态结构特征排序[J].动物学报,1990,36(1):7-11.

[8]钟惠澜,曹维霁.卫氏肺吸虫(四川)亚种和一新种肺吸虫——四川并殖吸虫的形态学和生活史的研究[J].中华医学杂志,1962,49(1):1-17.

[9]李友松,胡野,柳建发,等.中国并殖吸虫虫种争鸣[M].福州:福建科技出版社,2015.

2.1.4　卫氏并殖吸虫二、三倍体型名称的由来与福建省的调查 *

(1)卫氏并殖吸虫二、三倍体型名称的由来　1975—1977 年,日本学者 Sakaguchi 等报告日本的几种并殖吸虫的染色体检测结果,其中,卫氏并殖吸虫为三倍体型,而大平并殖吸虫、宫崎并殖吸虫和怡乐村并殖吸虫均为二倍体型。1977 年,日本学者宫崎一郎经过对卫氏并殖吸虫的睾丸和卵巢进行连续切片观察,以空气干燥法观察其染色体,并比较了世界各地的虫种,根据受精

* 作者:南平市疾病预防控制中心张芝平、卓鸣莺、蔡长煌;福建省疾病预防控制中心李友松。

囊内有无精子和染色体的组型,把卫氏并殖吸虫分为两种:一种是基本型,又称小型、二倍体型、两性生殖型、异体受精型,其特点是囊蚴、成虫和虫卵均小;而另一种为无精子型,又称大型、三倍体型、单性生殖型、孤雌生殖型,其特点是囊蚴、成虫和虫卵均较大。并且,将前者称为"*P. weatermani* Kerbert,1877",即卫氏并殖吸虫基本型;而将 Baelz 命名的肺双口吸虫或肺并殖吸虫改为肺生并殖吸虫(*P. pulmonalis* Baelz,1880,Miyazaki,1977)。卫氏并殖吸虫二、三倍体型的差别比较及其成虫、虫卵和囊蚴比较分别见图 2.4 和表 2.1。

表 2.1 卫氏并殖吸虫二、三倍体型的比较

特征	二倍体型	三倍体型
成虫长度	小(<12 mm)	较大(>12 mm)
储精囊	有精子	无精子
虫卵长度	小(<80 μm)	通常较大(>80 μm)
终宿主体内的虫囊大小	小(<9 mm)	较大(9~14 mm)
孤雌生殖	否	可
囊蚴大小	小(<390 μm)	通常大于>390 μm
染色体数目	$2n=22$	$3n=33$
疫区分布	广泛,>90%	范围窄,<10%

(2)福建省两型卫氏并殖吸虫混合感染的调查 1985 年,根据病例痰中检出大型虫卵的流行病学调查线索,在闽东北的寿宁县和闽中的闽清县采集溪蟹,发现两地卫氏并殖吸虫囊蚴大小差别很大,将其分别感染家狗,对所获虫体、虫卵进行了形态及大小的检测,检查成虫储精囊及其卵巢、睾丸的染色体。

寿宁县病例痰虫卵检测 30 个,均为以往所罕见的大型卵,大小为 103(84~136) μm×67.33(56~88) μm。采检寿宁县华溪蟹 10 只,蟹的卫氏并殖吸虫囊蚴全部为阳性,共检获囊蚴 585 个。取 1~5 号蟹的全部囊蚴数 285 个,囊蚴平均大小为 345.33(280~430) μm,其中 390 μm 以上囊蚴 32 个,占 11.23%。检查闽清县溪蟹 5 只,检出卫氏并殖吸虫囊蚴 60 个,囊蚴平均大小为 364.53(304~400) μm,其中 390 μm 以上的囊蚴 9 个,占 15.0%。将寿宁县、闽清县溪蟹分离得到的囊蚴分别口饲实验动物,查到虫卵后解剖。将肺脏同一包囊肿的一对虫体分别留置于含培养液的平皿内,分别对 1~5 号狗的 29 条虫体的卵巢、睾丸做染色体检查,其中二倍体者(染色体数目 $2n=22$)26 条,三倍体者(染色体数目 $3n=33$)3 条。结果表明,福建省存在卫氏并殖吸虫二、三倍体两型混合感染的情况,在福建省自然界以二倍体卫氏并殖吸虫种型为优势。

● 参考文献

[1] HO L Y, et al. Preliminary studies on chromosomes of 9 species and subspecies of lung fluke in China[J]. Chinese Med J,1982,95:404-409.

[2] MIYAZAKI I. Two types of lung fluke which has called *Paragonimus westermani*[J]. Jap med J,1978,2819:43-48.

[3] SAKAGUCHI Y, et al. Chromosomes of a lung fluke,*Paragonimus westermani*[J]. Chrom Inf Serv,1976,20:23-28.

[4] 李友松,林金祥,张子伯,等.福建省两型卫氏并殖吸虫混合侵染的调查研究[J].中华传染病杂志,1987,5(4):221-224.

2.1.5　卫氏并殖吸虫二、三倍体型问题探讨 *

(1)国内外对卫氏并殖吸虫二、三倍体型的研究　除日本外,中国大陆和台湾也进行了很多的研究。在中国台湾,范秉真、刘锐中(1963、1966、1968、1970)以台湾产的单个囊蚴感染动物(猫、狗)可获成虫并产卵,显示其生殖方式是无须受精的孤雌生殖。他们检查台北附近一所学校808名学生的痰或粪便,发现虫卵者达4.7%,说明当地虫种可感染人体并在肺脏寄生。台湾产的卫氏并殖吸虫囊蚴个体大(可达585 μm),感染鼠、猴、猫、狗后得到的虫卵大小分别为76 μm×49 μm、85 μm×51 μm、89 μm×51 μm 和92μm×51μm,说明在台湾存在卫氏并殖吸虫的三倍体型。大陆最早提出对卫氏并殖吸虫种进行分类的学者当推钟惠澜等,他们在1962年报告的卫氏并殖吸虫四川亚种($P. westermani\ subsp.\ szechuanensis$)即根据其囊蚴、虫卵均小,对人肺脏致病性弱的特点以区别于大囊蚴、大虫体、大虫卵和致人体肺脏病变为主的卫氏并殖(即后被认为卫氏并殖三倍体型者)。1978年报告的卫氏并殖伊春亚种亦有类似情况。在当时未做染色体检查的情况下就能敏锐而精细地观察并做出比较鉴别,可谓难能可贵。此后,宫崎一郎在韩国的济州岛有类似的发现,1971年发表文章支持了钟氏的看法。继之,中国大陆对此虫种也有较多研究,何毅勋等(1981)报告皖南两种卫氏并殖吸虫品系特征的比较研究结果,其大型品系所具有的大囊蚴、大虫体、大虫卵及致病性明显等特征,均与宫崎(Miyazaki)报告的卫氏并殖吸虫三倍体型一致。贺联印等(1982)考察我国不同地区9虫种(或亚种)的染色体时,发现辽宁省宽甸县的卫氏并殖吸虫为三倍体型号。此后李得垣、袁建华等相继证实之,之后他们还发现二、三倍体共在同一虫体中(嵌合体)及三种类型的卫氏并殖吸虫(二、三倍体及嵌合体)混合寄生于一只家犬肺脏。黄舜毅(1985),张克、李友松等(1987)也分别发现黑龙江省和福建省存在三倍体型卫氏并殖吸虫和二、三倍体型卫氏并殖吸虫在第二中间宿主(淡水蟹类)或终宿主(狗)的混合感染。之后,他们在福建省对之进行继续探索,发现卫氏并殖吸虫和二、三倍体型囊蚴多混合感染,但三倍体型囊蚴的比例不断降低以致非常罕见。针对文献认为卫氏并殖吸虫二倍体型对人体致病性弱的见解,福建省寄生虫病研究所报告一例由卫氏并殖吸虫二倍体型引起的肺部发病病例。随后,李友松等在闽东疫区一病例咳出的带血丝的痰中检出大型并殖吸虫虫卵,虫卵大小均值达103 μm×67.33 μm,其中最大者达136 μm×88 μm,为迄今为止文献上最大值,几乎与人体最大的寄生虫——布氏姜片吸虫的虫卵大小相近。以卫氏并殖吸虫三倍体型囊蚴感染家犬,不但可检获大的虫体和虫卵,而且在肺脏中所形成的囊包亦明显大于卫氏并殖吸虫二倍体型者,其囊壁厚度可达1 mm,囊包大小可达12~18 mm。但是不久,当他们在闽中诊断一例典型的肺吸虫病例时,重新捕捉患者发病前生吃蟹处的溪蟹并发现了卫氏并殖吸虫二、三倍体两型囊蚴的混合感染,于是挑选12个大于400 μm 的卫氏并殖吸虫三倍体型囊蚴经口感染家猫,79天后在粪便中查到虫卵,87天解剖,在猫肺中检获8只成虫和大量虫卵,检测2只轻压染色标本,分别长0.9~1.1 cm,宽0.3~0.33 cm,30个虫卵平均大小为长67.5 μm,宽51.3 μm,因此,以卫氏并殖吸虫三倍体型囊蚴感染家猫获得具有卫氏并殖吸虫二倍体型特征的成虫和虫卵,表明以大于400 μm 作为区分卫氏并殖吸虫二、三倍体型囊蚴的界线并不确切;也说明400 μm 的卫氏并殖吸虫二、三倍体型分界的复杂和研究的艰难。2015—2018年,他们又在闽南的龙海、诏安和闽中的福清等县市的溪蟹中分离出大

---

* 作者:福建省疾病预防控制中心李友松、方彦炎、程由注;龙海市疾病预防控制中心林国华、黄明松。

量的卫氏并殖吸虫二、三倍体型囊蚴,分别感染猫或狗,将所获的成虫做形态观察和 DNA 检测,结果多样多变而不恒定,难以得出预想的结论。

(2)卫氏并殖吸虫二、三倍体分子鉴定的差异　1997 年,布莱尔(Blair)等收集产于日本、韩国以及中国台湾地区的卫氏并殖吸虫囊蚴标本进行 ITS 和 CO1 序列分析,以 PCR 分别扩增 CO1 和 ITS2 基因,结果看不出两者的差别,因而认为卫氏并殖吸虫二、三倍体型系同一物。这一结论被广泛引用,以至于一些并未经过检测的也因形态相似而全部认为是卫氏并殖吸虫同物异名,计有:林氏并殖吸虫、卫氏并殖吸虫四川变种、卫氏并殖吸虫伊春亚种、卫氏并殖吸虫日本亚种、扁囊并殖吸虫、*P. pulmonis*(Kiyonoc, et al. 1881)、*P. edwardsi*(Gulati, 1926)、*P. macacae*(Sandosham, 1954)、*P. pulmonalis*[(Baelz, 1880)Miyazaki, 1978]、*P. filipinus*(Miyazaki, 1978)、*P. philippinensis*(Ito, Yokogawa, et al. 1978)11 种之多。并且,将之推行作为判定并殖吸虫虫种独立性与否的重要的、甚至是唯一标准。

(3)对否定差别的质疑　卫氏并殖吸虫二、三倍体型虫种命名归属因 DNA 的检测即被一概否定,认为都与二倍体型无区别,也无须分为两型。这可以认为是分子生物学对并殖吸虫分类学的重大冲击。染色体是一种存在于细胞核中能被碱性染料染色的丝状或棒状体,在不同种的生物中有一定的大小、形态和数目,所以被广泛地用于物种的识别鉴定和以杂交手段进行遗传育种。这样的结果同检测位于生物体细胞核和细胞质中的核蛋白组成的核酸,应该说只是方法上的不同,怎么会有物种鉴别上的差别?若认定卫氏并殖吸虫二、三倍体型为同一物,又该如何解释卫氏并殖吸虫二、三倍体两型虫种在成虫、虫卵、囊蚴、囊包上的大小差异和致病性差别,成虫体内精子有无,生殖方式(孤雌生殖或受精生殖)、流行区分布等诸多差别或不同呢?

我们从长期大量的工作实践中发现,卫氏并殖吸虫三倍体型囊蚴和成虫的获得并非易事。只是在 20 个世纪 80—90 年代,福建省闽清、周宁县疫区可轻易地分离到＞390 μm、通常认为是卫氏并殖吸虫三倍体型囊蚴(卫氏并殖吸虫二倍体型囊蚴则＜390 μm,感染并检获虫体做染色体检查所证实)。但是,20 年后复查原疫区,多数不再发现卫氏并殖吸虫三倍体型囊蚴,有的地方甚至卫氏并殖吸虫二倍体型囊蚴也明显减少。台湾学者也有类似意见。韩国学者更屡次声称原来在济州岛可检获卫氏并殖吸虫三倍体型囊蚴,后来即便是卫氏并殖吸虫二倍体型囊蚴都难以收集。因而我们怀疑 Blair 等用于实验的卫氏并殖吸虫三倍体型囊蚴或成虫标本的可靠性,即没有严格的囊蚴标本、成虫染色体和分子生物学三者的平行双盲试验或检测,主要原因是卫氏并殖吸虫三倍体型囊蚴和成虫太不易获得,只根据原有记述而没有注意到囊蚴可在几年间发生由大变小的变化,因此,试验结果也就令人生疑。

澄清的设想与实验观察:仅凭 DNA 检测结果就将卫氏并殖吸虫二、三倍体型判定为同一虫种,实在难以解释这些两者间如此之多的相异之处,大有过于简单化之嫌。因此,有必要以卫氏并殖吸虫二、三倍体型囊蚴分别感染动物,将各自检获的成虫做平行的染色体和 DNA 检测,无非会出现以下两种结果:Blair 是错误的,发现 Blair 等的报告没有严格选择卫氏并殖吸虫三倍体型囊蚴,而是以卫氏并殖吸虫二倍体型囊蚴当作三倍体型囊蚴感染动物所获得的成虫等材料进行的检测,其结果同卫氏并殖吸虫二倍体型无区别,可他们又将这结果当作否定卫氏并殖吸虫三倍体型的根据,这样的结论必然是错误的;Blair 是正确的,卫氏并殖吸虫三倍体型经二代生活史循环试验,显示成虫虫体、虫卵、囊蚴的大小、染色体、DNA 检测结果向卫氏并殖吸虫二倍体型转变,从而从多角度证实 Blair 等的 DNA 检测结果及其推论都是正确的,卫氏并殖吸虫二、三倍体

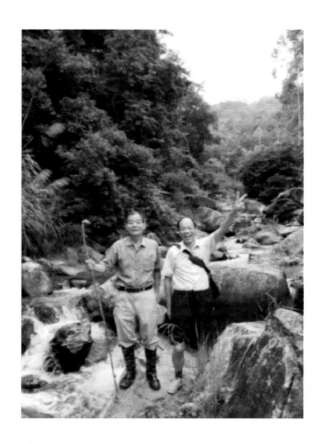

图 2.5　2016 年秋,年届耄耋的李友松和程由注在诏安县疫区捕捉感染卫氏并殖吸虫二、三倍体型的溪蟹标本(方彦炎摄)

型均为卫氏并殖吸虫,染色体的不同,应理解为物种存在同源多倍体这一现象,两者可互相繁殖后代,没有不同物种间的生殖隔离。同时,还应该将排卵的猫便经常地抛入建立的人工螺蛳(放逸短沟蜷从小养大)和溪蟹饲养池内,经过一定时间解剖检查,做连续两代的生活史循环实验来验证两型是否保持形态特征以及染色体、DNA 稳定或变化。由于放逸短沟蜷很难在室内人工池中长期饲养(自虫卵孵出毛蚴侵入螺蛳须经 3～5 个月才能发育为成熟的尾蚴,而尾蚴进入溪蟹内形成囊蚴还需一些时间),所以应尽可能选择自然环境的小河沟饲养。显然,无论哪一种试验,均应避免交叉感染和双盲对照。综上所述,卫氏并殖吸虫二、三倍体型仍然是当今世界上并殖吸虫虫种分辨的难题,有待更多新检测方法的应用和更深入细致的调查研究。

● 参考文献

[1]AGATSUMA T, IWAGAMI M, SATO Y, et al. The origin of the triploid in *Paragonimus westermani* on the basis of variable regions in the mitochondrial DNA[J]. J Helminthol,2003, 77(4):279-285.

[2]BLAIR D, AGATSUMA T, WATANOBE T. Molecular evidence for the synonymy of three species of *P. ohirai* Miyazaki,1939, *P. iloktsuenensis* Chen,1940 and *P. sadoensis* Miyazaki, et al. 1968[J]. J Helminthol,1997,71:305-310.

[3]BLAIR D, XU Z B, AGATSUMA T. Paragonimiasis and the genus *Paragonimus* [J]. Adv Parasitol, 1999,42:113-222.

［4］BLAIR D，WU B，CHANG Z S，et al. A molecular perspective on the genera *Paragonimus* Braun，*Euparagonimus* Chen and *Pagumogonimus* Chen[J]. J Helminthol，1999，73：295-299.

［5］LAIR D，AGATSUMA T，WATANOBE T，et al. Geographical genetic structure within the human lung fluke，*Paragonimus westermani*，detected from DNA sequences[J]. Parasitology，1997，115(4)：411-418.

［6］YANG J S，CHEN M G FENG Z，et al. *Paragonimus* and paragonimiasis in China[J]. Chin J Parasit Dis，2000，Special Issue：1-78.

［7］吴信忠，李树华，苗素英.二倍体型与三倍体型卫氏并殖吸虫同工酶的发育变异及其分类学意义[J].动物学报，1997，43(3)：263-270.

［8］袁建华.东北地区卫氏并殖吸虫及其亚种、变种的染色体核型分析与它们在分类学中地位的探讨[J].中国医科大学学报，1984，13(6)：14-20.

2.1.6　扁囊并殖吸虫(*Paragonimus asymmtricus* Chen，et al. 1977)的排除 *

扁囊并殖吸虫为陈心陶 1977 年在广东报告的，之后在福建省(林宇光等)和浙江省(黄文德等)也有类似发现，但其可靠性也一直被怀疑。1979 年，李友松等从闽清县重疫区的溪蟹中检出的大量卫氏并殖吸虫囊蚴中挑选出与陈氏报告的扁囊并殖吸虫类似的囊蚴，形态多种多样，有扁形、近三角形、长椭圆形、肾形等，最多的是扁形，明显不同于常见的卫氏并殖吸虫圆形的囊蚴(图 2.6)。蟹体中发现这些异形囊蚴的部位并不均等，多在腮叶，这与腮叶组织松散，压力不大，而新

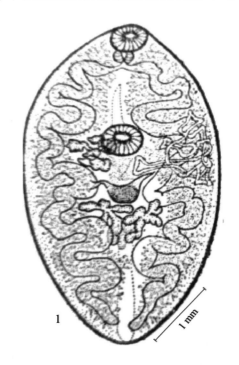
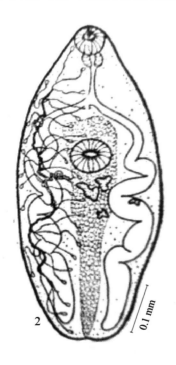

图 2.6　扁囊并殖吸虫成虫与脱囊蚴(仿陈心陶)

＊　作者：福建省疾病预防控制中心李友松、方彦炎、程由注；龙海市疾病预防控制中心林国华、黄明松。

进入或进入不久的尾蚴而初形成的囊蚴之囊壁比较薄,易受外力的影响而变形。为验证之,以如此形态的囊蚴和正常形态囊蚴感染动物,对检及的成虫与虫卵做比较,发现无明显的差别。因而认为扁囊并殖吸虫的囊蚴是卫氏并殖吸虫囊蚴中形态特殊者(图2.7),其成虫是以这种囊蚴感染动物后检获的卫氏并殖吸虫童虫的误认误判,故扁囊并殖吸虫是卫氏并殖吸虫的同物异名。事情发生在长期从事寄生虫学研究的陈心陶教授身上似乎使人意外,其实也不奇怪,陈老一生中有诸多的努力和发现,对寄生虫学研究有重大的贡献,培养了许多学生,令人钦佩和敬重。在他身患沉疴的晚年,为了在有生之年将心爱的事业总结出来,因而在没有做更多的调查和重复试验的情况下,就匆匆忙忙将观察到的结果公开报告,除扁囊并殖吸虫外,还有泡囊并殖吸虫,两虫种独立性均不可靠。这也说明科学研究对任何事物都必须遵循严谨的逻辑和付出艰苦的努力。这一教训也是另一方面的启示。

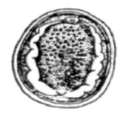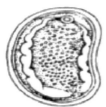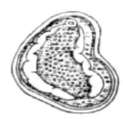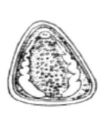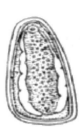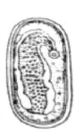

图 2.7　卫氏并殖吸虫囊蚴的多种畸形形态

● 参考文献

[1]韩景松,等.伊春地区卫氏并殖吸虫伊春亚种流行近况及成虫染色体观察[J].中国医科大学学报,1986,15(1):6-10.

[2]李桂云.扁囊并殖吸虫(*Paragonimus asymmetricues* Chen,1977)的补充报道[J].广东寄生虫学会年报,1979:57-60.

[3]李友松,程由注.中国若干并殖吸虫虫种的辨异[J].武夷科学,1992,9:269-276.

[4]李友松,刘思诚.三平正并殖吸虫囊蚴与类似扁囊并殖吸虫囊蚴混合感染家猫的实验研究[J].动物学杂志,1984,4:18-20.

[5]李友松.林氏并殖吸虫(*Paragonimus ringeri* 1880)的独立性[C]//中国动物学会寄生虫学会成立十周年论文集,北京:中国科学技术出版社,1995,253-256.

[6]林金祥,李友松,吴樟榆.龙湖伐木场肺吸虫病流行病学调查报告[J].动物学杂志,1979,5:24-26.

[7]刘思诚,张德才,李友松,等.卫氏肺吸虫囊蚴形态变异观察[J].科学通报,1981,5:313-314.

[8]徐秉锟,詹希美.并殖吸虫成虫形态结构特征排序[J].动物学报,1990,36(1):7-11.

[9]袁建华.东北地区卫氏并殖吸虫的形态学比较研究与它们在分类学中的地位[J].中国医科大学学报,1985,14(2):96-102.

2.2　斯氏并殖(狸殖)吸虫(*Pagumogonimus skrjabini* Chen，1959) *

斯氏并殖吸虫系陈心陶(1959)根据广东的果子狸体内检及的成虫描述的,最初报告为斯氏并殖吸虫(*Paragonimus skrjabini*),1963 年更名为斯氏狸殖吸虫,是我国十分重要的肺吸虫病原虫种。本虫引起的肺吸虫病主要为童虫窜扰人体内脏和皮下组织而导致全身的临床症状,其中以皮下游走性结节较为常见,并以肝脏受害和脑型病变最为严重。由于成虫标本压片固定处理导致虫体组织结构变异,造成同种异名现象在所难免,因而引发有关虫种问题的争论。

2.2.1　斯氏并殖吸虫生活史的实验研究

林宇光等(1977)对斯氏并殖吸虫的生活史,包括虫卵的发育,胞蚴、母雷蚴、子雷蚴、尾蚴等各期幼虫在第一中间宿主体内的发育过程及其形态特征,尾蚴侵入第二中间宿主体内后囊蚴的发育过程等进行了详细的研究,进一步阐明了斯氏并殖吸虫的生活史规律,为斯氏并殖吸虫虫种的问题提供了生物学依据。

斯氏并殖吸虫实验材料囊蚴采自福建省建瓯流行区的华溪蟹,人工感染犬后获得成虫。用成虫产的虫卵在室内培养,孵出的毛蚴人工感染拟钉螺和拟小豆螺,定期剖检这些淡水螺,观察斯氏并殖吸虫胞蚴、母雷蚴、子雷蚴及其尾蚴的各期发育和形态特征。用人工或自然感染的尾蚴连同阳性螺肝脏组织感染新生的小蟹,定期剖检小蟹,观察斯氏并殖吸虫囊蚴的发育。各期幼虫均在活体的情况下测绘。实验用的拟钉螺和拟小豆螺采自建瓯的检验阴性的地点,选其幼螺做人工感染用;蟹系生殖季节的新生小蟹(附在母蟹腹部的抱子蟹),饲养后能独立生活,然后做人工感染用。感染的小螺和小蟹均在实验室的人工饲养条件下定期解剖检查。

(1)卵的发育　斯氏并殖吸虫的虫卵大多数呈椭圆形,少数呈长椭圆形或卵圆形,一般稍不对称,卵壳光滑,厚度基本均匀,但后端中央稍增厚或有一小结突起。数批共 152 个新鲜虫卵测量结果统计,大小平均为 $81.8\ \mu m \times 47.9\ \mu m$[$(68.4 \sim 86.4)\ \mu m \times (43.2 \sim 54)\ \mu m$]。

虫卵发育与外界温度密切相关。在 12℃ 的室温条件下停止发育。在 0～4℃ 的冰箱里 120 天,多数虫卵死亡,只有少量的虫卵移入室温 25～28℃ 下仍能发育。卵的适宜发育温度为 20～32℃。在此范围内,温度高则发育快,反之,温度越低则发育越慢。在室温 27～32℃ 的条件下,经培养 15 天后毛蚴已发育成熟,毛蚴孵出,而 20～27 天后仍有少量发育迟缓的毛蚴继续孵化。卵的发育见图 2.8。

新鲜虫卵内有一个卵细胞,$16.2\ \mu m \times 18\ \mu m$,多数位于卵中央近卵盖的上方,少数位于中央或下方。卵黄细胞 9～16 个,分布在卵细胞的周围。培养 2 天后开始卵裂为两个大小不等的胚细胞;3 天后可见到 4～6 个胚细胞,多数二大四小。5 天后出现小的胚球,内有 9～12 个胚细胞结成一团,大小 $25.2\ \mu m \times 27\ \mu m$。6 天后的胚球大小 $28.8\ \mu m \times 36\ \mu m$。7 天后的胚球多显卵圆形,$50.4\ \mu m \times 43.2\ \mu m$,卵黄细胞颗粒稀薄,多呈空泡状,分布在胚球前后两端。9 天后的胚球外周出现半月形的胚板(纤毛板)四列,由胚细胞分化而成,大小为 $39.6\ \mu m \times 57.6\ \mu m$。培养 11 天后卵的发育已具雏形毛蚴,四列的胚板可见有新生的细短纤毛,第二列胚板最长,第四列在最后

---

　*　漳州市疾病预防控制中心蔡茂荣、陈锦钟、罗鋆;福建省疾病预防控制中心程由注。

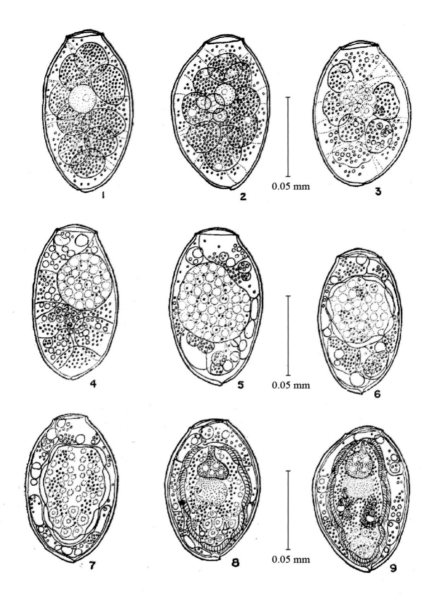

1—新鲜虫卵;2—培养 3 天后的虫卵(卵裂有 4～6 个胚细胞);3—培养 5 天后的虫卵(9～12 个胚细胞期);4—培养 8 天后的虫卵(发育有胚球期);5—培养 8 天后的虫卵(卵圆形的胚球、卵黄细胞内有空泡);6—培养 9 天后的虫卵(胚球外周出现半月形的纤毛板);7—培养 11 天后的虫卵(发育成雏形毛蚴);8—培养 13 天后的虫卵(纤毛板可见细短纤毛,体内有原肠神经节和 2 个焰细胞);9—培养 15 天后的虫卵(发育成熟的毛蚴)。

图 2.8　斯氏并殖吸虫卵发育全程(仿林宇光)

端呈弧形,与两侧第三列相连。胚体内前端中央的顶腺(原肠)已分化可辨,体后半两侧可见有一对焰细胞扇动。雏形毛蚴呈椭圆形,前宽后狭,大小 $39.6~\mu m \times 64.8~\mu m$。13 天后毛蚴发育接近成熟,大小为 $36~\mu m \times 64.8~\mu m$。体外周四列胚板十分明显,纤毛不断扇动,顶腺内颗粒浓密,可见有 4 个反光性的胞核,说明顶腺系由 4 个细胞融合而成。焰细胞周围有许多浓密的小颗粒散布。体的后端有 6～8 个生殖细胞,位于焰细胞之后,残留的卵黄细胞仍见于卵的两侧或前后两端。培养 15 天的虫卵,毛蚴发育成熟,大小$(36～43.2)\mu m \times (68.4～75.6)\mu m$。毛蚴裹在由一层薄的胚膜组成的胚囊内。体内构造除球状的神经结清晰可见外,其他无大变化。

（2）毛蚴　虫卵培养 15 天后，毛蚴成熟并有少量孵出。16～18 天内毛蚴大量孵出，全日都可孵化，以每天上午 8—11 时孵出最多。新鲜水对孵化有刺激作用。孵出的毛蚴在最初 2 h 内最有活力，3 h 后逐渐减弱，6 h 后相继死亡。毛蚴在水中前进，碰物体做来回转动。毛蚴对中间宿主拟钉螺或拟小豆螺有敏感性，紧跟螺的活动不离，并借助纤毛摆动，用前喘吻突紧贴螺体的头、外套膜、触角、肉足等体表不断锥钻，多数能在 15～30 min 内穿入螺体，遗留纤毛板于体外。毛蚴似圆锥形，最大宽位于体前的 2/5 处，长 79.2 μm～100.8 μm，宽 46.8 μm～61.2 μm，平均 90 μm×54 μm。纤毛板 4 列，呈 6、6、3、1 排列，共由 16 个细胞组成（图 2.9）。其中第二列纤毛板最长，第三列最短。第一和第二列之间，两侧各有一个小乳突不断摇动。顶腺似瓶状，开口位于体前端中央的吻突。以往所谓的原肠，经观察，实际上是穿刺腺，其分泌物能溶解螺体组织。神经节似球形，位于顶腺后的体中央。焰细胞一对，位于体中线下方的两侧，各有一条旋曲的排泄管通于第二、第三列纤毛板连接处的开口。焰细胞及排泄管周围有许多密集的小颗粒，可能与排泄有关。生殖细胞 8～12 个，分布于体后半部的中央。

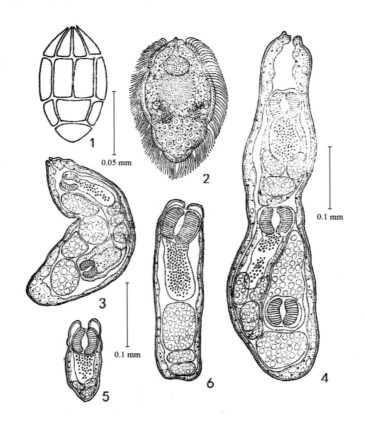

1—毛蚴纤毛板的排列（6，6，3，1）；2—孵出的毛蚴形态；3—毛蚴感染拟钉螺 13 天后的胞蚴（前有一生产孔）；4—感染 37 天后的成熟胞蚴（前端生产孔明显，体内含有 2～3 个成形的活动母雷蚴）；5—感染 37 天后在螺体的肝组织中见到新生的早期母雷蚴；6—感染 40 天后的母雷蚴呈筒形，两端平钝，原肠囊状，长约等于体长 1/3。

图 2.9　斯氏并殖吸虫毛蚴、胞蚴和母雷蚴发育（仿林宇光）

（3）胞蚴　毛蚴钻入中间宿主拟钉螺的头、足、触角、外套膜等皮内后，于皮肌间的淋巴窦中形成胞蚴，并逐渐向消化腺（肝脏）的淋巴组织移行，逐渐长大。毛蚴感染拟钉螺 13 天后，解剖的胞蚴见于消化腺附近的淋巴组织间，呈长圆形的囊状，大小 153 μm×357 μm。外表为角质层，内为胚层，内生胚细胞。胚层之内为胞蚴腔，内含 2～3 雏形母雷蚴和 5～7 个胚球。感染 37 日后胞蚴发育十分成熟,呈长圆筒状,两端钝圆,长 459～493 μm,宽 119～221 μm。体的一端细狭,顶端有一生产孔道,另一端较宽而圆钝。体内含有 2～3 个成形的母雷蚴和 3～5 胚球,小的母雷蚴陆续由生产孔排出体外,寄生于肝组织内继续发育。胞蚴具有生产孔道,而其他并殖吸虫的胞蚴未见报告有生产孔道,是否因观察疏忽,未敢定论。

(4)母雷蚴 拟钉螺感染毛蚴 37 天后,不仅淋巴组织中可以找到成熟的胞蚴,在肝的组织内也可以发现新生的母雷蚴。最小的母雷蚴呈圆锥形,前钝,后端较尖,长 170 μm,宽 85 μm。咽部膨大如球,大小 68 μm×85 μm。原肠甚大,占据体的大部,长 119 μm,宽 68 μm。感染 40 天后的母雷蚴已渐长大,呈长筒状,两端平钝,长 272 μm,宽 102 μm。咽球形,85 μm×85 μm。原肠呈囊状,长 119 μm,约等于体长的 1/2,宽 68 μm。体后部的前方有一较大的胚球,其后有 2～3 个较小胚球。感染 45 天后的母雷蚴已经发育成熟,体呈柱状,前端圆钝,后端底缘如削平,长 442 μm,宽 153 μm。咽球形,85 μm×92.5 μm。原肠囊状,长 136 μm,约为体长的 1/3,宽 102 μm。体内含有成形的子雷蚴 2～3 个,可见上下窜动,并带有 4～6 个胚球(图 2.9)。

(5)子雷蚴 拟钉螺感染毛蚴 45 天后,在其肝脏内同时可以找到成熟的母雷蚴和新生的子雷蚴。幼年的子雷蚴呈小柱形,长 151.2 μm,宽 90 μm。前端略呈弧凹,后端圆钝。咽球形,50.4 μm×50.4 μm。原肠较大,54 μm×54 μm。体后含有 3～5 个小胚球。子雷蚴随着时日延长而增长,逐渐变成长圆筒状。感染 53 天后的子雷蚴,体长 459 μm,宽 119 μm。咽 68 μm×85 μm。原肠如袋状,51 μm×68 μm,约等于体长的 1/6 或 1/7。体内含有 12～15 个发育不等的胚球。感染 65 天后,子雷蚴发育快的接近成熟,体长 680 μm,宽 153 μm。咽球形,68 μm×68 μm。原肠如囊状,51 μm×68 μm,约等于体长的 1/10。体内含有不同发育阶段的尾蚴 5～7 条或 7～12 个的胚球。感染 88 天后,子雷蚴发育成熟。体呈圆筒状,前端较狭,后端呈圆钝形,长 816～918 μm,宽 187～272 μm。咽球形,85 μm×85 μm。原肠球形或盲囊形,(51～85)μm×(85～102)μm,约等于体长的 1/9～1/10。体内含有 7～9 条较成熟的尾蚴和 7～12 个发育不等的胚球。咽的近侧生产孔可见有成熟的尾蚴排出(图 2.10)。

(6)尾蚴 毛蚴感染 88 天后,剖检拟钉螺,可在肝脏内同时见到成熟的子雷蚴和游离的尾蚴。斯氏并殖吸虫尾蚴属于短尾型,由长圆锥形的体部和小球形的尾部组成(图 2.11)。体部长 136 μm×332 μm,宽 61～122μm,平均 230 μm×90 μm;尾部大小为(18～25)μm×(11～18)μm,平均 21 μm×17 μm(在盖玻片下稳定后测量)。体部前端的口吸盘较大,呈近圆形,大小平均 48 μm×61 μm,具一锥刺,长 32 μm。腹吸盘较小,呈卵圆形,大小平均 30 μm×38 μm。食道长管状,自口腔直通腹吸盘前中央处的小球咽。咽与口吸盘之间有蝶形的神经节。穿刺腺计有 7 对,位于体前部的两侧,外侧 4 对较大,内侧 3 对较小。体后约 1/4 的中央处有三角形的皮缘褶起,形成凹陷,具有辅助附着的功能。有一圆块状的生殖原基,位于腹吸盘之后。排泄囊呈圆锥形,囊壁由单层的方形腺细胞组成,开口于体末端中央处的排泄孔。尾部如小球,略能伸缩活动,其后缘稍有凹陷,生有细毛 12～15 根(图 2.11)。人工感染的子雷蚴和尾蚴同自然感染的基本形态一致。共剖检人工感染的拟钉螺 423 个,阳性 45 个(包括胞蚴、母雷蚴和尾蚴阳性感染在内),人工实验拟钉螺感染率为 9.4%,远比自然感染的高。

(7)淡水蟹的人工感染实验和囊蚴的发育 对于尾蚴如何侵入蟹体,国内外均有不同看法。埃米尔(Ameel,1934)曾以克氏并殖吸虫的大量尾蚴在皿内感染蝲蛄,据说尾蚴能由蝲蛄腹节之间钻入,并推想尾蚴系由宿主体表节与节之间软的部位侵入体内,或当第二宿主脱壳期间外壳尚

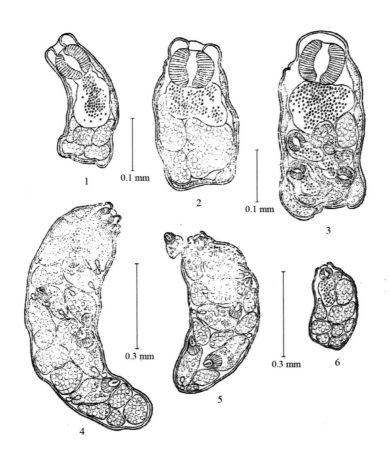

1—感染 38 天后的母雷蚴；2—感染 40 天后的母雷蚴；3—感染 45 天后的成熟母雷蚴；4—感染 65 天后的成熟子雷蚴；

5—感染 88 天后的成熟子雷蚴；6—感染 50 天后的早期子雷蚴。

图 2.10 斯氏并殖吸虫母雷蚴和子雷蚴发育（仿林宇光）

未硬化时侵入体内。吴光(1935)报告卫氏并殖尾蚴由溪蟹附肢节间连接处穿入而感染。相反，陈心陶(1940)报道怡乐村并殖吸虫的尾蚴感染螃蟹，是通过蟹的口腔注射尾蚴后才感染成功。唐仲璋(1940)同样以口腔注射福建并殖吸虫尾蚴而使蟹类感染囊蚴。日本学者 M. Yokogawa (1952,1953)证明溪蟹或蝲蛄可以通过喂食卫氏并殖吸虫尾蚴的阳性螺肝而受染，因此认为第二中间宿主主要系吞食阳性螺而感染。1977 年，用拟钉螺和小豆螺自然感染的斯氏并殖吸虫尾蚴，定量分别感染新生的角肢华南溪蟹，每次在小皿中用一只蟹的步足对 30 个尾蚴，感染 8 小时后计算尾蚴的数量，以验证尾蚴能否侵入。这样观察 5 批次，每次 5 只步足，结果证明尾蚴对蟹足没有明显的趋向性，只活跃于步足上下或周围，未见在步足体表穿钻，亦不会从步足基部的伤口(步足由蟹体取下时留下的断处伤口)钻入。5 批次 5 只步足中的 150 只尾蚴都在皿内(其中活的 86 只，死的 64 只)。此外，采用阳性螺(压破螺壳后见有尾蚴逸出的螺体)饲喂小蟹(新生的抱子蟹)，每只蟹喂给 3 只阳性螺，发现小蟹有抢食螺肉的习性，尤其是饥饿了一天的小蟹，夺食螺体十分积极。这样感染的小蟹共 35 只，在饲养 31～78 天的过程中逃失 7 只，实际剖检 28 只。其中，喂给阳性拟钉螺的小蟹 12 只，结果检出囊蚴的 5 只(41.66%)，共检得 12 个斯氏并殖吸虫囊蚴；喂给阳性的拟小豆螺的小蟹 16 只，有囊蚴感染的 8 只(50%)，共捡获 16 个囊蚴。

囊蚴侵染蟹体内的发育过程观察。由于实验感染的小蟹数量有限，不敢轻易剖检。经饲养

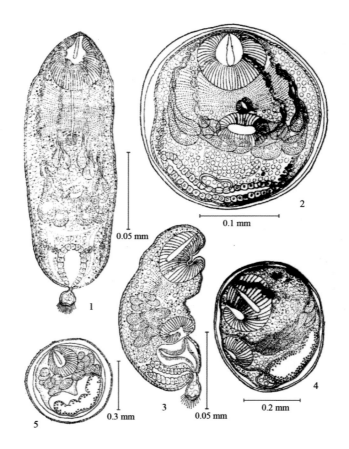

1—成熟的尾蚴(正面观);2—游离的尾蚴经 3 小时后在玻片上自然形成的囊蚴;3—成熟尾蚴的侧面观;4—在玻片上
自然形成囊蚴后 6 小时的形态,体内排泄囊呈空泡状;5—在玻片上自然形成囊蚴后 3 小时的形态。

图 2.11　尾蚴和囊蚴(仿林宇光)

30 天后才做个别检验,多数蟹经感染尾蚴 60 天后剖检。尾蚴在自然情况下,一部分能在玻片上
形成囊蚴。游离的尾蚴经 3 小时后,个别的尾蚴停止爬动,身体紧缩并紧贴在玻片上,随即体表
出现一圈囊液,内含小粒体,虫体不断转动。随着虫体不断分泌囊液和转动,外周的囊液逐渐增
多,水中的小杂质粘在囊液之中,不久即形成一层囊壁(图 2.11)。囊内的虫体结构无大变化,有
的尾巴断掉,有的仍留在后端。7 对穿刺腺仍然明显。一天后排泄管多数呈泡囊状,比较透明,
内面排泄颗粒稀少。玻片上的早期囊蚴多在 1～3 天内死亡。感染 31 天后剖检一只感染拟钉螺
尾蚴的溪蟹,在消化腺附近的胸肌内找到一只未成熟囊蚴,大小 408 μm×405 μm。囊壁两层,外
层甚薄,内层厚度 3.4 μm,但仍无色透明。囊内虫体伸缩活跃,虫体与囊壁之间留有很大空隙,
两侧肠管做 3°～5°波曲。排泄管膨大,盖住部分肠支。34 天后,又剖检一只小蟹(感染拟小豆螺
的尾蚴),在一侧的胸肌内取得 4 只接近成熟的囊蚴,呈球形,大小平均 452～439 μm。囊壁仍然
薄而透明,厚度 3.6 μm。虫体与囊壁之间空隙较大,十分活跃。60 天后剖检,取得的囊蚴已十分
成熟,呈球形(图 2.12)。测量 10 只囊蚴,大小平均 434 μm×432 μm[(408～442)μm×(406～
449)μm],不论是拟钉螺还是拟小豆螺体尾蚴来源感染的囊蚴,其形态与溪蟹自然感染的斯氏并
殖吸虫囊蚴没有区别。

(8)斯氏并殖吸虫保虫宿主及成虫形态学　陈心陶(1959)首次发现果子狸是本虫的自然保
虫宿主外,1978 年林宇光等在福建建瓯的斯氏肺吸虫病流行区报告豹猫是当地斯氏肺吸虫自然

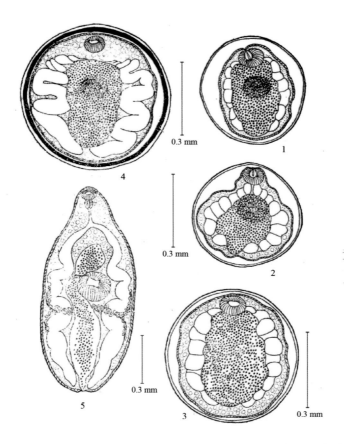

1—小蟹感染尾蚴31天后剖检的囊蚴，囊壁薄而透明，虫体与囊壁之间有大的空隙；2—蟹感染毛蚴34天后的囊蚴；
3—感染34天后的较大的囊蚴，囊壁较厚但仍透明，虫体较饱满但与囊壁之间仍有空隙；4—石蟹感染60天后的成熟
囊蚴，囊壁两层，外层薄而透明，内层较厚呈黑色，虫体饱满，充满囊腔而少空隙；5—成熟囊蚴脱囊后的后蚴虫体形态。

图2.12　斯氏并殖吸虫囊蚴在蟹体内的发育情况(仿林宇光)

保虫宿主。之后林先生等又在建瓯迪口乡的一只小灵猫的肺内
检得2只斯氏并殖吸虫成虫；在吉阳乡一只果子狸（又称花面
狸）体内获得4条斯氏并殖吸虫成虫；并从吉阳乡2只豹猫的体
内共获得斯氏并殖吸虫成虫14条。福建省已报告3种野生食肉
兽为斯氏并殖吸虫的自然保虫宿主，其中小灵猫是我国保虫宿
主的首次记录。用7只拟钉螺尾蚴感染蟹所获得的斯氏并殖吸
虫囊蚴感染一只小狗，87天后解剖肺部，获得3条成虫；用8只
拟小豆螺尾蚴感染蟹所获得的斯氏并殖吸虫囊蚴感染一只小
狗，91天后剖检，取得4条成虫，经形态比较后鉴定，均属斯氏并
殖吸虫成虫(图2.13)。成虫染色封片标本：虫体呈桃叶形，前半
部宽大，后半部窄长。体长13.14 mm(8.64～17.01 mm)，宽
5.11 mm(3.15～7.14 mm)，其宽长比例1：2.57，口吸盘较小，
0.568 mm×0.497 mm，腹吸盘较大，0.848 mm×0.823 mm。
卵巢位于腹吸盘后方一段距离的一侧，大小范围1.106 mm×

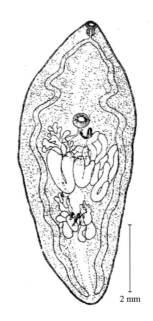

图2.13　斯氏并殖吸虫成虫(仿林宇光)

1.686 mm,卵巢中心体明显,有2～4支一级主支,每支又有2～4支指状二级分支,有的二级分支末端再有指状小分叉。睾丸多呈狭长状,中心体不明显,有4～6支分支。右睾丸0.857 mm×1.438 mm,左睾丸0.837 mm×1.058 mm。劳氏管呈圆筒形;受精囊呈棒子状;输卵管似"V"形,经受精囊通于卵膜。体棘属单生型,多数呈凿形或门牙形,有的远端有缺刻,偶见2～3条丛生棘。

● 参考文献

[1]陈心陶,等.中国动物志扁形动物门吸虫纲复殖目(一)[M].北京:科学出版社,1983:19-99.

[2]陈心陶.并殖吸虫分类上的特点,包括斯氏并殖(P. skrjabini)的补充报导[J].动物学报,1960,12(1):27-36.

[3]林宇光,吕建华,康杰,等.福建建瓯县肺吸虫病流行病学调查[J].动物学报,1980,26(1):52-60.

[4]林宇光.斯氏并殖吸虫的生活史及其地理分布研究[J].武夷科学,1981,1:95-112.

2.2.2 斯氏并殖吸虫与四川并殖吸虫、会同并殖吸虫的争鸣 *

斯氏并殖吸虫报道之后,有多种与之类似的虫种报告,以下为主要几种摘要。

(1)斯氏并殖吸虫与四川并殖吸虫(P. szechuanensis)的争鸣 四川并殖吸虫(P. szechuanensis)系钟惠澜、曹维霁(1962)在四川病区发现和描述的。翁心植等(1957)在四川温江调查中即已发现病例。钟惠澜等(1963,1964,1966,1974)阐明生活史全程,指出四川等地有广泛病区,这是一种能对人体致病的虫种,见图2.14。

成虫形态特征:新鲜成虫呈淡红色。全长12.0～15.5 mm,宽1～5.0 mm。长宽比例为3.3∶1。口吸盘较小(78.8～92.8 μm),腹吸盘较大(120～126.0 μm)。全身密布单生和丛生的皮棘,在腹吸盘之前以单生皮棘为主,而腹吸盘之后则以丛生为主。单生体棘呈门齿或凿刀形,亦有方矩形或尖刀样。皮棘远端常有裂隙或锯齿缺刻,基部亦常有3～4缺刻。丛生皮棘有2～4条为一簇,后端常有6～7条为一簇。睾丸位于体后1/3处,长1.5～2.5 mm,宽0.3～0.6 mm,呈"王"字或"天"字形,也有"工"字形或"万"字形。中心体不明显,有4～6分支,每支再分支如指状突起。卵巢位于腹吸盘后方的一侧,两者有一段距离,大小(0.93～1.34)mm ×(0.65～1.52)mm。卵巢有4～5个主支,每一主支分4～5个侧支,每侧支又再分叶状小体,整个外形似菜花状。子宫多位于卵巢下背侧,有5～6次盘曲。虫卵呈椭圆形,壳薄但均匀,末端或具小结。卵多数左右对称,最大宽处在有卵盖端1/3处。卵的大小为(68.9～93.4)μm×41.0 μm,平均82.7 μm×48.4 μm,宽长比例为1∶1.71。

本虫报告不久,陈心陶等(1964)即认为其形态特征与斯氏并殖吸虫无明显差别。钟惠澜等则表示异议,引起长达半个世纪的争论,成为科学界"百家齐放,百家争鸣"的典型例子。钟惠澜、陈心陶两位教授均为我国著名而有贡献的寄生虫学家,特别是在并殖吸虫虫种、生活史研究中有诸多突破性的发现。他们在有关并殖吸虫虫种的争鸣是对科学研究慎重、认真和高度负责任的表现,是对百家争鸣的具体实践,大大地提高了我国并殖吸虫研究水平,这种治学精神值得敬仰。

---

* 作者:龙海市疾病预防控制中心林国华;漳州市疾病预防控制中心洪照宽;福建省疾病预防控制中心李友松。

经过许多人从形态、生态特征、生活史、致病性以及 DNA 检测方面的比较,确定两者为同物,鉴于斯氏并殖吸虫报告早,故为有效虫种,四川并殖吸虫则为同物异名。在此应该特别指出:钟惠澜教授等长期深入四川病区做全面的流行病学调查,发现了拟钉螺为并殖吸虫新的第一中间宿主,还系统地总结出患者中以游走性皮下结节为主要临床表现的并殖吸虫新病型。等等这些,均居功至伟,永不可没。

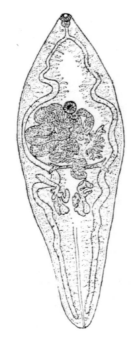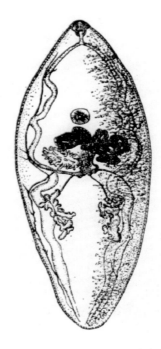

图 2.14　斯氏并殖吸虫成虫(仿陈心陶);四川并殖吸虫成虫(仿钟惠澜等)

(2)斯氏并殖吸虫与会同并殖吸虫的争鸣　该虫系钟惠澜等(1975)在湖南省会同县病区调查中所发现(图 2.15)。曾在人体皮下结节里找到童虫,但不能发育成熟和产卵,说明这是可以致病的虫体,临床表现似斯氏并殖吸虫和四川并殖吸虫所特有的游走性皮下结节症状。

成虫的形态:呈长条形,长 8.4 mm,宽 3.0 mm,厚 0.3 mm,宽长比例 1:2.8,口吸盘较小,0.57 mm × 0.39 mm,腹吸盘略大,0.59 mm × 0.57 mm,位于体前 1/3 处。卵巢位于腹吸盘后外下方,大小 0.98 mm×1.43 mm。中心体较大,有 3～6 个粗短的初级分支,每支再有 2～3 支的二级分支;睾丸(0.95～0.99)mm×(1.75～2.09)mm。皮棘为单生型,呈长尖刀状或松叶针形,但在口、腹吸盘周围及虫体末端均较短,见图 2.15。

虫卵多数左右对称,壳较薄而均匀,末端稍加厚,偶有一小结,卵盖多低平,较宽,有肩峰。大小(64.6～75.2)μm ×(40.8～49.3)μm,平均 73.1 μm ×45.4 μm,宽长比例 1:1.59。感染大白鼠的虫卵,大小平均 69.5 μm×44.1 μm。

第一中间宿主在会同病区可能是摺拟钉螺(*Tricula cristella*)。此螺生长于小溪缓流的枯枝落叶上,自然感染率为0.3%(8/2655)。有大小两种短尾型尾蚴,尚未证实哪一种是会同并殖吸虫的尾蚴。

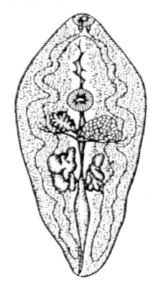

图 2.15　会同并殖吸虫成虫
(仿钟惠澜等)

第二中间宿主证实有 4 种溪蟹可感染会同并殖吸虫的尾蚴,即锯齿华溪蟹、若水华溪蟹、中国石蟹、蝶纹石蟹。以若水华溪蟹的数量最多,同时自然囊蚴感染率亦高(85.7%),应是主要的传播媒介。囊蚴主要定居在胸肌中(82%～86%),步足次之(7%),生殖腺中最少,鳃叶中未检到。

会同并殖吸虫囊蚴呈球形或偏椭圆形,具有 3 层囊壁。外层薄(1～4 μm),中层较厚(12～13.9 μm),内层薄(1～2 μm),囊蚴大小 314.7～481.8 μm,平均 404.0～405.0 μm。

终宿主:在家猫、狗、大白鼠等动物体内经人工感染发育成虫。所查的野生动物未检到虫体,人体感染表现为皮下囊肿状,童虫在皮下发育不正常,不能发育为成熟的成虫。

本虫报告后,陈心陶即认为其与斯氏并殖吸虫差别不大,徐秉锟等在做中国不同地区有关虫种的数理分析研究时也不支持其为独立虫种。董苌安、林宇光等研究者和我们从形态和现场调查结果出发均支持该观点。

● 参考文献

[1]CHEN X T. *Paragonimus*,*Pagumogonimus* and *Paragonimus*-like trematode in man[J]. Chinese Medical Journal,1965,84(7):781-791.

[2]陈心陶.四川肺吸虫与卫氏肺吸虫四川变种在分类学上的可靠性问题[J].中华内科杂志,1963,11(6):482-586.

[3]陈心陶.我国并殖吸虫的种类,系谱关系与地理区划[J].寄生虫学报,1964,1(1):53-68.

[4]陈心陶.中国并殖病(肺吸虫病)的病原[J].动物学报,1962,14(920):279-286.

[5]崔爱利,常正山,陈名刚,等.用 DNA 序列分析我国 5 种并殖吸虫的分类地位[J].中国寄生虫学与寄生虫病杂志,2003,21(1):27-30.

[6]钟惠澜,曹维霁.卫氏肺吸虫(四川)亚种和一新种肺吸虫——四川并殖吸虫的形态学和生活史的研究[J].中华医学杂志,1962,49(1):1-17.

[7]钟惠澜,等.四川肺吸虫形态学与生活史的进一步研究[J].动物学报,1974,20(1):8-23.

2.2.3　泡囊并殖吸虫(*Paragonimus veocularis*)的排除 *

斯氏并殖吸虫系 1959 年陈心陶教授报告的新种,1963 年陈心陶教授又将其置新建的狸殖属(*Pagumogonimus*)下,更名为斯氏狸殖吸虫。泡囊狸殖吸虫(*P. veocularis* Chen & Li,1979)为陈心陶和李桂云于 1977 年在斯氏狸殖吸虫疫区捕捉的蟹体内发现,根据其囊蚴的排泄囊宽大、排泄囊内颗粒松散等特点而命名的新种,见图 2.16。

虫体大小 11.60 mm×3.97 mm,宽长比例为 1∶2.9,最宽处在体前 1/3 处,即腹吸盘水平,宽度向两端缩小,使体型呈纺锤状。体棘比较复杂,主要为丛生的混生型,单生棘较宽阔,多数在其前端或前半,有时由基端开始可见到纵裂或纵裂痕迹,群生棘占多数。在两个吸盘间混生型较明显,单生棘多数呈纵裂或具裂痕,2～3 支组成的群生型较常见。在两睾丸之间以 2～4 支为常见,间有单生型或 4～5 支组成。口吸盘大小为 0.552 mm×0.500 mm,腹吸盘大小为 0.897 mm×

＊　作者:厦门大学附属第一医院张世阳;福建省疾病预防控制中心许龙善、李友松、林陈鑫;福建省三元区疾病预防控制中心姜闽;南昌大学医学院寄生虫学教研室周宪民。

0.879 mm,位于体前 1/3 稍前处。睾丸长形,中心体纤细,沿中心体两旁伸出 5～6 侧支,左睾与右睾大小分别为 0.517 mm×1.879 mm 和 0.624 mm×2.207 mm。卵巢分支细而多,位于腹吸盘右下方,和后者有一定距离,大小为 0.690 mm×0.931 mm,子宫盘曲,与卵巢相对。

虫卵呈长椭圆形,大小为 88.78 μm×50.73 μm,卵盖宽22.2 μm。卵壳厚薄均匀,表面平滑,卵盖明显,盖肩清楚。囊蚴类圆形,具两个特点,一是宽大,大小 480.7 μm×470.2 μm,后尾蚴的排泄囊可见到内容物松散,二是排泄囊直达肠叉后,不似斯氏并殖吸虫囊蚴的排泄囊只达腹吸盘与肠叉的中间。焰细胞排列公式为 2[(3+3+3+3+3+3)+(3+3+3+3+3+3)]=72。

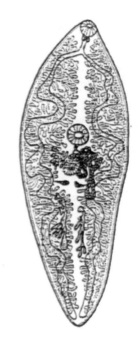

图 2.16　泡囊狸殖吸虫
成虫(仿陈心陶)

泡囊狸殖吸虫自1977 年报告后,只重复发现于福建省闽北等地的建瓯、政和、松溪以及三元区等重度斯氏狸殖吸虫疫源地。由于标本鲜少,仅有少数学者对其独立性进行了一些研究,因此长期以来,泡囊狸殖吸虫的独立性成为悬而未决的问题。2000 年,张世阳等通过对两者囊蚴形态观察、生活史循环试验以及分子生物学研究分析泡囊狸殖吸虫和斯氏狸殖吸虫之间的差异,以得出排除泡囊狸殖的独立性研究初步的结论。

(1)泡囊狸殖吸虫和斯氏狸殖吸虫的囊蚴收集　从福建省松溪、建瓯、福州、三元等县市区收集的福建华溪蟹、三角肢华南溪蟹检出斯氏狸殖吸虫囊蚴和泡囊狸殖吸虫囊蚴,反复观察二者的囊蚴形态变化及后尾蚴的差异。

(2)生活史循环试验　以泡囊狸殖吸虫囊蚴感染家猫所获虫卵,散布在前无发现过泡囊狸殖吸虫感染的螺蛳和溪蟹生长的福建省建瓯市小桥镇里长坑一山坑中,感染螺蛳,继而感染溪蟹。经过 242 天后,检查溪蟹体内所获的囊蚴是否保持泡囊狸殖吸虫囊蚴特殊形态,还是同斯氏狸殖吸虫囊蚴近似。

(3)泡囊狸殖吸虫囊蚴和斯氏狸殖吸虫囊蚴的基因组 DNA 检测　抽取泡囊狸殖吸虫囊蚴和斯氏狸殖吸虫囊蚴的两虫种基因组 DNA。由上海华舜生物工程有限公司 DNA 抽提试剂盒提取泡囊狸殖吸虫和斯氏狸殖吸虫囊蚴基因组 DNA。所有操作均按产品使用说明进行。PCR 扩增泡囊狸殖吸虫和斯氏狸殖吸虫的 ITS2 基因检测,PCR 引物由上海生工生物工程有限公司合成。反应系(50 μL 反应总体积):模板 DNA5 μL,10×缓冲液(含 MgCl$_2$)5 μL,4×dNTP 混合物(每种 2.5 mmol/L)4 μL,引物各 1 μL,TaqDNA 聚合酶 0.5 μL(5 U/μL),加灭菌水至 50 μL。整个操作均在冰浴下完成。循环参数:95℃ 1 min 变性,94℃ 50 s,68℃ 2 min,35 个循环,72℃ 延伸10 min。PCR 反应完成后,取 5 μL 反应产物与 1 μL 6×溴酚蓝混匀,加入 1%琼脂糖凝胶(内含 EB浓度 5 μg/mL)孔内,在 110 V 电压下电泳 20 min,用一次成像照相机拍照。

用 TaKaRa 的 DNA Purification Kit 进行纯化。所有操作均按产品使用说明进行。

以上述 PCR 引物为测序引物,采用 Sanger 双脱氧末端终止法,将斯氏狸殖吸虫和泡囊狸殖吸虫的 PCR 纯化产物在 ABI-377 型全自动测序仪测序。将斯氏狸殖吸虫和泡囊狸殖吸虫的ITS2 基因序列输入 Clustal W 基因分析软件进行排序,由 GeneDoc 基因分析软件输出排序结果。将测得的序列输入 NCBI 的 GenBank,用 BLAST 程序进行同源性检索。应用 MEGA3.0 将获得的斯氏狸殖吸虫和泡囊狸殖吸虫的 ITS2 基因序列连同参考的 ITS2 基因序列转化为 MEGA 格式排列,再输入 MEGA3.0 中用最小进化法(minimum evolution,ME)构建种系发生树。

(4)斯氏狸殖吸虫囊蚴和泡囊狸殖吸虫囊蚴形态观测 随机对 40 个检出的斯氏狸殖吸虫囊蚴进行检测,囊蚴呈圆形或近圆形,大小平均为 $(413\pm43.6)\mu m\times(403.5\pm39.5)\mu m$。壳较薄,厚度平均为 $(12.18\pm3.12)\mu m$,以双层壳为主,少数为单壳,不易脱囊。排泄囊黑而细,最宽处平均为 $(121.5\pm26.94)\mu m$,且占蚴体宽的比例平均为 36.36%,见图 2.17。后尾蚴排泄囊细小,充满黑色颗粒,同两侧的肠管几乎等大,见图 2.19。

检测典型形态的泡囊狸殖吸虫囊蚴 16 个,囊蚴呈圆形或近圆形,大小平均为 $(461\pm37.7)\mu m\times(480\pm38.4)\mu m$。囊壁单层且比较薄,厚度大小平均为 $(6.9\pm1.5)\mu m$。排泄囊巨大,最宽处平均为 $(286.92\pm55.69)\mu m$,占蚴体宽的比例平均为 78.89%,囊内黑色颗粒稀疏松散,以口吸盘与腹吸盘间尤为明显,肠管因排泄囊的遮盖而呈细小或只见部分。约有 1/3 的蚴体与囊壁具空隙,呈空泡状,见图 2.18。因囊壁薄而易脱囊,用消化法检查温度高,故囊蚴易脱囊而难以检出。后尾蚴呈长梭形,周身密布单生型尖刀样体棘,两侧肠管细小,排泄囊宽大,内容物稀疏松散,直抵咽后肠叉后,见图 2.20。

(5)泡囊狸殖吸虫囊蚴形态变化观察 将上述囊蚴分置并观察,发现:泡囊狸殖囊蚴有多种形态而且可变,虽以圆形为主,但有椭圆形、类三角形、肾形等。因检查操作用自来水,故可能因渗透压而变化,捣碎蟹体后 0.5~2 h,约有 30% 的泡囊狸殖囊蚴可变成斯氏狸殖囊蚴的形态特征,愈是个体大者、壁薄者变化愈大。主要变化为:排泄囊由大变小,颜色因稀疏、散在的泡状黑色颗粒的聚集而变黑。因此,泡囊狸殖吸虫囊蚴可能是斯氏狸殖吸虫囊蚴多种形态中的一种或是特殊的一种,而且可向斯氏狸殖吸虫囊蚴特征变化,见图 2.18。泡囊狸殖吸虫囊蚴与斯氏狸殖吸虫囊蚴、后尾蚴的形态比较见表 2.2、图 2.17~图 2.20。

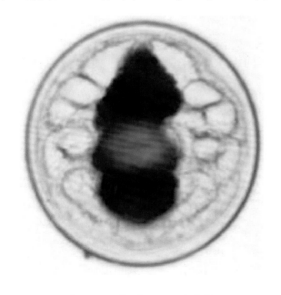

图 2.17 斯氏狸殖吸虫囊蚴

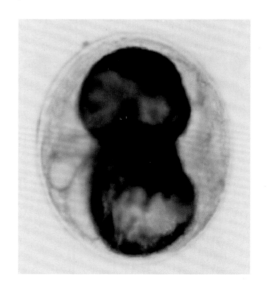

图 2.18 泡囊狸殖吸虫囊蚴

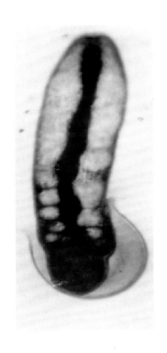

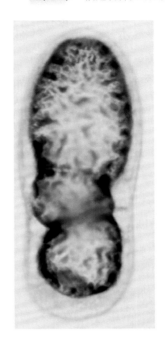

图 2.19　斯氏狸殖吸虫后尾蚴　　　　　图 2.20　泡囊狸殖吸虫后尾蚴

表 2.2　斯氏狸殖吸虫囊蚴和泡囊狸殖吸虫囊蚴与后尾蚴的形态比较

特征	斯氏狸殖吸虫	泡囊狸殖吸虫
形状	圆形或近圆形	圆形或近圆形
大小	$(413\pm43.6)\mu m\times(403.5\pm39.5)\mu m$	$(461\pm37.7)\mu m\times(480\pm38.4)\mu m$
囊壁层数	以双层为主,少数为单层	单层
囊壁厚度	较厚,平均可达$(12.18\pm3.12)\mu m$	较薄,平均为$(6.9\pm1.5)\mu m$
排泄囊	排泄囊黑而细小,约有 1/3 的蚴体,与囊壁常留空隙	排泄囊充溢囊内,黑色颗粒稀疏松散,呈囊泡状,与囊壁几乎不留空隙
脱囊	不易脱囊	易脱囊
肠管	清晰	肠管大部常被排泄囊遮盖
蟹的感染	多见单独感染,通常囊蚴数较多	与斯氏狸殖吸虫混合感染,未见单独感染
后尾蚴	个体小,排泄囊小,两侧的肠管清晰	个体大,排泄囊宽大,占蚴体大部,两侧的肠管常被排泄囊遮盖

(6)泡囊狸殖吸虫是否具有独立性的争议　泡囊狸殖吸虫自陈心陶、李桂云于 1977 年在斯氏狸殖吸虫疫区捕捉的蟹体内发现报告以后,由于标本鲜少,仅有少数学者对其独立性进行了一些研究。

1987—1990 年,詹希美、徐秉锟对包括斯氏狸殖吸虫和泡囊狸殖吸虫在内的 9 种并殖吸虫进行聚类分析时,认为斯氏并殖吸虫等具有种的独立地位,而泡囊狸殖吸虫、扁囊并殖吸虫不具有种的独立性。

2000 年,李友松从福建省建瓯市蟹体中检获泡囊狸殖吸虫囊蚴,以之感染家猫获得的成虫,比较斯氏狸殖吸虫、泡囊狸殖吸虫的成虫后,发现:两者成虫均为长梭形,虫体的宽长比例均在1:2.3 以上,虫体最宽处于体前 1/3 处,即腹吸盘水平。腹吸盘大于口吸盘,卵巢分支细而多,且与腹吸盘有一定的距离。睾丸为长形,并有分支,故差异不显著。但是两者囊蚴的差别却是明显的,主要有:①大小,斯氏狸殖吸虫囊蚴为 420 μm 上下,而泡囊狸殖吸虫囊蚴为 460 μm 上下;

②壁厚，斯氏狸殖吸虫为 13 μm 上下，而泡囊狸殖吸虫为 5 μm；③排泄囊，斯氏狸殖吸虫细而黑、居中，泡囊狸殖吸虫宽大而疏松，约有 1/3 囊蚴在口吸盘至腹吸盘间段有巨大泡状膨大；④脱囊，囊壁厚薄的差别致使斯氏囊蚴比泡囊囊蚴难脱囊；⑤数量，斯氏狸殖吸虫多，泡囊狸殖吸虫少，两者比例约在 10∶1；⑥蟹体感染，斯氏狸殖吸虫囊蚴可在溪蟹中单独发现，泡囊狸殖吸虫迄今未见有单独感染，而与前者混合感染。因而认为泡囊狸殖吸虫成虫形态特征虽然与斯氏狸殖吸虫相似，但以囊蚴形态特征为明显。要否定其独立性尚需寻找更准确的依据。

泡囊狸殖吸虫报告后，只有福建省在不同疫区重度感染斯氏并殖吸虫的溪蟹中才发现了这种囊蚴。一些学者以虫体形态特征的数学聚类分析及 DNA 检测认为其与斯氏狸殖吸虫为同一虫种。2004 年，李友松等将在福建省发现的斯氏狸殖吸虫和泡囊狸殖吸虫的皮棘做扫描电镜观察，结果两者非常接近，多为单生，进一步证实光镜的结果，即两种成虫形态、体棘无明显差别，但是由于其囊蚴形态明显有别于斯氏狸殖囊蚴，所以李友松等一直认为其独立性难以排除。直至 2004 年调查，将发现的泡囊狸殖囊蚴留置观察，发现泡囊狸殖囊蚴的排泄囊可由宽大疏松变为细小、黑色颗粒集中，结果与斯氏狸殖吸虫囊蚴的特征一致。这一发现，动摇了泡囊狸殖吸虫囊蚴形态的稳定性和作为新虫种的有力根据，借助 DNA 技术研究种株的基因差异、遗传变异及分类研究，明确地排除了泡囊狸殖吸虫独立性的地位，说明所谓泡囊狸殖吸虫系斯氏狸殖吸虫重度感染中个别囊蚴的形态畸形、变异而误报为新种。这同扁囊并殖吸虫的性质是一样的，主要是观察的标本过少，缺乏重复试验而匆忙报告的结果。

● 参考文献

[1]BLAIR D, XU Z B, AGATSUMA T. Paragonimiasis and the genus *Paragonimus*[J]. Adv Parasitol, 1999,42:113-222.

[2]BLAIR D, WU B, CHANG Z S, et al. A molecular perspective on the genera *Paragonimus* Braun, *Euparagonimus* Chen and *Pagumogonimus* Chen[J]. J Helminthol,1999,73:295-299.

[3]陈心陶，李桂云.狸殖吸虫新种初报——泡囊狸殖吸虫 *Pagomonimus veocularis* sp. nov[J]. 广东寄生虫学会年报,1979,1:55-56.

[4]崔爱利，常正山，陈名刚，等.我国五省斯氏并殖吸虫群体 DNA 序列分析的研究[J].中国寄生虫学与寄生虫病杂志,2003,21(2):71-75.

[5]徐秉锟、詹希美.并殖吸虫成虫形态结构特征排序[J].动物学报,1990,36(1):7-11.

2.3　福建并殖吸虫(*P. fukienensis* Tang and Tang,1962)*

福建并殖吸虫系唐仲璋、唐崇惕(1962)由 1939 年间采自福建省福清丘陵地区沟鼠和野鼠的肺部成虫重新描述的。经详细形态比较后发现此虫系新种(图 2.21)。其生活史早在 1940 年就经唐仲璋详细阐明(图 2.22)。

成虫形态:新鲜成虫呈淡红色,背面稍凸而腹面扁平,长 9.5～14.70(12.12) mm,宽 5.27～6.85(6.11) mm。长宽比例 1∶2.0。口吸盘(0.77～0.91 mm)大于腹吸盘(0.73～0.74 mm)为本虫重要特征。全身披体棘,腹吸盘之前以单生型为主,腹吸盘之后又以丛生为主。单生体棘呈长方形,末端有锯齿缺刻,有的棘中央有纵裂。丛生体棘 2 个为一丛,两睾丸间 3～8 个为一簇,多为 3～5 个一簇。睾丸两侧以 4 个或 5 个一簇为主。睾丸之后至末端的棘 5 个或 6 个为一簇,最多有 12～15 个为一簇。卵巢位于腹吸盘的后侧,大小(1.35～1.98)mm×(0.99～1.56) mm(平均 1.58 mm×1.27 mm)。中央体呈圆锥状,有 6 个分支,有的分支可再分 3 个或 4 个小支。睾丸颇大,占体后 1/3 部位。左睾丸大小 3.01 mm×1.24 mm,右睾丸 2.98 mm×1.68 mm,中心体小但有 5 个或 6 个条状分支。末端有膨大,常再分两支。虫卵大小为 87 μm×49 μm。毛蚴纤毛板基部有深凹。第一中间宿主为湖北钉螺唐氏亚种(*Oncomelania hupensis tangi*)。尾蚴为短尾型。囊蚴椭圆形,囊壁单层甚薄,大小(255～390)μm×(225～360)μm,平均 301 μm×333 μm,后尾蚴(350～627)μm×(182～280)μm,平均 536 μm×247 μm,焰细胞 60 个。

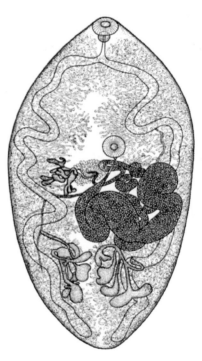

图 2.21　福建并殖吸虫成虫
(仿唐仲璋、唐崇惕)

第二中间宿主为中华束腰蟹(*Somanaiathelphusa sinensis sinensis* H. M-Edna rds,1853),前称为泽蟹(*Parathelphusa sinensis*),囊蚴寄生于蟹的鳃叶中。终宿主有自然感染的沟鼠、罗赛鼠(*Rattus losealxiguns*)、野鼠(*R.a fulrescens huang*)等,家兔可人工感染成功。

---

　　* 作者:福建省漳州市疾病预防控制中心洪照宽;福建省疾病预防控制中心程由注、李友松。

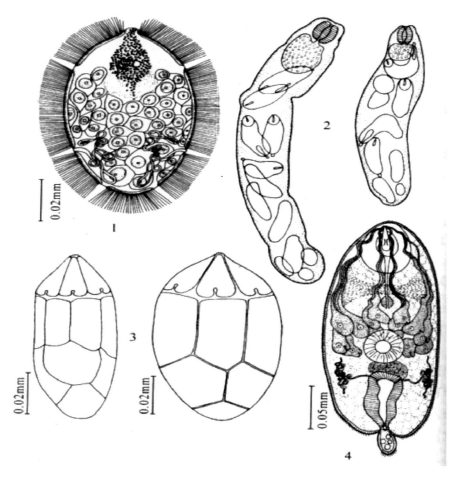

1—毛蚴体内结构;2—雷蚴;3—毛蚴背腹纤毛;4—尾蚴。

图 2.22　福建并殖吸虫部分幼虫期(仿唐仲璋、唐崇惕)

● **参考文献**

[1]TANG C C. A comparative study of types of *Paragonimus* occurring in Fukien South China, Chinese[J]. Med. J. Supplement,1940,3:267-291.

[2]唐仲璋,唐崇惕.福建省一种新种并殖吸虫(*Paragonimus fukienensis*,sp. nov.)的初步报告[J]. 福建师范学院学报(寄生虫学专号),1962,2:245-261.

2.4 三平正并殖吸虫(*Euparagonimus cenocopiosus* Chen,1962) [*]

三平正并殖吸虫系陈心陶(1962)在广东蟹体内发现囊蚴感染家犬后获得成虫而命名的。正并殖属(Gernus *Euparagonimus*)是根据其排泄囊只到达腹吸盘线的特点而建立的一个新属,同时结合其后尾蚴蜷曲在囊内,焰细胞 72 对,成虫的睾丸做星状分支并位于肠支上向前接近卵巢水平,甚至有部分重叠,皮棘群生等特点,又将并殖科分为两个亚科,即并殖亚科(Subfamily Paragoniminae)和正并殖亚科(Subfamily Euparagoniminae)。正并殖属归隶于正并殖亚科。此后,在福建(李友松等、林宇光等、刘思诚等,1977—1980)及浙江(黄文德,1980)先后发现此种囊蚴或人工感染猫、狗或自然感染(狗)的虫体。刘思诚等进行其与卫氏并殖吸虫的比较研究,发现两虫有的还可混合感染同一宿主,故从它们的生理适应性特点来看,认为这两种虫的生物学地位相近,没有必要为之另立新亚科与新属。吴波等(2004)做 DNA 检测,显示三平正并殖吸虫具独立性,但还属于并殖属范畴,没必要建立新属。我们认为,三平正并殖吸虫不但成虫 3 个生殖器官在同一水平线上,睾丸前移外移(跨肠曲),而且其囊蚴和后尾蚴的排泄囊只达到腹吸盘下方,又主要寄生在蟹体的心脏。这些特点都是已报告虫种所没有的,其特征突出,建立新属以容之未必不可(图 2.23)。

成虫形态:新鲜虫体钝梭状,大小平均 7.89 mm×3.47 mm,宽长比例约为 1∶2.3,腹吸盘稍大于口吸盘,位于体前 1/3 后缘,亦为虫体最宽处。体棘簇生,在口腹吸盘间每簇多为 6～7 个,在腹吸盘后多为 2～6 个,腹吸盘侧多为 3～7 个。卵巢位于腹吸盘后方,两者有

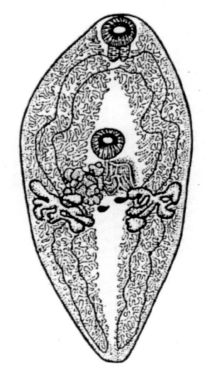

图 2.23 三平正并殖吸虫成虫(仿陈心陶)

一定距离,分支短而多,具明显中心体。虫卵大小平均 $79~\mu m \times 48~\mu m$,形状对称,卵壳厚薄均匀。

睾丸呈星状分支,末端膨大,多跨出肠管近体缘并向体前靠近,以至于有部分与卵巢相重叠,虫种因 3 个生殖器官在同一水平线而得名。排泄囊只达到腹吸盘线水平为本虫又一特点,这种现象在幼虫期的囊蚴与后尾蚴更为明显。

本虫的第一中间宿主曾由刘思诚报告为放逸短沟蜷,尾蚴与卫氏并殖吸虫的尾蚴在排泄囊形态上明显不同,但未获重复试验所证实。

第二中间宿主为多种溪蟹,在福建、浙江有福建华溪蟹、浙江华溪蟹等。可单独寄居,但更多的是与卫氏并殖吸虫囊蚴混合感染。其囊蚴特点:圆形或近圆形,大小在 $425~\mu m$ 左右,具 3 层囊壁,厚约 $9~\mu m$。后尾蚴卷曲于囊内,有的在蚴体与囊壁间可见空隙,多定居在蟹体心脏内,感染

[*] 作者:龙海市疾病预防控制中心黄明松、林国华;漳州市疾病预防控制中心罗鋆、陈锦钟;福建省疾病预防控制中心程由注。

数量通常远低于同一蟹体内寄生的卫氏并殖吸虫囊蚴。囊蚴与后尾蚴的排泄囊均仅至腹吸盘下方。焰细胞为 72 对。犬、猫可经人工单独或与卫氏并殖吸虫混合感染成功,但成熟周期较长。对鼠类还没有感染成功的报告,是一种可能对人体致病的虫种。福建省对本虫的调查研究较多,主要有如下几个方面。

(1)分布调查 福建省对三平正并殖吸虫的分布调查比较多,先是在闽北邵武的多个伐木场发现,继后在永安、光泽、将乐、顺昌、武夷山、浦城、漳平、龙岩、柘荣、霞浦、平和、南靖、闽侯等县市都有发现,即除了闽中南近海的地区外,大部分的县市都有分布,有单独寄生于蟹体的(如漳平),但更多的是和卫氏并殖吸虫混合感染于同一蟹体内。福建省是我国三平正并殖吸虫分布最广泛的省份。

(2)三平正并殖吸虫囊蚴生物学观察 2016—2017 年,漳州蔡茂荣等发现六斗山自然保护区重度感染三平正并殖吸虫的自然疫源地,溪蟹囊蚴感染率之高、感染度之重为本省乃至全国所罕见。三平正并殖吸虫感染蟹平均感染度为 11.59 个囊蚴/只蟹,最多一只蟹检出囊蚴达 79 个,为全国最高纪录。大、中、小蟹的囊蚴感染度分别是 100%(31/31)、82.61%(19/23)、68.42%(13/19);平均感染度分别为 18.26 个/只蟹、7.18 个/只蟹、3.15 个/只蟹,大、中、小蟹之间感染囊蚴的数量差异具统计学意义。5 月份解剖蟹体发现每只中等以上雌性蟹仔胚胎均正常发育,多数蟹龄在两年以上,由于生活时间较长,受尾蚴感染的机会较多,随蟹生活时间的延长而囊蚴累积感染,因此感染率、感染度均偏高。而小蟹一般是去年夏秋季后出生,生活时间不足一年。囊蚴检查,解剖镜下蟹心脏仍在跳动,呈透明状,蟹心腔内囊蚴排泄囊呈珍珠状白点(物镜无光源,见图 2.24),囊内蚴虫蜷曲,乳白色排泄囊尤为显眼,或心腔内囊蚴排泄囊呈黑色(物镜具光源,见图 2.24)。蟹心腔内囊蚴数少者三四个,多者数十个(图 2.24),集结样群居分布,这种从未被描述过的现象可能与该虫尾蚴生物学特性有关,不同批次尾蚴侵入蟹体心腔,一批集结一群;而在省内外其他地区,蟹体心腔囊蚴一般只有一两个,囊蚴数很少超过 5 个,尾蚴侵染蟹体数量不成群而已,从而说明了漳州郊区为高度感染三平正并殖吸虫囊蚴自然疫源地。显微镜下囊内蚴虫活体呈多样体态活动(图 2.24),黑色排泄囊显眼,排泄囊未超过腹吸盘水平是判别三平正并殖吸虫囊蚴特征的主要依据(图 2.24)。

(3)生活史研究 1962 年,陈心陶先生报告三平正并殖吸虫新种以来,其生活史一直为未解之谜。因三平正并殖吸虫在福建分布较为广泛,而且报告后生活史一直未被阐明,所以本省一些学者先后进行过较长时间的探讨。例如,20 世纪 90 年代龙岩的李立等就引进溪水,建立人工野外螺蟹养殖区,大量投放经检查为阴性的川卷螺和华溪蟹,不断将三平正并殖吸虫囊蚴感染的 10 只家狗的粪便陆续投入水池中,或轻清洗收集的虫卵养在水中孵出毛蚴时在盆中放入川卷螺,力图让毛蚴感染螺。历时 3 年,实验的螺重达 15 kg(有数以万计个螺之多),但一直无感染螺发现。这场研究不得不无果而终。

现场调查使三平正并殖吸虫生活史之谜更加难解。漳州的九龙江水系西溪支流的南靖、平和县境内 1997 年前曾是卫氏并殖吸虫与三平正并殖吸虫重度混合感染自然疫源地,两种虫往往同时在同一孳生地溪蟹体内出现,推测三平正并殖吸虫第一中间宿主与卫氏并殖吸虫相同,都是放逸短沟蜷。但 1997 年后,各调查点卫氏并殖吸虫囊蚴逐年下降。漳州郑惠能(2003)对有溪蟹感染卫氏并殖吸虫囊蚴同时又有三平正并殖吸虫囊蚴平和县顶楼村进行连续 5 年(1997—2002)的纵向观察。1997 年,溪蟹的卫氏并殖吸虫与三平正并殖吸虫囊蚴感染率分别为 75.7%(56/

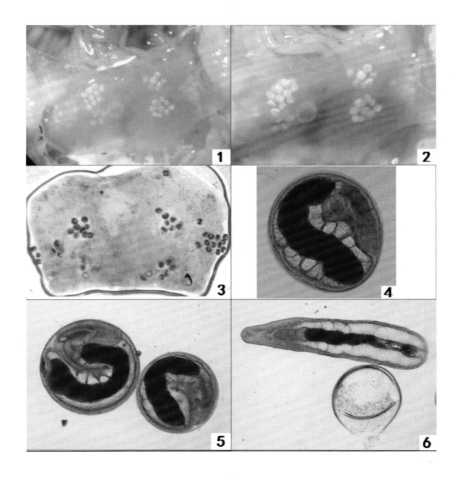

1、2—仅目镜而无物镜光源的解剖镜视野下蟹心腔囊蚴呈珍珠状白点;3—有物镜光源的囊蚴呈黑色;4、5—显微镜活体观察囊内蚴虫因活动形态多样;6—脱囊后三平正并殖吸虫后尾蚴,显示排泄囊位于腹吸盘之后。

图 2.24　三平正并殖吸虫囊蚴

74)与 71.6%(53/74);囊蚴感染度分别为 61.6 个/只蟹与 4.3 个/只蟹。2002 年,溪蟹的卫氏并殖吸虫与三平正并殖吸虫囊蚴感染率分别为 8.1%(3/37)与 75.7%(28/37);囊蚴感染度分别有 4.3 个/只蟹与 3.8 个/只蟹。漳州蔡茂荣等近年(2015—2019)又在同一村同一条溪沟进行连续 5 年的纵向观察,三平正并殖吸虫感染情况仍与 20 世纪 90 年代几乎相同,感染率居高不下,而均未见卫氏并殖吸虫囊蚴踪影。虽然推测两种并殖吸虫为同一中间宿主,但两种并殖吸虫出现感染率变或不变的两种情况,是否因为它们存在生活史或传播因素不同? 令人不解。

生活史研究初步取得突破。近年来,漳州的蔡茂荣等在郊区利用适宜孳生放逸短沟蜷自然生态环境的溪沟,将三平正并殖吸虫囊蚴感染实验狗后获得大量含有虫卵的粪便陆续投入溪沟中,以接触放逸短沟蜷。4 个月后,从螺体检出形态特征区别于卫氏并殖吸虫、斯氏并殖吸虫的短尾型吸虫尾蚴,该尾蚴标本送中国疾病预防控制中心寄生虫病控制所艾琳博士处做分子鉴定,结果其与溪蟹自然感染的三平正并殖吸虫的囊蚴 DNA 一致,相似率达 100.0%。因此,生活史人工实验首次识别三平正并殖吸虫的尾蚴形态,认定放逸短沟蜷为三平正并殖吸虫的第一中间宿主,取得三平正并殖吸虫生活史的突破性研究结果。

(4)致病性　对人体致病性的讨论有多位作者对之发表自己的意见,虽有差异,但大致都认为其对人的传染是可能的。主要的论据是该虫的终末宿主为猫或狗等哺乳动物,而对大鼠等不易感。例如,东方次睾吸虫历来认为是家鸭等鸟禽类的寄生虫,但在获取犬、猫普遍自然感染的现场调查证据,证明其为哺乳类适宜宿主之后,人工感染实验和自然感染的现场调查均证明东方次睾吸虫为人体寄生虫。同样,这些特点也是说明三平正并殖吸虫对人体感染与否的重要依据。持三平正并殖吸虫可感染人体这种观点的有林宇光、林金祥、邱德黎、李友松等。

● **参考文献**

[1]蔡茂荣,林国华,陈锦钟,等.福建省六斗山自然保护区平和华溪蟹感染三平正并殖吸虫囊蚴情况及其形态学研究[J].中国寄生虫学与寄生虫病杂志,2017,35(5):478-481.

[2]陈心陶,何灌田.三平正并殖成虫与囊蚴的观察[J].寄生虫学报,1965,2(3):257-264

[3]李永煌,林陈鑫,李友松,等.三平正并殖吸虫为主要病原的福建省漳平市肺吸虫病调查——纪念陈心陶教授百年诞辰暨三平正并殖吸虫命名40周年[J].热带医学杂志,2005,5(2):158-162.

[4]林宇光,何玉成,等.福建省漳平和永安二县肺吸虫病新的流行区的研究[J].厦门大学学报(自然科学版),1980,2:96-103.

[5]刘思诚,张德才,李友松,等.三平正肺吸虫及卫氏肺吸虫混合感染的研究[J].科学通报,1981,3:186-188.

[6]郑惠能,程由注,许国防.福建省平和县顶楼村溪蟹携带肺吸虫囊蚴动态观察[J].热带病与寄生虫学,2003,1(3):171-173.

2.5 闽清并殖吸虫(*P. minqingensis* Li and Cheng，1983) *

闽清并殖吸虫系李友松、程由注(1983)根据福建省闽清县患者线索捕捉患者病前生吃溪蟹处之溪蟹,检查发现特殊形态囊蚴感染家猫后获得成虫,经比较鉴定以发现地命名报告的,见图2.25。

成虫呈钝梭状,长 13.12 mm,宽 5.79 mm,宽长比例为1：2.29,腹吸盘略大于口吸盘,其大小分别为 0.76 mm×0.80 mm与 0.47 mm×0.66 mm。卵巢位于腹吸盘一侧或后方,两者间有一定距离(0.83 mm),中心体明显,为 2 级分支。子宫在卵巢对侧,充满成熟与未成熟的虫卵,占较大面积。睾丸粗壮,长约占虫体1/3~1/4,分支多且卷曲,交错重叠,分支末端多有梨状膨大。

体棘单生,多具有 2~8 条裂隙,棘的形态、大小依部位不同而异,口吸盘周围为窄长形,大小为 15.36 μm×5.76 μm,其他部位为矩形、长方形,腹吸盘前分布密集,大小为 26.16 μm×11.64 μm。虫卵呈长卵圆形,绝大多数具盖,大小为 80.8 μm×47.1 μm,卵宽 1.4 μm,盖高 3.24 μm。第二中间宿主为福建华溪蟹,其囊蚴可单独寄居,更多是与卫氏并殖吸虫囊蚴混合感染于蟹体,但感染率比卫氏并殖吸虫低。在福建省闽清县东桥乡的溪蟹中,卫氏并殖吸虫感染率达 88.20%(30/34),而同一批蟹体内的闽清并殖吸虫囊蚴感染率仅 11.70%(4/34)。

囊蚴近圆形,大小 442.55 μm×452.29 μm,囊壁 1~2 层,壁薄,仅 8.49(5.08~13.65)μm,囊内蚴体形态多变,或首尾相吻,

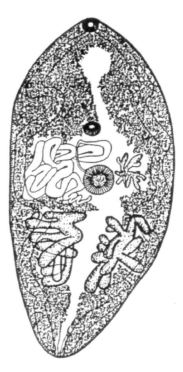

图 2.25 闽清并殖吸虫成虫(原)

做 U 形蜷曲(如三平正并殖吸虫囊蚴)或偏于一侧而留下较大空隙。肠管细小模糊,系排泄囊巨大遮掩之故。囊蚴因壁薄易于脱囊,后尾蚴瘦长形,排泄囊超过腹吸盘接近肠管分叉处。

与有关虫种比较,可见其特点有:①体态,钝梭状,介于椭圆形的卫氏并殖吸虫与长梭形的斯氏并殖吸虫、曼谷并殖吸虫之间,虫体最宽处,多在虫体中部(同卫氏并殖吸虫);②卵巢为二级分枝,亦介于分枝简单的卫氏并殖吸虫与分枝复杂的斯氏并殖吸虫之间;③睾丸粗壮,明显大于卵巢,与卫氏并殖吸虫、斯氏狸殖吸虫、曼谷并殖吸虫的卵巢与睾丸大小相近者不同;④体棘单生并多有裂隙;⑤囊蚴大,囊壁薄,囊内蚴虫形态多变;⑥与巨睾并殖吸虫相比较,闽清并殖吸虫睾丸占虫体的比例稍小于巨睾并殖吸虫,但可从巨睾并殖吸虫囊蚴小(仅 282 μm×259 μm),且体棘簇生等特点而进行区别。这些特点使闽清并殖吸虫有别于已知虫种,确定其生物学地位介于卫氏并殖吸虫与斯氏并殖吸虫、曼谷并殖吸虫之间。因囊蚴系与卫氏并殖吸虫囊蚴混合寄生于同一溪坑的蟹体中,故在放逸短沟蜷中发现阳性者,无法判明是哪种虫的尾蚴,加上螺类的人工饲养困难,因而生活史试验尚未进行。

---

* 作者:福建省疾病预防控制中心李友松、程由注。

● 参考文献

[1]李友松,程由注.肺吸虫一新种——闽清肺吸虫(*Paragonimus minqingensis*)的发现[J].动物分类学报,1983,8(1):28-32.

[2]李友松.福建省肺吸虫病的发现[J].中华医史杂志,1984,14(11):19-24.

2.6 沈氏并殖吸虫(*P. shengi* Shan, Lin, Li, et al. 2009)*

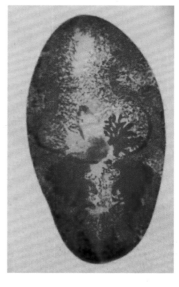

21世纪初,李友松在清理标本时,发现几张并殖吸虫卡红染色标本与已报告的种类有明显的差别,于是追溯原始记录:标本来自武夷山岚谷乡岭阳村卫氏并殖吸虫病疫区,分离溪蟹并殖吸虫囊蚴感染实验犬而获得成虫,并与近似者进行详细比较。时适南京医科大学沈一平教授九十大寿,为推崇他对寄生虫学研究的贡献,特以他的姓氏命名新种。

正模标本椭圆形,虫体宽 7 mm,长 12.5 mm,宽:长为1:1.79。卵巢大小为 2.0~2.13 mm,具 3 级复杂分支;睾丸巨大,大小 2.5~3.75 mm(左)和 2.1~2.4 mm(右),如块状,仅有 2 个分支,明显大于卵巢。体棘单生,遍布全身。囊蚴检自福建华溪蟹,大小为 395~410 μm。囊壁单层,仅 3~5 μm。这些特征有别于卫氏并殖吸虫、斯氏并殖吸虫、三平正并殖吸虫、巨睾并殖吸虫和闽清并殖吸虫而为新种,分布于闽北武夷山和邵武等地,见图 2.26。

图 2.26 沈氏并殖吸虫成虫(原)

● 参考文献

单小云,林陈鑫,李友松,等.沈氏并殖吸虫(*Paragonimus sheni* sp. nov.)新种报告——附中国并殖吸虫囊蚴和成虫分种检索表[J].中国人兽共患病学报,2009,25(12):1143-1148.

＊ 作者:福建省疾病预防控制中心李友松、程由注。

2.7 并殖吸虫尾蚴可直接感染终末宿主动物并发育为成虫的实验 [*]

并殖吸虫终末宿主常因吞食并殖吸虫囊蚴而感染。黄文德(1978)曾以并殖吸虫尾蚴经口感染家猫,25天后在死猫的肺内检及3只童虫,提示尾蚴亦可直接感染终宿主。但未见检及成虫的报告,基于此,同时为探究疫区中无生吃蟹史而仅常饮生水病例的感染原因,1985年李友松等进行了并殖吸虫尾蚴感染家犬的实验研究。

实验材料采自已知卫氏并殖吸虫感染区的福建省闽侯县和卫氏并殖吸虫与三平正并殖吸虫混合疫区的武夷山自然保护区放逸短沟蜷螺内短尾型尾蚴。将闽侯县螺内新鲜尾蚴、子雷蚴蘸粘于冷肉上喂食1号实验犬;以注射筒吸取武夷山自然保护区螺内的尾蚴、子雷蚴注入2号实验犬腹腔。感染后40天开始做粪便沉渣检查虫卵。检及虫卵后剖检肺脏等处的虫体、虫卵,分别做染色标本镜检或发育情况观察。1号犬于感染后54天查及并殖吸虫卵,感染80天解剖,于其肺脏检获成虫8条,胸腔检获童虫1条,染色标本鉴定为卫氏并殖吸虫;2号犬于感染后180天查及并殖吸虫卵,感染188天解剖,于其肺脏检获成虫4条,童虫2条,染色标本鉴定为三平正并殖吸虫。实验结果论证了并殖吸虫第一中间宿主螺体内尾蚴不通过第二中间宿主蟹体发育亦可感染终末宿主,直接发育为成虫。

许多学者对并殖吸虫尾蚴形成囊蚴的机制进行了研究。Kruidenier(1951—1958)和Ito等(1958—1959)发现并殖吸虫,其尾蚴具有粘腺,当尾蚴自螺体逸出后,粘腺消失,其分泌物在尾蚴体上形成薄膜。李树华(1964)以组织化学染色法测定了怡乐村并殖吸虫有5对粘腺,当尾蚴逸出后粘腺很快消失,使其分泌物紧贴于尾蚴体表,保留至成囊。因此,囊蚴壁组织化学成分与尾蚴粘腺相同,自然逸出的怡乐村并殖吸虫尾蚴可在平皿内成囊。

林宇光(1980)在进行斯氏并殖吸虫生活史研究时,亦发现尾蚴可在数小时内于玻片的水滴上形成囊蚴,而囊内的虫体除偶见断尾者外,结构无大变化,7对穿刺腺仍明显,一天后排泄囊内颗粒稀少而多呈较透明的泡囊状。这些研究表明,并殖吸虫尾蚴有部分在无中间宿主的条件下亦可自行形成囊蚴,提示尾蚴可能直接感染终末宿主。这是本文实验的理论依据。实验结果得到了证实。

我们于1979年调查邵武县龙湖伐木场,发现无食蟹史而常饮生水者肺吸虫抗原皮试阳性率达21.3%(46/216);林宇光等(1980)在漳平、永安县调查时,饮生水者皮试阳性率为21.7%(297/1,367);湖北省宜昌地区为23.5%(3,172/13,521);我国东北及朝鲜报道的以蝲蛄为第二中间宿主的地区,仅饮生水者的感染率亦达17.7%左右。究其原因,多数认为可能由饮水而吞食随蟹(或蝲蛄)蜕壳、断肢或死亡而散落于水中的囊蚴所致。但李得垣等(1964)通过实验观察认为蝲蛄在互相吞食、咬伤时囊蚴不会脱落,只有肢体破碎时才有部分囊蚴入水。Yokogawa、上海第一医学院及福建省的林建银等通过多种试验,亦均认为囊蚴比重大,沉降快速,故经饮水吞入的可能性不大。

我们认为,并殖吸虫尾蚴不断地自螺体内逸入水中并可游动,因此,疫区内习惯饮生水者更

---

[*] 作者:福建省疾病预防控制中心程由注、李友松。

可能是吞入尾蚴而致感染。

　　并殖吸虫尾蚴感染家犬的成功为并殖吸虫的病原生物学与流行病学的研究提供了新认识。但对于其感染机制,特别是大量尾蚴的感染为何只能获得少数虫体,均有待于进一步研究。

● 参考文献

李友松,林金祥,程由注,等.并殖吸虫尾蚴人工感染家狗的实验观察[J].中国人兽共患病学报,1986,2(4):29-31.

第3章 福建省肺吸虫病流行特点和
各地疫区调查资料分析

3.1 福建省肺吸虫病流行特点[*]

(1)福建是并殖吸虫病例最早的发现地 孟逊(Manson,1880)在厦门报告了发现于台湾和福州的病例,这是世界上最早的病例报告。之后,Maxwell(1931)、吴光、陈国忠(1936、1941)、金德祥、唐仲璋(1940)的有关调查在国内都是比较早的。20世纪60年代,在闽北开始的病例调查和随后的病原学、流行病学调查研究启动了我国对第一中间宿主螺类和第二中间宿主蟹类的新种报告的序幕,成为对全国螺类和蟹类调查的样板以及这两类标本的清理、定位,不但有多部专著问世,而且所总结的经验和做法一直影响至今,并被发扬光大。

福建省之所以在肺吸虫病研究中走在全国的前列,与其处于东南沿海,数百年来向外发展和下南洋的习俗有关,成为全国和广东省一样拥有最多华侨的省份,以福清市为例,其人口为120万,而海外华侨达80多万,几乎形成了一个城市的规模,因而促进了海内外的交流。

近代以来,西方列强的殖民侵略和文化渗透也带来近现代的科学知识,如19世纪美国基督教协会兴办的福州协和大学和一些医院就是典型的例子。对全省的生物资源开展了初步的调查,培养了一批批具备专业技能的人员,这些骨干力量甚至在退休之后十多年间依然奔波在群山峻岭、溪坑河沟中捕捉标本,探索未知,既体现出对专业的爱好,又使以往调查较少的闽南地区得到填补,这些科学方法的传递扩散,使更广泛和深入的调查研究得以延续发扬。

(2)虫种和各阶段宿主繁多 这同自然地理和较强的调查研究队伍等因素相关。迄今,福建省发现的肺吸虫及其各阶段宿主的种类、感染率都居全国各省的前列,虫种有卫氏并殖吸虫、斯氏并殖吸虫、三平正并殖吸虫、福建并殖吸虫、闽清并殖吸虫和沈氏并殖吸虫6种;第一中间宿主除广布全省各地的放逸短沟蜷外,还有拟钉螺亚科的福建拟钉螺、小桥拟钉螺等10多种;而作为第二中间宿主的蟹类更是多达数十种,而且还在不断增加之中,但以福建华溪蟹最为常见,同时也是最重要的第二中间宿主。终末宿主以猫科和犬科动物为主,转续宿主以食草目动物为主,曾发现了20多种,但随着社会的发展及农药化肥的广泛大量应用,其种类明显减少,现以野猫和鼠类为多见。

---

[*] 作者:福建省疾病预防控制中心李友松;南平市疾病预防控制中心张芝平、卓鸣莺、蔡长煌;延平区疾病预防控制中心林正高。

　　总的来看,无论是以往还是今日,福建省的肺吸虫及其各阶段宿主的种类、感染率、感染度都居全国各省的前列,这既与其自然分布有关,也与该省具较强的专业机构(如厦门大学生命科学院、福建省疾病预防控制中心)、专业领头人(如唐仲璋、林宇光、唐崇惕、林金祥、程由注等)坚持在第一线调查及全省的地形(八山一水一分田)有关。全省的地貌遍植林木绿化(森林覆盖率近70%,多年来居全国各省市的首位),再加上地处热带与亚热带,年均气温近20℃,年均降雨量近2000 mm,这样的自然地理状况为肺吸虫在全省的广泛分布提供了非常适宜的条件。

　　(3)普遍流行,局部严重　肺吸虫病在福建省是广布的,病例此起彼伏,断续发病;呈普遍分布,局部严重之态,这同福建省的自然地理密切相关。从福建省的简称——闽字可见,门内有虫,虫者,含义颇多,如山上的虎豹,古称之为大虫,爬行野外的蛇,称其为长虫,而双翅目的蚊、蝇等种类和数量众多,故闽字之简称恰如其分。所以,肺吸虫及其各阶段宿主的种类和数量多就一点也不奇怪了。

　　(4)生态变化对并殖吸虫流行的影响　虽然从总体看呈下降趋势,但感染与发病方式又趋于复杂。经过以宣传教育为主的查治、农药化肥的广泛大量和长期使用,既杀灭第一、二中间宿主的螺蟹,尤其是溪河中无法逃脱而对化学物质极度敏感的螺类,终末宿主猫科动物捕食溪河中已中毒的鱼或已中毒的鼠,也致其中毒死亡,在自然界中循环的某个环节中断,使流行程度减轻或变为非疫区。这样一来,全省病例发生数已明显减少,流行程度日趋平稳。但也正是随着经济的发展、旅游业的兴隆,到江河溪坑和山间密林中旅游的人不断增多,其中随意捕捉食用水生物者大有其人。这些人中受肺吸虫感染者也在门诊中不时见到,而且多是重症患者,如在西安华山、安徽黄山、四川雅安、福州北峰、福清灵谷寺森林公园的旅行者中都先后有过这样的病例,这使本来主要出现在乡村和林区的病也在城市中发病,故有"城市肺吸虫病"这一新名词,增加了本病感染和发病的复杂性。

● 参考文献

[1]李友松,林金祥,程由注,等.福建省并殖吸虫病疫区感染率的变化及其原因探讨[J].中国寄生虫病防治杂志,1999,12(4):275-277.

[2]李友松,林金祥.福建省肺吸虫病流行病学调查[J].中华预防医学杂志,1987,21(6):331-334.

[3]李友松.闽台两省肺吸虫病的渊源[J].海峡预防医学杂志,1996,2(1):49-50.

3.2 福建省早期肺吸虫病疫区发现与疫源地调查 *

3.2.1 福建省建瓯县肺吸虫病疫区调查及病原学研究

肖玉山等(1964)和吕建华(1965)先后报告建瓯县肺吸虫病 7 例和 11 例。1970—1975 年,建瓯森工医院和县医院先后确诊肺吸虫病患者 249 例,其中 25 例为外县患者。但以上报告均未证实福建省存在肺吸虫病流行区。1975—1976 年,建瓯县卫生局组织厦门大学生物系寄生动物研究室林宇光和当地森工医院吕建华、县医院康杰和县防疫站林铭修等组成团队开展建瓯县肺吸虫病疫源地调查研究,结果从病原学认定建瓯县为肺吸虫病疫区,存在斯氏、卫氏两种并殖吸虫重度感染自然疫源地,为防治肺吸虫病提供了科学依据。

(1)人群感染肺吸虫的调查 将建瓯县的东峰、小桥、吉阳、水北 4 个乡镇 6 个村和一个伐木场的 16 个自然村设为调查点,共皮试 3087 人,阳性 835 人,人群皮试阳性率达 36.85%(11.2%～53.2%)。在 835 人皮试阳性者中男性 535 人(64.07%),女性 300 人(35.93%),显示男性感染高于女性。对 814 例皮试阳性者年龄分析显示,儿童感染(5～14 岁)占过半数。皮试阳性者大多数无明显症状。其中,癫痫患者 2 例,游走性皮下结节 28 例;皮试强阳性 91 人痰检均阴性。皮下结节活检 5 例有童虫,病理切片中可见嗜酸性细胞浸润或肉芽肿,或夏科雷登晶体和虫穴。有 1 例病理组织有虫卵沉着。所有住院患者皮试均呈强阳性,但痰检均阴性。815 位皮试阳性者生食、半生食蟹史 617 人(73.36%),其他的为熟食蟹。

(2)第一中间宿主淡水螺检查 建瓯流行区肺吸虫的宿主淡水螺有 3 种:①放逸短沟蜷是建瓯山区溪涧石块上生活的螺狮,此次在水北乡和溪东伐木场共检查 2363 只,仅有 1 只感染肺吸虫尾蚴(0.04%);②拟钉螺是建瓯山区小溪上游坑沟中常见的小螺,附着于枯枝落叶或小石块上,此次共检查拟钉螺 18797 只,有 29 只感染肺吸虫雷蚴和尾蚴,平均感染率 0.15%;③建瓯拟小豆螺主要生活于小坑沟中,附着于枯枝落叶和小石块上,此次共检查建瓯拟小豆螺 43662 只,215 只肺吸虫尾蚴阳性(0.53%)。拟钉螺和建瓯拟小豆螺体内的短尾蚴经人工感染新生小蟹,饲养 31～78 天后剖检,获得的囊蚴为斯氏并殖吸虫囊蚴,自然感染及人工感染实验均证明上述两种小型螺类为斯氏并殖的第一中间宿主新记录。

(3)第二中间宿主淡水蟹检查 本次查出溪蟹 3 种,即福建华溪蟹、福建博特溪蟹和角肢华南溪蟹;共检查溪蟹 529 只,感染肺吸虫囊蚴者 232 只,感染率 43.9%。感染强度最多 1 只蟹有 1115 个囊蚴,平均每只感染蟹有囊蚴 15.3 个。选个体较大的蟹按附肢(螯足、步足)、胸肌、内脏(消化腺、生殖腺)、鳃叶等不同器官,检查斯氏并殖吸虫与卫氏并殖吸虫囊蚴在蟹体各部位分布情况,结果显示囊蚴多寄居于附肢,胸肌次之,内脏和鳃叶偏少(表3.1)。

---

* 作者:福建省疾病预防控制中心程由注、方彦炎;漳州市疾病预防控制中心蔡茂荣、罗鋆、陈丹红;厦门大学生命科学学院卢明科;厦门大学附属第一医院张世阳。

表 3.1　溪蟹体内各部位两种并殖吸虫囊蚴检出情况

蟹部位	斯氏并殖吸虫流行区溪蟹（13 只）			卫氏并殖吸虫流行区溪蟹（10 只）		
	重量/g	囊蚴数	百分比/%	重量/g	囊蚴数	百分比/%
胸肌	45.6	84	37.0	28.4	73	41.48
内脏	2.8	52	22.91	9.8	4	2.27
鳃叶	3.4	1	0.44	1.6	0	0
附肢	51.6	90	39.64	33.3	99	56.25
合计	103.4	227	100	73.1	176	100

（4）终末动物宿主自然感染调查及成虫形态学鉴定　共解剖豹猫 8 只，有两只感染肺吸虫成虫，其中 1 只肺部有两个囊肿，检得 4 只成虫；另 1 只肺脏囊肿累累，获得 50 只成虫。解剖大灵猫 3 只、沟鼠 25 只、小灵猫 1 只、貉 2 只、家鼠 19 只、白腹巨鼠 1 只、东方田鼠 21 只、黄毛鼠 9 只，全部为阴性。由豹猫检得的 54 只成虫，经压片、染色标本形态学比较观察，其中卫氏并殖吸虫 44 只，斯氏并殖吸虫 5 只，其他 5 只成虫因形态特殊，未做定种。阳性的 2 只豹猫均猎自水北乡，溪蟹中恰检出卫氏并殖吸虫和斯氏并殖吸虫两种囊蚴，提示当地为两种并殖吸虫病混合流行区。此为豹猫为卫氏并殖吸虫和斯氏并殖吸虫的终宿主新纪录。

（5）病原虫种鉴定和人工动物感染实验　溪蟹携带两种并殖吸虫囊蚴，其形态特征：①厚囊壁囊蚴呈球形，直径 280～398 μm（342.3 μm），具有两层囊壁，外层薄而透明（4.5 μm），内壁厚而坚韧，内径 16～22 μm（18.3 μm），蚴虫紧贴囊壁，未见卷曲状。此种囊蚴与浙江、吉林、江西、安徽等地报告的卫氏并殖吸虫囊蚴相似。用此型囊蚴感染小狗，在其中 1 只狗感染 57 天后的粪便中检得虫卵。剖检的成虫经鉴定全是卫氏并殖吸虫成虫。57 个新鲜虫卵大小平均为 45 μm × 71 μm [（38.5～49.0）μm ×（70～84）μm]。大多数虫卵不对称，卵壳不均匀；②薄囊壁囊蚴呈球形，两层囊壁，外层薄而透明，内层稍厚，直径 8～14 μm（11.4 μm），虫体紧贴囊壁，未见卷曲状。脱囊的后尾蚴运动活跃，长 560～672 μm，宽 288～320 μm。口吸盘较小，59.5 μm × 73.5 μm。腹吸盘较大，96 μm × 112 μm。测量 51 个囊蚴，大小平均为 425 μm × 426 μm [（372～480）μm ×（366～456）μm]。此类型囊蚴与四川并殖吸虫、湖南并殖吸虫以及广东、江西等地报告的斯氏并殖吸虫囊蚴形态一致。用此类囊蚴感染 5 只狗，其中 1 只狗感染后 54 天，在其大便中查见虫卵。测量 76 个卵，大小平均为 80.76 μm × 46.8 μm。卵壳多数均匀对称。从实验狗剖检得到 38 条成虫，其中 27 条性器官已初步成熟，另外 11 条为童虫。23 条完整的染色标本经形态鉴定为斯氏并殖吸虫。

3.2.2　福建省北部龙湖伐木场肺吸虫病新疫区发现

龙湖伐木场位于福建北部邵武、光泽两县交界高海拔山区。林场职工除本地农户外，多来自山东、上海、浙江、江西、广东以及本省沿海地区。1969 年建场后，场部医生发现不少职工和家属患有"嗜伊红细胞增多症"。1976 年 12 月—1977 年 5 月，林金祥、李友松等对龙湖伐木场开展肺吸虫病流行病学调查，这是福建省继建瓯县发现肺吸虫流行区后，福建省北部又一新的肺吸虫病疫区发现；也是福建省寄生虫病防治研究所首次组织的肺吸虫病流行病学现场调查。

（1）人群肺吸虫抗原皮试　共检查 5 岁以上人群 909 人，皮试阳性者 293 人，阳性率 32.2%。其中，林场部人群皮试阳性率最高，45.2%（133/294）；林工区、知青点、农业队分别为 32.2%

(138/428)、17.3%(13/75)、8.0%(9/112);学生皮试阳性率48.3%(159/329)居高,工人、家属、农民分别为30.3%(87/287)、18.4%(26/141)和13.6%(21/152),不同职业之间人群皮试阳性率具显著统计学意义。男性皮试阳性率为38.0%(204/537),女性阳性率为23.9%(89/372),男性阳性检出率明显高于女性。人群皮试5～20岁组阳性率最高,达42.9%(196/457);21～40岁组与41岁以上组皮试阳性率分别为23.7%(76/321)与16.0%(21/131),不同年龄组人群皮试结果表明随着年龄的增长阳性率趋于下降。

(2)人群肺吸虫抗原皮试阳性率与血检等相关性分析　皮试阳性者中有66.3%(189/285)的人群嗜伊红细胞超过正常值,而皮试阴性者仅有32.7%(77/235)的人群嗜伊红细胞超过正常值,两者差别具统计学意义($P<0.01$)。皮试阳性者白细胞超过1万以上者占总数的24.5%(72/294),而皮试阴性者仅有9.3%(22/237),两者差别具统计学意义($P<0.01$),说明肺吸虫感染与血液中嗜伊红细胞和白细胞值升高有密切关系。在病史调查中有生食蟹者皮试阳性率达77.7%(122/157),半生或熟食者32.1%(96/299);饮生水者为21.3%(46/216);饮食史不明者为12.2%(29/237)。

(3)第一中间宿主淡水螺检查　共解剖放逸短沟蜷1807个,检出肺吸虫尾蚴者13个,阳性检出率为0.72%,其中坪溪村螺的尾蚴感染率高达1.56%(7/446)。

(4)第二中间宿主溪蟹检查　将受检的溪蟹称重,区别雌雄,再经剪碎捣烂后,用人工消化液消化、水洗过筛,取沉渣检查肺吸虫囊蚴。肺吸虫囊蚴感染率为69.3%(97/140);共检出肺吸虫囊蚴5827个,最多的1只蟹检出囊蚴1415个,每只感染蟹平均检出囊蚴41.6个,每克蟹组织平均检出囊蚴5.2个。蟹体小于5 g者阳性率为55.4%(36/65),5.1～15 g者为68.4%(24/35),16 g以上者为85.0%(17/20)。取第一工区溪蟹15只按不同部位进行消化检查,发现每个螯肢平均有囊蚴11.5个;每个步肢有囊蚴7.6个;每个胸肌有囊蚴31.3个;每个内脏有囊蚴9.3个;每根腮叶有囊蚴0.32个。囊蚴多寄居于螯肢、步肢(表3.2)。

表3.2　15只溪蟹不同部位卫氏并殖吸虫囊蚴检出情况

部位	检查数	重量/g	检出囊蚴数	平均囊蚴数/个	平均囊蚴数/g
螯肢	30	42.0	344	11.5	8.2
步肢	120	38.5	914	7.6	23.7
胸肌	15	43.5	470	31.3	10.8
内脏	15	52.5	140	9.3	2.7
腮叶	180	4.5	57	0.32	12.7

(5)终末宿主自然感染调查　共收集18份家犬粪和23份野猫粪,经水洗过筛沉淀法镜检,其中8份犬粪和23份野猫粪全部检出肺吸虫卵,尤其是野猫粪虫卵密度极高,显微镜(10×10)每视野下可见虫卵10～20个。此外,解剖检查2条犬肺脏有肺吸虫虫囊,检出成虫12条。人群痰检39份(一次性吐痰量),有1份检出肺吸虫卵。

(6)并殖吸虫各期形态观察与虫种鉴定

①虫卵:检查野猫粪及人工感染犬粪的虫卵,为卵圆形,大小不规则,色金黄,壳薄且不均匀,卵盖颇大,卵内含有10多个卵黄球,大小为$(62.7\sim90)\mu m\times(40\sim50)\mu m$。

②雷蚴、尾蚴:从螺中检及母雷蚴,呈袋状,内有子雷蚴和发育不等的胚球和胚泡,发育较为

成熟的子雷蚴体内有许多发育不等的尾蚴和胚球。尾蚴分体部与尾部,体部呈椭圆形,尾部较短,呈球形,口吸盘为圆形或椭圆形,顶端有一支大锥刺,腹吸盘较小,位于体中央稍后处,腹吸盘之后具倒三角形凹陷区,其背部为袋状排泄囊,开口于体末端的排泄孔,全身表面有细棘,尾部后端具微细毛。尾蚴大小为 $(221\sim282)\ \mu m\times(80\sim89.1)\ \mu m$,尾球 $12\ \mu m\times10\ \mu m$。在螺中还发现了一种排泄囊为"Y"形的尾蚴,其阳性率为 $0.33\%(6/1807)$,大小为 $(180\sim192)\ \mu m\times(80\sim82)\mu m$,尾球为 $10\ \mu m\times9\ \mu m$。其形态除排泄囊不同且体型较小,内部结构比较模糊外,其他均与肺吸虫尾蚴相似,若不注意,很容易混淆。

③囊蚴:圆形,囊壁分内外两层,内层壁厚,囊内为充满黑色颗粒的排泄囊,两侧为弯曲的肠管,宽径为 $337.7\ \mu m$。

④成虫:从 2 只自然感染和 4 只人工感染犬肺中检及成虫,用苏木素染色制片观察。其口腹吸盘大小相近,腹吸盘位于体之中央稍前处,卵巢分支简单且末端有小膨隆,睾丸分支少且较小,体之两侧肠管弯曲终止于体之末端,有密集的卵黄腺,近体中央有一横线,为卵黄总管,体棘以单生为主,在口腹吸盘间偶见丛生者。

根据上述囊蚴、成虫等形态观察,结合患者临床症状、体征(全部无皮下结节)等分析,龙湖伐木场所流行的肺吸虫病,其虫种为卫氏并殖吸虫。从临床症状与痰检结果来看,当地人群中感染者并非都具有卫氏肺吸虫的典型症状,这种情况与辽宁等地报告的卫氏肺吸虫病亚临床型相似。对于当地所捕获的第一、二中间宿主的螺蛳和溪蟹,经中国科学院动物研究所刘月英和戴爱云鉴定,螺蛳为放逸短沟蜷,溪蟹为福建华溪蟹。

3.2.3　福建省将乐县龙栖山综合场肺吸虫病流行病学调查

根据三明地区卫生防疫站提供的肺吸虫病例线索,1981 年厦门大学生物系寄生动物研究室林宇光、何玉成、洪凌仙、杨文川和湖南省怀化地区第二人民医院毕维德、刘广汉、刘翼成 3 位医生,在将乐县卫生部门协助下对龙栖山综合场开展肺吸虫病流行病学调查。

(1)人群感染调查

①人群肺吸虫抗原皮试共检查 313 人,阳性 170 人,人群皮试阳性率 54.3%。其中男性 59.55%(105/178),女性 47.4%(64/135),显示男性感染率高于女性。皮试阳性者年龄分析,4~10 岁,11~15 岁、16~30 岁、31~84 岁年龄组阳性率分别为 56.63%(47/83)、80.64%(50/62)、49.25%(33/67)和 39.60%(40/101),皮试阳性者年龄最小为 4 岁,最大为 84 岁,30 岁以下儿童和青少年占 2/3,以 11~15 岁年龄组皮试阳性率最高。

②酶标记法血清检测:肺吸虫皮试阳性者血清以 1∶100 和 1∶200 做滤纸干滴酶标记法测定,以"—"或"+"判别酶标记是否阳性。共检查 170 人,酶标记阳性 121 人,阳性率 71.2%。男性、女性阳性率分别为 73.5%(78/106)与 67.2%(43/64)。4~16 岁、17~30 岁、31~84 岁年龄组酶标记阳性人数分别占总阳性人数的 76%、17% 和 27%,显示 16 岁以下低年龄组偏多。

③酶标记阳性的 121 例临床体征分析有咳嗽病征等胸部症状患者 102 例(占 84.3%),其次是多痰 36 例(占 29.8%),胸疼与呼吸困难者 16 例(占 13.2%),咳血者 8 例(占 6.6%),其中 3 例咳铁锈色痰。这些症状为肺型肺吸虫病的象征;消瘦、发育不良者 51 例(占 42.1%),全身乏力 37 例(占 30.6%),发热、盗汗 28 例(占 23.14%);不同程度腹痛腹泻者 44 例(占 36.4%),食欲不振和呕吐者 33 例(占 27.3%)。另外,肝大 3 例、头疼头晕 10 例、癫痫 2 例。

（2）**第一中间宿主淡水螺检查**　①短沟蜷（*Semisulcospira*）为待定种螺,生活在溪流石块上的螺蛳,密度高而且分布广。共检 2935 只,有 5 只感染肺吸虫尾蚴(0.17%);②拟钉螺仅分布于个别小坑沟,因采集的数量较少,未做解剖。

（3）**第二中间宿主淡水蟹检查**　本次查出将乐华溪蟹和平肢华南溪蟹两种。将乐华溪蟹个体较小,多在 15 g 左右,但感染率高。共检查华溪蟹 103 只,感染肺吸虫囊蚴者 88 只,感染率 85.43%。共检获囊蚴 3339 个,其中除 3 个为三平正并殖吸虫囊蚴外,其余均为卫氏并殖吸虫囊蚴,平均每只阳性蟹有囊蚴 37.9 个(1～385 个/只)。检测 30 个囊蚴,平均大小 335.4 μm×337.6 μm[(300～374)μm×(304～376)μm]。

（4）**囊蚴的动物感染实验及成虫形态学鉴定**　从将乐华溪蟹分离得到的卫氏并殖吸虫囊蚴分别以 100 个、120 个和 50 个囊蚴数感染 3 只幼犬,其中前 2 只幼犬实验中途病死,无结果,只在 50 个囊蚴感染幼犬于 90 天后解剖获得成熟的成虫 8 条。按常规染色制片标本观测虫体,大小为 3.415 mm×6.560 mm[(2.976～3.856)mm×(4.944～7.5200)mm],虫体长宽比例为 1：1.92。口吸盘略大于腹吸盘,卵巢位于腹吸盘一侧的同一水平,或稍前移,卵巢仅初级分支,形如手指状。两个睾丸并列于体后部的后缘。根据上述形态学特征鉴定为卫氏并殖吸虫。

3.2.4　福建省漳平、永安两地肺吸虫病新疫区调查

1978—1979 年,厦门大学生物学系林宇光、何玉成、杨文川、卢淑莲等老师赴福建西南部的漳平、永安两地调查,证实两县均为卫氏肺吸虫病的新流行区。

（1）**人群感染调查**　采用研究室自制的卫氏和斯氏并殖成虫抗原液,经稀释 1：2000,每人皮下注射 0.1 mL 做人群皮内试验普查。两县 3 个调查点共检查 1456 人,阳性者 442 人,皮试阳性率 30.36%。其中,漳平城口村、漳平城口伐木场和永安半村伐木场的居民抗原皮试阳性率分别为 16.43%(125/761)、18.81%(104/553)、25.76%(213/827)。其中男性皮试阳性率为 23.82%(269/1129),女性阳性率为 17.09%(173/1012),男性阳性检出率明显高于女性。永安半村伐木场 5～20 岁年龄组人群皮试的阳性率为 33.05%(80/242);21～30 岁组阳性率为 28.21%(22/78);31 岁以上组阳性率为 15.12%(49/324)。漳平城口 1～15 岁组阳性率为 17.59%(108/614);16～30 岁组阳性率为 20.61%(61/296),31 岁以上组阳性率为 15.10%(61/404)。对两县 356 人皮试阳性者做 X 线胸透,有 1/3 者(118 例)胸片显示不同程度肺吸虫病病变。

（2）**淡水螺类的检查及尾蚴形态学观察**　漳平和永安流行区两地拟钉螺均未查及并殖吸虫尾蚴。漳平城口伐木场和永安半村伐木场短沟蜷并殖吸虫尾蚴感染率分别为 0.41%(29/7077)和 0.058%(3/5215)。检测短沟蜷体内的并殖吸虫子裂蚴 10 条,体长 0.663～1.547 mm,体宽 0.204～0.323 mm,平均 0.925 mm×0.263 mm。原肠长度等于或大于体长的 1/2,平均长 0.495 mm×0.102 mm。体内具有 4～17 个尾蚴和 2～6 个胚球。检测 10 条尾蚴,平均大小 241.2 μm×82.8 μm[(219.6～280.8)μm×(68.4～90.0)μm]。口吸盘大小 52.2 μm×59.2 μm[(43.2～61.2)μm×(54.0～68.4)μm]。锥刺长 32.7 μm。腹吸盘卵圆形,大小 30.1 μm×32.8 μm[(25.2～36.0)μm×(28.8～36.0)μm]。体内有蝶形神经中心。有穿刺腺 7 对,外侧 4 对腺体较大且颗粒浓密,内侧 3 对较小且颗粒稀疏。管状食道起自口吸盘的口腔,止于腹吸盘上方中央处的咽。生殖原基呈块状,位于腹吸盘的后方。体的后部中央凹陷处有倒三角形体皮缘隆起,在进行伸缩运动时起固着作用。排泄囊呈椭圆形,囊壁由腺细胞组成,开口于体末端中央和

尾部的相接处的排泄孔。尾部椭圆形,能做微弱活动,大小 20.8 μm×22.8 μm[(18.0～25.2)μm×(18.0～28.8)μm],后缘有 2～16 条微细毛。子裂蚴和尾蚴的形态学鉴定为卫氏并殖吸虫。

(3)淡水蟹类的并殖吸虫囊蚴检测情况　漳平县城口村检查将乐华溪蟹感染率为 70.5%(134/190),每只阳性蟹有囊蚴 52.06 个(1～1118 个)。永安半村伐木场检查福建华溪蟹感染率为 46.6%(117/251)。感染强度 1～503 个,每蟹平均有 8 个囊蚴。根据 10 只华溪蟹体内肺吸虫囊蚴的定居部位分析,囊蚴主要寄居于胸肌和附肢,见表 3.3

表 3.3　漳平县城口村 10 只将乐华溪蟹体内卫氏并殖吸虫囊蚴定居部位情况

部位	重量/g	囊蚴数	每克平均囊蚴数	占比/%
胸肌	26.6	491	18.46	51.20
附肢(螯肢和步足)	25.2	437	17.34	45.57
内脏(生殖腺)	7.4	7	0.95	0.73
鳃叶	1.7	24	14.12	2.50
合计	60.9	959	15.75	100.00

漳平、永安两地溪蟹感染卫氏并殖吸虫和三平正并殖吸虫囊蚴,以卫氏并殖吸虫囊蚴数量最多,亦是当地最重要的肺吸虫病原。测量 100 个囊蚴,大小为 369 μm×380 μm[(309～400)μm×(317～409)μm]。外壁薄而透明,仅 4.5 μm,内壁厚达 18 μm。三平正并殖吸虫囊蚴在漳平县城口溪蟹中较为多见,检查 146 只蟹中有 72 只阳性(49.3%),感染强度最高的一只蟹有 14 个囊蚴,平均每蟹有囊蚴 1.4 个。本种囊蚴主要定居于蟹的围心腔中,少数见于背壳里壁上。测量 94 个囊蚴,平均大小 415 μm×410 μm,内壁厚度平均 9 μm。永安半村伐木场检蟹 22 只,仅 1 只蟹检获三平正并殖吸虫囊蚴 7 个,大小 444 μm×431 μm。本囊蚴与斯氏并殖吸虫囊蚴相似,但其蚴虫体呈卷曲状,蠕动常较斯氏并殖吸虫囊蚴活跃,囊腔留有空隙。脱囊的三平正并殖吸虫后尾蚴呈现出活跃的伸缩运动,测量 10 个活体,大小 1.281 mm×0.506 mm[(1.117～1.445)mm×(0.417～0.595)mm]。

(4)人工感染动物实验及成虫形态学观察　以各 100 个卫氏并殖吸虫囊蚴分别感染 3 只幼犬,其中 1 只幼犬在感染 62 天后,粪便中查到虫卵。感染 95～154 天后剖检了 3 只幼犬,共取得 187 条(57 条、56 条和 74 条)充分成熟的卫氏并殖吸虫成虫。以 93 个、71 个、61 个三平正并殖吸虫囊蚴,分别感染 3 只犬,其中 1 只于感染 77 天后,粪便中查得虫卵。经饲养 81～149 天后剖检 3 只犬,共取得 45 条成虫(7 条、21 条和 17 条),其中,81 天龄的 7 条成虫中有 3 条成虫的虫卵尚未成熟。此外,4 只豚鼠分别感染 30 个三平正并殖吸虫囊蚴和 5 只小白鼠分别感染 10 个囊蚴,经 65～98 天后剖检,结果均为阴性。

21 条完整的三平正并殖吸虫成虫染色标本形态特征:虫体外观呈椭圆形或叶片形,长宽平均 5.760 mm×2.184 mm,长宽比例 2.64∶1。口吸盘平均 0.611 mm×0.378 mm。腹吸盘位于体前 1/3 处的后缘,大小平均 0.530 mm×0.538 mm。卵巢中心体明显,有 5～6 叶分支,每支末端呈分瓣状,大小平均 0.528 mm×0.680 mm。受精囊呈棒状或袋状,大小 0.309 mm×0.166 mm。睾丸位于体后半的前缘,有的一侧睾丸与卵巢毗邻。睾丸中心体不明显,有 4～5 叶块状的分瓣,可伸展肠支的内外侧。左睾丸 0.798 mm×0.800 mm,右睾丸 0.792 mm×0.726 mm。虫卵平均大小 78.9 μm×45.0 μm。多数卵对称,卵壳均匀,体棘丛生。口吸盘附近体棘密而整齐,每丛多数 3～4 支,长 15.6 μm。口、腹吸盘之间体棘较长,每丛 4～6 支,长度多数为 40.8～44.5 μm。腹吸盘内侧棘细小,多数每丛 2～3 支,长 18～28.8 μm。腹吸盘中侧棘细长,每丛多数 4～5 支,长 36 μm。外侧体棘每丛 3～4 支为多见,长 21.6～28.8 μm。腹吸盘与睾丸之间的体棘细长,每丛 3～7 支,以 4～6 支为多见,长 39.6～50.4 μm。睾丸至体末部体棘逐渐细短,排列不齐,末端体棘呈细筒状,排列杂乱。

(5)关于三平正并殖吸虫对人致病性问题的探讨 从病原学认定,漳平、永安两地均为卫氏并殖吸虫病的流行病区。但从溪蟹分离的囊蚴除卫氏并殖吸虫囊蚴为主要病原外,尚有三平正并殖吸虫囊蚴。三平正并殖吸虫系陈心陶先生于 1962 年在广东蟹体发现囊蚴并感染家犬后获得成虫而命名,其能否感染人体亦未证实。本次通过上述人工动物感染实验,证明三平正并殖吸虫均可在狗体内正常发育,而且子宫中充满大量成熟的虫卵,这就说明狗可以作为其适宜终宿主。已知卫氏、斯氏并殖吸虫是人体致病的病原,它们的自然保虫宿主有虎、豹、野猫等猫科和貉、狼、狐等犬科哺乳动物,而且人工感染证明猫、狗也是它们正常的终末宿主,而小型的啮齿类动物包括大白鼠、小白鼠、豚鼠、兔类等均不能感染或发育不良。本次调查显示,漳平、永安两地三平正并殖吸虫和卫氏并殖吸虫在流行区同时存在,而且感染实验证明犬为其适宜的保虫宿主,且同样不能感染小白鼠和豚鼠。由此推论,三平正并殖吸虫可能对人体致病。

1980 年 8 月,永安县林业局和森工医院组织肺吸虫病调查专业队,在福建省寄生虫病研究所高依国等协助下,对该县安砂乡东方红、洪田乡湍石、洪田乡大坑、贡川乡贡坪、曹远乡朝阳、曹远乡向阳、西洋乡岭头、罗坊乡半村伐木场 8 个场区开展调查。除对林区人群进行肺吸虫皮内试验外,还进行了螺、蟹宿主调查。放逸短沟蜷螺卫氏并殖吸虫尾蚴感染率为 0.065%(4/6124)。共检查 638 只溪蟹,感染率为 34.48%。

3.2.5 福建省漳州 3 地肺吸虫病原学与流行病学调查

漳州地区位于福建的南部,与广东省东北部接壤。全区包括芗城、华安、南靖、平和、龙海、漳浦、云霄、东山和诏安 9 个县市。境内有九龙江及其支流分布,沿海有肥沃的平原农田,内地山高林密。地属亚热带气候,水源充沛,一年 3 熟,以“福建的粮仓”而闻名。长期以来,本区尚未进行肺吸虫的调查,有关肺吸虫病原虫种、第一中间宿主淡水螺、第二中间宿主淡水蟹以及终宿主动物等情况不明。1982—1985 年,厦门大学生物学系寄生动物研究室林宇光、杨文川、严如柳、洪凌仙、何玉成、杨长城等在龙溪地区科委和有关县科研、防疫部门的支持下,前后深入华安、南靖和云霄 3 县山区农村,开展肺吸虫病的病原学和流行病学考察。

(1)人群感染调查 人群普查以当地小学生(8～16 岁)为对象,采用抗原皮试法,阳性标准采用常规丘疹红晕测量方法。对皮试阳性者再行血检,强阳性者另行 X 线透视或痰检。3 县共皮试 337 名,皮试阳性者 53 名,平均阳性率 15.7%。其中,华安、南靖、云霄 3 地皮试阳性率分别为 8.0%(13/163)、19.7%(12/61)、24.8%(28/114)。询问皮试阳性小学生,基本都有生食或火烤半生食蟹史。皮试阳性者血检有 80% 以上嗜伊红细胞增高,其中最高者达 34%,白细胞总数最高为 1.17 万。皮试阳性者 X 线透视检查无明显的肺部病变。

(2)淡水螺类的检查及螺体内蚴虫观察 在当地儿童经常捕食蟹的小山溪及山涧,采集到淡水螺放逸短沟蜷和拟钉螺两种,其肺吸虫尾蚴自然感染率分别为 0.053%(10/18748)和 0.099%(2/2026)。其中,华安、南靖、云霄放逸短沟蜷的感染率分别为 0.088%(6/6800)、0.01%(1/

10000)和 0.15%(3/1948);华安县的拟钉螺感染率为 0.2%(2/1000)。南靖检查拟钉螺 1026个,未查及感染螺。放逸短沟蜷是当地常见淡水螺,山溪支流的石块上普遍生长,采检螺 18748个,查及并殖吸虫尾蚴感染螺 10 个,螺体内含有大量的卫氏并殖吸虫尾蚴及子雷蚴,每个子雷蚴体内均含有 40~50 条尾蚴,同时游离在肝内的尾蚴数量达数十条甚至数百条之多。另一类拟钉螺,主要生长在山区小溪的小支流和浅水沟里,沟内枯枝落叶堆积,沟旁蔓草丛生,在此枯枝落叶或小石头的上下,均可检到拟钉螺。采检 2026 个拟钉螺,有 2 个螺检出并殖吸虫尾蚴。但拟钉螺个体小,体内感染的雷蚴与尾蚴数量亦较少,一般 1 只感染的拟钉螺,体内仅发育 10 余条母、子雷蚴,每只子雷蚴体内含有 7~15 条尾蚴,游离在肝组织内的尾蚴数仅 10 多条。拟钉螺感染的雷蚴结构呈短筒形,末端如刀切平,体内肠管甚短,不及体长的 1/4,是典型的斯氏并殖吸虫子雷蚴。而短沟蜷体内的卫氏并殖吸虫子雷蚴呈长椭圆形,末端半圆形,体内肠管甚长,超过体长的 1/2 或 2/3,较易识别之。但两者的尾蚴形态却十分相似。

(3)淡水蟹类的并殖吸虫囊蚴检测情况　采用人工消化液(胃蛋白酶 5 g,浓盐酸 3 mL,加清水 1000 mL 比例配备),将捣碎蟹消化处理 12~24 h,经过筛、清洗后,取沉淀液镜检。在华安、南靖、云霄 3 地采及华溪蟹、南海溪蟹、束腰蟹和中华绒螯蟹 4 种淡水蟹。其中,华溪蟹是当地的优势种蟹,不仅数量最多,分布亦最广泛。华溪蟹均查及卫氏并殖吸虫、斯氏并殖吸虫和三平正并殖吸虫囊蚴,溪蟹肺吸虫囊蚴感染率高达 77.83%,检得的囊蚴总数为 23368 个,华溪蟹感染度高达 88.4 个/只,显示华溪蟹是当地最重要的肺吸虫第二中间宿主。另检 97 只束腰蟹,发现有 2 只阳性,检及卫氏并殖吸虫囊蚴 8 个,斯氏并殖吸虫囊蚴 1 个,该种属蟹为携带卫氏并殖肺吸虫和斯氏并殖肺吸虫囊蚴的新种(表 3.4)。共检获囊蚴 23392 个,其中卫氏并殖吸虫囊蚴 23042 个(占 98.5%),斯氏并殖吸虫囊蚴 336 个(占 1.44%),三平正并殖吸虫囊蚴 14 个(占 0.059%)。

表 3.4　华安、南靖、云霄 3 县淡水蟹类的肺吸虫囊蚴检查情况

淡水蟹种类	检验数	阳性数	阳性率/%	囊蚴总数	并殖吸虫囊蚴种类
华溪蟹	360	280	77.88	23368	卫氏、斯氏、三平正并殖吸虫
南海溪蟹	79	11	13.92	20	卫氏、斯氏、三平正并殖吸虫
束腰蟹	97	2	2.06	9	卫氏、斯氏并殖吸虫
中华绒螯蟹	77	0	0	0	—
合计	613	293	47.80	23397	卫氏、斯氏、三平正并殖吸虫

(4)终末动物宿主自然感染调查　在华安的高安乡采集 2 只野猫肺脏,其中 1 只豹猫肺内有 19 个囊肿,内检得 38 只发育饱满的成虫,其子宫内均富含虫卵,经鉴定全是卫氏并殖吸虫。另一只是小灵猫,未检及成虫。

(5)终宿主体内虫体发育的感染实验观察　囊蚴经鉴定后分别人工感染备用,实验动物为 18只狗和 2 只猫。卫氏并殖吸虫囊蚴感染 12 只动物,分别感染 100~160 个囊蚴,解剖感染 17 天的获 16 条童虫;感染 47 天、50 天、51 天的解剖 3 只,虫回收率为 33.75%~48.75%,虫子宫全无虫卵;解剖感染 55 天的获虫 66 条,仅有 8 条子宫内有少许虫卵;感染 90~163 天的获虫率达 30%~39%,子宫内富含虫卵,但 254 天后的获虫率则大大降低(18%),感染 268~356 天后获虫率仅 3%~7%。斯氏并殖吸虫的囊蚴感染 5 只动物,分别感染 100~180 个囊蚴,解剖感染 50天、53 天的 2 只获 39 条和 86 条,虫子宫内均尚无虫卵;该虫最佳的发育时间为 94~105 天,这期

间发育的成虫全部成熟且带有饱满的虫卵,获虫率亦达23%～28%。三平正肺吸虫囊蚴感染4只动物,分别感染10～93个囊蚴,成虫在狗体内的发育较慢,感染81天的7只虫中,只有2只是成熟的,有少量虫卵,但成虫在狗肺中的存活时间较长,感染175天后获虫率高达47.88%,感染234天后仍有34.4%的成虫回收率,而且发育饱满并带有丰富的虫卵。

3.2.6 福建省寿宁县肺吸虫病流行区调查

寿宁县位于福建省东北部,与浙江省泰顺县毗邻。1974—1980年,寿宁县卫生防疫站毛起荣医生陆续发现肺吸虫病临床病例51例。选择病例比较集中的托溪乡圈石村、大安乡大熟村、竹管垅乡后洋村和城关镇茗溪村开展肺吸虫流行病学调查。

(1)传播肺吸虫病宿主溪蟹的病原调查 在圈石、大熟、后洋3个村周边溪中捕捉溪蟹102只,感染肺吸虫囊蚴的有36只,感染率为35.2%,共检获1719个囊蚴,全部鉴定为卫氏并殖吸虫囊蚴,平均每只阳性蟹含囊蚴47.7个(表3.5)。

表3.5 寿宁县3地溪蟹感染卫氏并殖吸虫囊蚴情况

调查点	检查数	感染数	感染率/%	检出囊蚴数	平均囊蚴数/只蟹
圈石村	49	9	18.20	648	72.0
大熟村	41	15	36.59	241	16.06
后洋村	12	12	100.0	830	69.17
合计	102	36	35.1	1719	47.75

(2)人群肺吸虫感染调查 人群肺吸虫抗原皮试2067人,阳性者465人,阳性率22.5%;51例临床病例均在皮试阳性者之内。其中,圈石、大熟、后洋、茗溪村人群皮试阳性率分别为17.10%(92/536)、23.26%(227/976)、22.36%(44/197)、28.50%(102/358)。男性皮试阳性者269人(占57.9%),女性阳性者196人(占42.1%),男性阳性检出率高于女性。20岁及以下年龄组皮试阳性率为26.77%(321/1199);20岁以上年龄组皮试阳性率为16.40%(144/878),两年龄组皮试阳性率差异具统计学意义。皮试阳性者嗜酸性粒细胞超过正常值的占48.1%(224/465)。皮试阳性者白细胞计数超过1万者占总数的23.7%(110/465),显示肺吸虫感染与血液中嗜酸性粒细胞和白细胞值升高有密切关系。对60例皮试阳性者做X线胸透,1/3(20例)显示不同程度肺部病变,虫体浸润性阴影8例、肺纹理加深6例、肺门阴影3例、囊性阴影2例、钙化性结节阴影1例。

3.2.7 福州市闽清、闽侯两地肺吸虫病原学调查

(1)以病例线索开展调查 1979—1982年,闽清县陆续发现10例肺吸虫临床病例,年龄6～31岁,全部有生食溪蟹史和肺吸虫抗原皮内试验阳性。多数患者为近期食蟹不当而引起肺吸虫病急性发作,有咳嗽或咳血丝痰、胸痛与呼吸困难或有发热、畏冷、乏力、腹疼、腹泻等全身性不适症状,有6例在腹壁或胸、肩、腋下等部位出现皮下结节;患者白细胞计数在1.55万～3.40万,嗜酸性粒细胞分别高达37%～96%,患者白细胞及嗜酸性粒细胞(%)计数全部超过正常值。根据患者线索,我们和闽清县卫生防疫站陈启祥、唐自光等开展当地肺吸虫病病原学调查。1980

年,福建省寄生虫病防治研究所王利煌等报告门诊发现肺吸虫病例 97 例中有 13 例来自闽侯县,同样以肺吸虫病临床诊断病例为线索对该县开展调查。

(2)第一中间宿主调查及螺体内尾蚴的动物实验感染　在闽清县山区众多的溪坑中都有大量的放逸短沟蜷孳生。检查闽清县东桥乡溪支村放逸短沟蜷 645 只,卫氏并殖吸虫尾蚴感染 7 只,感染率达 1.09%。检查闽侯县鸿尾乡大坑村、竹岐乡叶洋村和青口镇东台村放逸短沟蜷 1456 只,卫氏并殖吸虫尾蚴感染 6 只,感染率 0.41%。尾蚴属微尾型,检测 30 条,大小平均为 206 $\mu m \times 86$ μm[(178~222)$\mu m \times$(66~94)μm]。口吸盘中央具一枚锥刺,腹吸盘两侧具 7 对穿刺腺,腹吸盘下方呈倒三角形凹陷,周身披单生体棘。子雷蚴类葫芦状,长圆形,检测 20 个,大小为 800 $\mu m \times 270$ μm[(463~1320)$\mu m \times$(156~346)μm],咽近圆形,肠管土黄色,居于蚴体一侧,长度约占蚴体一半或近 2/3,内含成熟尾蚴或接近成熟尾蚴 1~45 条,以 20 条上下居多。为判断真伪和探讨并殖吸虫尾蚴对终末宿主的感染性,特将尾蚴蘸粘于冷肉上喂饲家犬 1 只,54 天后在粪便中检及虫卵,于感染后第 80 天剖杀,在肺脏检及 8 只成虫与 1 只童虫,经制片观察和染色体标本鉴定为卫氏并殖吸虫。

(3)第二中间宿主调查　闽清县各调查点查见福建华溪蟹、福建南海溪蟹、福建博特溪蟹和角肢华南溪蟹 4 种淡水蟹类可作为并殖吸虫第二中间宿主。溪蟹肺吸虫囊蚴感染率为 56.49%(87/154),其中采自东桥调查点的 1 只重 33 g 的雄蟹体内检出并殖吸虫囊蚴 5145 个,平均每克组织含囊蚴 155.9 个,为文献最高纪录。在虫种中,以卫氏并殖吸虫囊蚴感染率 82.98%(78/94)居高,平均每只感染蟹有囊蚴 204.2 个,每克蟹组织含囊蚴 25.2 个;斯氏并殖吸虫囊蚴感染率 11.67%(7/60),平均每只感染蟹有囊蚴 18.7 个,每克蟹组织含囊蚴 2.3 个。新虫种闽清并殖吸虫囊蚴感染率 3.92%(2/51),平均每只感染蟹有囊蚴 18.5 个。在蟹类中,以福建华溪蟹感染率最高,达 90.90%(70/77),平均每只阳性蟹含囊蚴 278.11 个,每克蟹组织含囊蚴 26.72 个。南海溪蟹、博特溪蟹和华南溪蟹等小型蟹类的肺吸虫囊蚴感染率分别为 11.67%(7/60)、54.55%(6/11)、66.7%(4/6),它们的每只阳性蟹含囊蚴感染度亦均偏低,分别为 2.71 个、2.83 个、2.0 个。闽清县 4 地肺吸虫囊蚴感染率见表 3.6。

表 3.6　闽清县各地溪蟹并殖吸虫囊蚴检查

调查点	检查数	阳性数	阳性率/%	囊蚴总数	囊蚴数/只蟹	囊蚴数/每克蟹组织	最多囊蚴数/只蟹
梅城	64	11	17.19	355	32.27	5.87	267
金砂	23	17	73.91	1021	60.06	6.28	243
省璜	10	7	70.0	79	11.28	3.76	24
东桥	57	52	91.23	18057	347.52	25.66	5145
合计	514	87	56.49	19512	224.28	27.47	—

闽侯县采集的淡水蟹类有福建华溪蟹、博特溪蟹、华南溪蟹、南海溪蟹、中华绒螯蟹和束腰蟹 6 种属,发现感染卫氏并殖吸虫囊蚴、斯氏并殖吸虫囊蚴和三平正并殖吸虫囊蚴 3 种。溪蟹肺吸虫囊蚴感染率为 44.24%(96/217),平均每只阳性蟹含囊蚴 102.1 个,每克组织含囊蚴 9.45 个。在蟹类中,福建华溪蟹感染率 76.10%(86/113)居高,平均每只阳性蟹含囊蚴 114.60 个,每克蟹组织含囊蚴 24.47 个;博特溪蟹、华南溪蟹和南海溪蟹的肺吸虫囊蚴感染率分别为 71.43%

(5/7)、12.5%(2/16)、4.92%(3/61),每只阳性蟹含囊蚴感染度分别为 3.6 个、11.5 个、8.0 个。14 只中华绒螯蟹和 6 只束腰蟹均未查出阳性蟹。对鸿尾、竹岐两地部分溪蟹虫种检测,卫氏并殖吸虫囊蚴感染率 37.5%(12/32),平均每只感染蟹有囊蚴 32.9 个;斯氏并殖吸虫囊蚴感染率 23.26%(10/43),平均每只感染蟹有囊蚴 6.1 个;三平正并殖吸虫囊蚴感染率 13.79%(4/29),平均每只感染蟹有囊蚴 2.5 个。闽侯县 5 地溪蟹肺吸虫囊蚴感染率见表 3.7。

表 3.7　闽侯县 5 地溪蟹感染并殖吸虫囊蚴情况

调查点	检查数	阳性数	阳性率/%	囊蚴总数	囊蚴数/只蟹
鸿尾	62	36	58.06	492	13.6
竹岐	59	46	80.00	3984	86.61
大湖	12	12	100.00	5327	443.92
延坪	14	2	12.29	23	11.5
青口	70	0	0	0	—
合计	217	96	44.24	9806	102.14

(4)终末宿主动物自然感染调查　在东桥、梅城、金砂等地捕捉螺蟹的溪坑沟边采集野猫粪便 18 份,镜检有 14 份查及肺吸虫虫卵。收集疫区家犬粪便 7 份,阳性者 3 份;家猫粪便 5 份,阳性 2 份。收集竹岐乡叶洋村一溪流边野猫粪便 5 份,发现并殖吸虫卵 2 份。虫卵淡黄色,大多具卵盖,检测 30 个,大小平均为 76.3 μm×47.4 μm[(64~82.4)μm×(41~51.2)μm]。在疫区,无论是自然感染的野生动物或是家养动物中肺吸虫感染均十分普遍。

3.3　各地肺吸虫病疫源地调查分析 *

3.3.1　福建北部肺吸虫病疫源地调查分析

福建省北部山区地处闽江上游建溪、沙溪和富屯溪 3 大支流流域,境内水源丰富,植被茂密,非常适合肺吸虫病传播宿主螺、蟹和终末宿主野生动物的孳生、繁衍。先后历时 40 多年的肺吸虫病疫源地调查覆盖南平地区的所有县市和三明地区的部分县市,发现小桥拟钉螺、建瓯拟钉螺、福建拟钉螺、华安拟钉螺、建瓯拟小豆螺、唐氏拟小豆螺、放逸短沟蜷、闽北沟蜷和待定种短沟蜷共 9 种螺为肺吸虫的第一中间宿主。小桥拟钉螺、建瓯拟小豆螺、放逸短沟蜷为当地优势的螺种,感染率分别为 0.26%(262/101952)、0.82%(600/73146) 和 0.19%(48/25399)。共采检螺蛳211802 个,其中建瓯县采检的小桥拟钉螺占全区小桥拟钉螺数的 93.5%,建瓯县采检的建瓯拟小豆螺占全区建瓯拟小豆螺数的 89.3%。而建瓯与建瓯之外的放逸短沟蜷感染率分别为0.021%(2/9327) 和 0.17%(49/27411),两地放逸短沟蜷感染率差异具显著性统计学意义。肺吸虫第一中间宿主螺类调查结果显示,建瓯与周边的建阳等地肺吸虫第一中间宿主主要为小型螺类,斯氏并殖吸虫螺宿主与卫氏并殖吸虫的螺宿主个体大小及生态习性存在差异,也造成生态环境和虫种地理分布不同,造成建瓯及周边县市具有斯氏并殖吸虫为主虫种的连片分布区。建瓯及周边县市为山丘型地貌,坡度相对平缓,植被茂密,盛产杉木、毛竹,众多山坳的山垅田灌溉沟水源头往往为小型螺类栖息地,几乎所有山涧小沟都可能采及小螺,但螺的栖息环境、分布密度和斯氏并殖吸虫尾蚴感染率有明显差别。多以肺吸虫病例线索开展疫源地调查,基本都能查到螺或斯氏并殖吸虫尾蚴,螺的感染率为 0.04%～3.06%。一个村庄采检几条山沟螺,其感染率都有很大差异,通常山涧的水源源头或终年荫蔽潮湿的小沟感染率偏高。从与小螺生活同一栖息地的溪蟹囊蚴感染强度,也可推测该调查点是否容易查出斯氏并殖吸虫尾蚴。一般来说,如果阳性蟹平均感染度 5 个囊蚴以下,可能要采检数以千计螺才有可能或难以检及斯氏并殖吸虫感染螺;如果感染度在 20 个囊蚴左右,数百个螺就有可能检出阳性螺;如果感染度在 40 个囊蚴以上,检查 100 个螺就可能有数个螺检出斯氏并殖吸虫尾蚴。反之,建瓯、建阳之外的福建北部地处武夷山脉,山岭起伏,山涧溪流适应个体较大型放逸短沟蜷螺栖息,故成为以卫氏并殖吸虫病原为主的分布区。其中,李友松等(1985)在武夷山自然保护区调查的卫氏并殖吸虫第一中间宿主螺感染率1.30%(12/917),可能为闽北沼蜷新种新宿主螺。各地淡水螺类并殖吸虫尾蚴感染率见表 3.8。

---

　*　作者:福建省疾病预防控制中心程由注,建瓯市疾病预防控制中心裴振义,南平市疾病预防控制中心卓鸣莺,宁化县疾病预防控制中心陈邦征,将乐县疾病预防控制中心李江鸿,政和县疾病预防控制中心魏焕旺,建宁县疾病预防控制中心陈及清。

表 3.8　福建省北部地区淡水螺种类及感染并殖吸虫尾蚴情况

县市	螺种	虫种	感染率/%	资料来源
建瓯	放逸短沟蜷	$P.w$	0.04(1/2363)	林宇光,等.1980,《动物学报》
	小桥拟钉螺	$P.s$	0.15(29/18797)	同上
	建瓯拟小豆螺	$P.s$	0.53(215/43662)	同上
	小桥拟钉螺	—	0.0(0/298)	李友松,等.1980,《流行病学杂志》
	放逸短沟蜷	—	0.0(0/375)	同上
	放逸短沟蜷	$P.w$	0.02(1/6589)	叶晓平,等.1998,《中国人兽共患病学报》
	小桥拟钉螺	$P.s$	0.08(45/53896)	同上
	建瓯拟小豆螺	$P.s$	0.44(232/5216)	同上
	建瓯拟小豆螺	$P.s$	2.21(88/3975)	程由注.1999,《中国寄生虫学与寄生虫病杂志》
	小桥拟钉螺	$P.s$	3.06(107/3488)	同上
	建瓯拟小豆螺	$P.s$	0.55(16/2917)	程由注,等.2009,调查记录
	小桥拟钉螺	$P.s$	0.56(13/2328)	程由注,等.2009,3处调查点记录
	小桥拟钉螺	$P.s$	0.15(8/5283)	林陈鑫,等.2010,《海峡预防医学杂志》
	建瓯拟小豆螺	$P.s$	0.42(26/6227)	同上
	建瓯拟钉螺	$P.s$	0.11(1/886)	程由注,等.2010,《动物分类学报》
	建瓯拟小豆螺	$P.s$	0.42(17/4062)	程由注,等.2010,2处调查点记录
	小桥拟钉螺	$P.s$	1.04(10/965)	程由注,等.2010,调查点记录
邵武	放逸短沟蜷	$P.w$	0.72(13/1807)	林金祥,等.1979,《动物学研究》
	放逸短沟蜷	$P.w\ E.c$	0.75(14/1847)	李友松,等.1980,《流行病学杂志》
顺昌	小桥拟钉螺	$P.s$	0.27(3/1102)	林陈鑫,等.2008,《海峡预防医学杂志》
建阳	小桥拟钉螺	$P.s$	.0.20(2/994)	程由注,等.2010,调查记录
	华安拟钉螺	$P.s$	0.099(2/2016)	程由注,等.2008,调查记录
松溪	小桥拟钉螺	$P.s$	0.70(4/569)	李友松,等.2002,《热带医学杂志》
政和	放逸短沟蜷	$P.w$	0.19(3/1553)	程由注,等.1995,《实用寄生虫病杂志》
	小桥拟钉螺	$P.s$	1.02(14/1376)	林陈鑫,等.2008,《海峡预防医学杂志》
	建瓯拟小豆螺	$P.s$	0.0(0/954)	同上
	建瓯拟小豆螺	$P.s$	0.08(1/1243)	魏焕旺,等.2010,《热带医学杂志》
	小桥拟钉螺	$P.s$	1.58(24/1517)	程由注,等.2014,调查记录
	建瓯拟小豆螺	$P.s$	0.10(5/4890)	林本翔,等.2016,《中国血吸虫病防治杂志》
	放逸短沟蜷	$P.w$	0.0(0/1035)	同上
武夷山	放逸短沟蜷	$P.w$	0.17(2/1133)	邱德黎,等.1982,《福建医药杂志》
	放逸短沟蜷			
	（闽北沼蜷）	$P.w$	1.30(12/917)	李友松,等.1985,《武夷科学》
	放逸短沟蜷	$P.w$	0.11(2/1806)	程由注,等.1999,《中国寄生虫学与寄生虫病杂志》

县市	螺种	虫种	感染率/%	资料来源
光泽	放逸短沟蜷	P.w	0.0(0/5320)	李友松,等.2001,《实用寄生虫病杂志》
将乐	待定种短沟蜷	P.w	0.17(5/2935)	何玉成,等.1983,《厦门大学学报》
	待定种短沟蜷	—	0.0(0/3200)	黄锦源,等.1996,《中国人兽共患病学报》
三元	放逸短沟蜷	—	0.0(0/654)	姜闽,等.2006,《热带医学杂志》
	唐氏拟小豆螺	P.s	0.12(1/846)	同上
	福建拟钉螺	—	0.0(0/135)	同上
	唐氏拟小豆螺	P.s	0.13(1/737)	程由注,等.2007,《动物分类学报》
永安	放逸短沟蜷	P.w	0.057(3/5215)	林宇光,等.1980,《厦门大学学报》
	福建拟钉螺	P.s	0.0(0/550)	同上
	放逸短沟蜷	P.w	0.065(4/6124)	高依国,等.1980,调查记录
宁化	放逸短沟蜷	P.w	0.077(2/2587)	吴翠荣,等.2014,《预防医学论坛》

在并殖吸虫病流行病学中,溪蟹体内并殖吸虫囊蚴的感染情况为判别当地肺吸虫病流行强度的重要指标。共采检溪蟹 5699 只,发现福建华溪蟹、将乐华溪蟹、永安华溪蟹、资溪华溪蟹、角肢华南溪蟹、平肢华南溪蟹、林氏华南溪蟹、沈氏华南溪蟹、待定种华南溪蟹、福建博特溪蟹、恩氏博特溪蟹、待定种博特溪蟹、福建南海溪蟹、中华绒螯蟹、待定种束腰蟹 15 种蟹类,淡水蟹类资源丰富,其中福建华溪蟹为优势的蟹种,分布覆盖全区各县市。各地肺吸虫囊蚴感染率在 12.12%～100.0%,溪蟹肺吸虫囊蚴感染十分普遍,总感染率高达 51.11%(2913/5699)。武夷山岚谷乡岭阳村的村民因食蟹不当发生群体肺吸虫急性感染,溯源调查,采检村前小溪 102 只福建华溪蟹,全部感染肺吸虫囊蚴,平均每只蟹感染的囊蚴高达 723.9 个,最多者 1 只蟹检出囊蚴 4482 个,为文献所罕见。岭阳村村庄前这一段小溪,水流平缓,不仅螺、蟹分布密度高,而且溪蟹白天存匿石块下和夜间四出活动觅食的习性,导致其容易被家猫或野猫捕食,所以采检家猫粪便 15 份全部有肺吸虫卵。因其在捕捉溪蟹同时,可随时排泄粪便,污染溪水,水流缓慢,粪内虫卵不易被冲走,增加了螺感染机会,而螺又与溪蟹栖息于同一环境,自螺体逸出肺吸虫尾蚴接触机会多,因此,从保虫宿主排出的虫卵经毛蚴侵染螺、蟹的发育,生活史循环都在微型环境的浅水中完成,形成肺吸虫病自然疫源地。

邵武龙湖伐木场与将乐龙栖山自然保护区两地疫源地调查,代表北部高海拔林区卫氏肺吸虫病疫区类型。龙湖伐木场地处武夷山脉的崇山密林之中,人烟稀少,无人狩猎,适宜各种野生动物栖息繁殖。共收集 18 份家犬粪和 23 份野猫粪,全部检出肺吸虫卵,尤其是野猫粪虫卵密度高。由此表明,作为主要传染源的野生动物数量多,虫卵下水污染螺蛳的机会也多,因此在 1969 年建场以前,当地已是肺吸虫病的高度感染的自然疫源地。除作为主要传染源的野生动物多外,林区山涧溪流纵横交错,溪水清澈见底,极适宜螺蛳、溪蟹生长繁殖,传染源(终末宿主动物)的粪便大量污染水源,必然造成螺蛳、溪蟹肺吸虫自然感染。该林场 1969 年建场,职工除部分本地农户外,多数来自山东、上海、浙江、江西、广东以及本省沿海地区。每年夏、秋季,溪边浅水区多有蟹聚居,是捕捉蟹的最好时机,也是感染肺吸虫病的主要季节。外来输入的林场职工,尤其是家属小孩,出于好奇心,将容易猎取的溪蟹当作食物。据调查,每年夏秋季有 91.5% 的人喝生水,

51%的人有吃生蟹史,尤其是场部和工区的男性少年儿童更为普遍。有的虽是熟吃,但多为炒吃或做生蟹酱吃,外壳虽然红了,内脏、肌肉等却没有烧透,囊蚴不可能全部死亡。将乐龙栖山为林、牧综合场,现为省级自然保护区,植物和动物资源极为丰富,地处福建北部的崇山峻岭之中,场区海拔740 m,周围林竹茂密,溪涧纵横,非常适合肺吸虫各阶段动物宿主繁衍和肺吸虫病传播。卫氏并殖吸虫第一中间宿主短沟蜷螺在山涧分布广泛,本次检查卫氏并殖吸虫尾蚴/囊蚴感染率分别达0.17%和85.8%。场部居民普遍存在生食和半生食蟹习惯。因此,福建北部自然条件和人为因素共同造成肺吸虫病流行。

福建省北部淡水蟹的种类及并殖吸虫囊蚴感染率见表3.9。闽北片区并殖吸虫宿主淡水蟹类分布情况见图3.1。

表 3.9　福建省北部地区淡水蟹种类及感染并殖吸虫囊蚴情况

县市	原资料或修正后蟹种	虫种	感染率/%	资料来源
建瓯	福建华溪蟹、角肢华南溪蟹、福建博特溪蟹	P. w P. s	43.9(232/529)	林宇光,等.1980,《动物学报》
	福建华溪蟹、角肢华南溪蟹、福建博特溪蟹	P. s	31.88(44/138)	李友松,等.1980,《流行病学杂志》
	福建华溪蟹、角肢华南溪蟹、福建博特溪蟹	P. w P. s	55.0(679/1234)	叶晓平,等.1998,《中国人兽共患病学报》
	福建华溪蟹、角肢华南溪蟹	P. s	100.0(29/29)	程由注,1999.《中国寄生虫学与寄生虫病杂志》
	福建华溪蟹、角肢华南溪蟹	P. s	67.27(37/55)	程由注,等.2013,调查记录
	福建华溪蟹、角肢华南溪蟹	P. s	31.82(7/22)	程由注,等.2019,调查记录
邵武	福建华溪蟹、恩氏博特溪蟹	P. w E. c	45.78(111/241)	林金祥,等.1979,《动物学研究》
	福建华溪蟹	P. w E. c	96.7%(59/61)	刘思诚,等.1981,《科学通报》
	沈氏华南溪蟹	P. s	21.4(3/14)	程由注,等.2008,《中国人兽共患病学报》
顺昌	福建华溪蟹、将乐华溪蟹	P. w P. s	56.16(374/666)	林金祥,等.1980,《寄生虫病防治研究简报》
	将乐华溪蟹	P. s	26.1(6/23)	林陈鑫,等.2008,《海峡预防医学杂志》
建阳	福建华溪蟹	P. s	63.33(19/30)	程由注,等.2010,调查记录
松溪	福建华溪蟹、福建博特溪、福建南海溪蟹、角肢华南溪蟹	P. s P. v	56.06(37/66)	李友松,等.2002,《热带医学杂志》
	林氏华南溪蟹	P. s	18.75(3/16)	程由注,等.2008,《中国人兽共患病学报》
政和	福建华溪蟹、福建博特溪	P. w	97.7(85/87)	林英骄,等.1992,《中国人兽共患病学报》
	福建华溪蟹、福建博特溪	P. s	54.8(17/31)	林陈鑫,等.2008,《海峡预防医学杂志》
	福建华溪蟹、福建博特溪		58.97(23/39)	魏焕旺,等.2010,《热带医学杂志》
	福建华溪蟹、福建博特溪	P. w P. s	82.76(24/29)	林本翔,等.2016,《中国血吸虫病防治杂志》
延平	福建华溪蟹、福建博特溪	P. s	65.08(82/126)	蔡茂荣,等.2020,《中国寄生虫学与寄生虫病杂志》
	福建华溪蟹、唐氏华南溪蟹、铲肢华南溪蟹	P. w	12.12(8/66)	林正高,等.2003,《热带医学杂志》
武夷山	福建华溪蟹	P. w E. c P. s	100.0(102/102)	邱德黎,等.1982,《福建医药杂志》
	福建华溪蟹	P. w E. c	62.58(66/105)	李友松,等.1994,《武夷科学》
	福建华溪蟹	P. w E. c	94.63(141/149)	程由注,等.1999,《中国寄生虫学与寄生虫病杂志》

县市	原资料或修正后蟹种	虫种	感染率/%	资料来源
光泽	福建华溪蟹	$P.w\ E.c$	43.37(36/83)	李友松,等.2001,《实用寄生虫病杂志》
浦城	福建华溪蟹	$E.c$	45.00(54/120)	张芝平,等.2007,调查记录
将乐	将乐华溪蟹、福建华溪蟹、平肢华南溪蟹	$P.w\ E.c$	49.77(110/221)	何玉成,等.1983,《厦门大学学报》
	将乐华溪蟹、福建华溪蟹、平肢华南溪蟹、沈氏华南溪蟹	$P.w\ E.c$	18.64(22/118)	黄锦源,等.1996,《中国人兽共患病学报》
三元	福建华溪蟹、待定种华南溪蟹	$P.w\ E.c\ P.s$	44.28(62/140)	姜闽,等.2006,《热带医学杂志》
	待定种华南溪蟹	$P.s$	83.19(23/27)	程由注,等.2010,《动物分类学报》
永安	将乐华溪蟹、福建华溪蟹、永安华溪蟹、永安博特溪蟹	$P.w\ P.s$	46.60(117/251)	林宇光,等.1980,《厦门大学学报》
	将乐华溪蟹、福建华溪蟹、永安博特溪蟹	$P.w$	34.47(220/638)	高依国,等.1980,调查记录
	永安博特溪蟹	$P.w$	81.81(18/22)	程由注,等.1993,《动物分类学报》
宁化	福建华溪蟹、角肢华南溪蟹、平肢华南溪蟹、中华绒螯蟹、待定种博特溪蟹、待定束腰蟹	$P.w$	23.53(48/204)	吴翠荣,等.2014,《预防医学论坛》

3.3.2　福建省西南地区肺吸虫病疫源地调查分析 *

继福建北部建瓯县首先被证实为肺吸虫病疫区后,厦门大学寄生动物研究室林宇光等又发现漳平、永安两地肺吸虫病新疫区,促进了西南地区肺吸虫病调查工作展开,调查范围覆盖漳州市(除东山岛外)和龙岩辖区所有县级县市,以及泉州市的永春、安溪两县。

福建西南地区共采检淡水螺 43803 只,查见放逸短沟蜷、待定种川蜷螺(新近鉴定为漳州沼蜷新种)、海南沟蜷、建瓯拟钉螺、福建拟钉螺、华安拟钉螺、待定种龙岩拟小豆螺、待定种武平拟钉螺 8 种,其中放逸短沟蜷为当地优势螺种,占螺检总数的 83.12%,放逸短沟蜷、漳州沼蜷螺和海南沟蜷的卫氏并殖吸虫尾蚴感染率分别为 0.15%(53/36411)、0.15%(2/1293)和 0.15%(3/1948);华安拟钉螺的斯氏并殖吸虫尾蚴感染率为 0.11%(3/2685)。肺吸虫第一中间宿主调查结果表明,放逸短沟蜷种群分布广泛,决定了西南地区为以卫氏并殖吸虫为主要病原的疫区(表3.10)。

---

* 作者:福建省疾病预防控制中心程由注、江典伟、方彦炎;漳州市疾病预防控制中心陈锦钟;龙岩市疾病预防控制中心陈前进、何春荣。

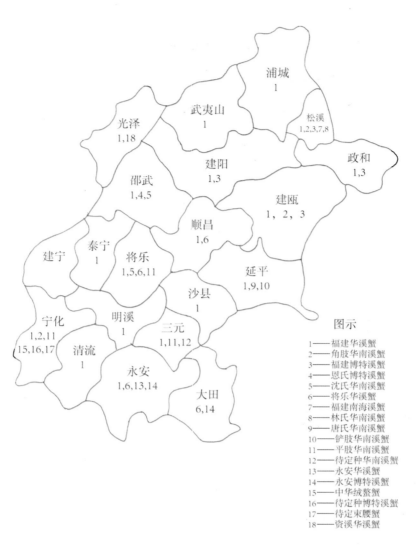

图 3.1　闽北片区并殖吸虫宿主淡水蟹类分布图

表 3.10　福建西南地区淡水螺类感染并殖吸虫尾蚴情况

县市	螺种	虫种	感染率/%	资料来源
漳平	放逸短沟蜷	$P.w$	0.41(29/7077)	林宇光,等.1980,《厦门大学学报》
	福建拟钉螺	—	0.0(0/500)	同上
龙岩	放逸短沟蜷	$P.w$	0.084(1/1186)	李立,等.1993,《中国人兽共患病学报》
	建瓯拟钉螺	$P.s$	数量少未查	李燕榕,等.2016,《中国媒介生物及控制杂志》
	待定种拟小豆螺	$P.s$	数量少未查	同上
连城	放逸短沟蜷	$P.s$	0.046(1/2167)	李立,等.1993,《中国人兽共患病学报》
长汀	放逸短沟蜷	$P.s$	0.050(1/1994)	同上
上杭	放逸短沟蜷	$P.w$	0.046(1/2153)	李立,等.1993,《中国人兽共患病学报》
武平	放逸短沟蜷	$P.w$	0.091(3/3279)	同上
	待定种拟钉螺	$P.s$	数量少未查	程由注,等.1998,调查纪录
永定	放逸短沟蜷	$P.w$	0.069(2/2915)	李立,等.1993,《中国人兽共患病学报》

县市	螺种	虫种	感染率/%	资料来源
华安	放逸短沟蜷	$P.w$	0.088(6/6800)	林宇光,等.1993,《武夷科学报》
	华安拟钉螺	$P.s$	0.20(2/1000)	同上
	华安拟钉螺	$P.s$	0.15(1/659)	程由注,等.2010,《动物分类学报》
	福建拟钉螺	—	0.0(0/466)	程由注,等.2014,调查纪录
南靖	放逸短沟蜷	$P.w$	0.01(1/10000)	林宇光,等.1993,《武夷科学》
	华安拟钉螺	—	0.0(0/1026)	同上
平和	放逸短沟蜷	$P.w$	0.27(3/1029)	程由注,等.2010,《中国寄生虫学与寄生虫病杂志》
长泰	待定种川卷螺	$P.w$	0.15(2/1293)	程由注,等.1996,调查纪录
	（漳州沼蜷）			
	福建拟钉螺	—	0.0(0/531))	程由注,等.2014,调查纪录
云霄	海南沟蜷螺	$P.w$	0.15(3/1948)	林宇光,等.1993,《武夷科学》
龙海	福建拟钉螺	—	0.0(0/1216)	程由注,等.2009,调查记录
诏安	放逸短沟蜷	$P.w$	0.26(3/1164)	程由注,等.2016,调查记录
合计	43803			

注:①放逸短沟蜷 0.15%(53/36411);②福建拟钉螺 0.05%(0/2013);③华安拟钉螺 0.11%(3/2685);④建瓯拟钉螺;⑤待定种龙岩拟小豆螺;⑥待定种武平拟钉螺;⑦漳州沼蜷 0.15%(2/1293);⑧海南沟蜷螺 0.15%(3/1948)。

共采检溪蟹 4682 只,并殖吸虫囊蚴感染率为 50.53%(2366/4682),溪蟹并殖吸虫囊蚴感染十分普遍。发现福建华溪蟹、将乐华溪蟹、永安华溪蟹、平和华溪蟹、漳州华溪蟹、安远华溪蟹、平肢华南溪蟹、权肢华南溪蟹、钝肢华南溪蟹、漳州华南溪蟹、永安博特溪蟹、南安博特溪蟹、华安南海溪蟹、福建南海溪蟹、待定种漳州南海溪蟹、中华绒螯蟹、华安束腰蟹、漳浦束腰蟹、鼻肢闽溪蟹、待定种权肢闽溪蟹 19 种蟹类。其中,中国科学院动物研究所戴爱云先生建立的闽溪属是国内外特有物种。闽西南地区溪蟹种类与闽北地区的不尽相同,而种类数量超之。在优势蟹种华溪蟹中,闽北地区只有福建华溪蟹、将乐华溪蟹和资溪华溪蟹 3 种,而西南地区有 6 种华溪蟹分布。在西南地区,将乐华溪蟹种群分布最为广泛,以九龙江主干流北溪水系为主体分布。九龙江中下游分布漳州华溪蟹、将乐华溪蟹、平和华溪蟹 3 种,而优势蟹种将乐华溪蟹随九龙江北溪水系深入闽西境内漳平、龙岩、上杭及连城曲溪等地,永安境内的九龙江北溪支流双洋溪、大田境内谢洋溪和泉州市安溪县境内感德乡、永春县一都乡等地均有将乐华溪蟹分布,而永春县邻近仙游县的湖阳乡则有福建华溪蟹。九龙江西溪水系永定县境内为平和华溪蟹。武夷山脉南端的连城、长汀有福建华溪蟹分布,而汀江水系的桃澜溪支流为安远华溪蟹,汀江水系的下坝溪支流则为平和华溪蟹(表 3.11)。

1981—1986 年,何玉成先生对泉州市辖区德化县(南埕乡的许坑村、龙边村,上涌乡的下涌村、西溪村,水口乡的白马埤村、溪兜村)、永春县(湖阳乡的湖阳村、横口乡的云贵村)、安溪县(感德乡的桃舟村)和鲤城区的罗溪乡洪山村开展肺吸虫病原学调查。德化县、永春县、安溪县 9 个调查点均发现溪蟹感染肺吸虫囊蚴,卫氏并殖吸虫囊蚴感染为 47.26%(121/256)。共检出囊蚴 3486 个,平均感染度为 29 个囊蚴/只蟹,除 2 个为三平正并殖吸虫囊蚴外,全部为卫氏并殖吸虫囊蚴。泉州市境内地势自西南山区向东部倾斜,海拔高度自近千米向晋江入海处沿海平原递降。地处戴云山脉腹地的西南山区林木繁茂,溪沟纵横,溪螺、溪蟹分布广泛,这就影响甚至决定了并殖吸虫及其各阶段宿主的分布与感染,以至于出现鲤城区一带的螺、蟹标本均未检查到感染的情况。

闽西南地区淡水蟹类分布情况见图3.2。

表 3.11　福建西、南地区淡水蟹种类及感染并殖吸虫囊蚴情况

县市	原资料或修正后蟹种	虫种	感染率/%	资料来源
长汀	福建华溪蟹	P. w	100.00(24/24)	金德祥 1939.《岭南科学杂志》
	福建华溪蟹	P. w	29.87(49/164)	李立,等.1993,《中国人兽共患病学报》
漳平	将乐华溪蟹	P. w E. c	53.6(187/332)	林宇光,等.1980,《厦门大学学报》
	将乐华溪蟹、平肢华南溪蟹	P. w E. c	85.51(534/635)	李立,等.1993,《中国人兽共患病学报》
	将乐华溪蟹、平肢华溪蟹、华安南海溪蟹	E. c	9.01(10/110)	李永煌,等.2005,《热带医学杂志》
龙岩	将乐华溪蟹	P. w	44.19(19/43)	李立,等.1993,《中国人兽共患病学报》
	将乐华溪蟹	P. w E. c	53.45(54/101)	李立,等.2002,调查记录
	将乐华溪蟹	P. s	31.43(22/70)	李燕榕,等.2016,《中国媒介生物及控制杂志》
永定	平和华溪蟹	P. w	45.31(29/64)	李立,等.1993,《中国人兽共患病学报》
连城	福建华溪蟹、钝肢华溪蟹、叉肢华溪蟹、平肢华溪蟹	P. w	58.62(17/29)	戴爱云,等.1978,《动物分类学报》
	福建华溪蟹	P. w	23.75(19/80)	李立,等.1993,《中国人兽共患病学报》
上杭	将乐华溪蟹	P. w	56.87(95/167)	李立,等.1993,《中国人兽共患病学报》
武平	平和华溪蟹、安远华溪蟹	P. w E. c P. s	55.81(72/129)	李立,等.1993,《中国人兽共患病学报》
	平和华溪蟹、武平南海溪蟹	P. w E. c	63.15(24/38)	程由注,等.2005,《厦门大学学报》
华安	将乐华溪蟹、华安束腰蟹、华安南海溪蟹	P. w E. c P. s	47.38(284/600)	林宇光,等.1993,《武夷科学》
	将乐华溪蟹、漳州华南溪蟹、华安束腰蟹、华安南海溪蟹	P. s	25.9(46/177)	林国华,等.2013,《国际寄生虫学杂志》
南靖	平和华溪蟹、将乐华溪蟹	P. w E. c	47.80(293/613)	林宇光,等.1993,《武夷科学》
	平和华溪蟹、将乐华溪蟹、	E. c	74.16(66/89)	蔡茂荣,等.2017,《中国寄生虫学与寄生虫病杂志》
云霄	漳州华溪蟹、鼻肢闽溪蟹、漳浦束腰蟹、中华绒毛蟹、待定种闽溪蟹	P. w E. c P. s	45.67(140/306)	林宇光,等.1993,《武夷科学》
	漳州华溪蟹、鼻肢闽溪蟹、待定种闽溪、	P. w P. s	6.6(15/230)	吴文勇,等.2013,《热带医学杂志》
平和	平和华溪蟹	P. w E. c	100.0(21/21)	张溪河,等.1996,《海峡预防医学杂志》
	平和华溪蟹	P. w E. c	82.6(194/235)	程由注,等.2001,《血吸虫病防治杂志》
	平和华溪蟹	P. w E. c	41.89(31/74)	郑惠能等.2003,《热带医学杂志》
	漳州华溪蟹、平和华溪蟹	E. c	44.44(28/63)	蔡茂荣,等.2018,调查记录

县市	原资料或修正后蟹种	虫种	感染率/%	资料来源
长泰	将乐华溪蟹	P.w	47.82(22/46)	程由注,等.1996,调查记录
龙海	鼻肢闽溪蟹	P.w	53.14(25/47)	戴爱云,等.1978,《动物分类学报》
	鼻肢闽溪蟹、漳州华溪蟹、漳浦束腰蟹、待定种闽溪、待定种南海溪蟹	P.w	2.78(3/108)	林国华,等.2018,《热带医学杂志》
诏安	鼻肢闽溪蟹、漳州华溪蟹	P.w	57.81(37/64)	蔡茂荣,等.2018,调查记录
永春	福建华溪蟹	P.w	75.0(3/4)	何玉成,1986,《泉州科技》
安溪	将乐华溪蟹	P.w	15.79(3/19)	同上
合计			**50.53(2366/4682)**	

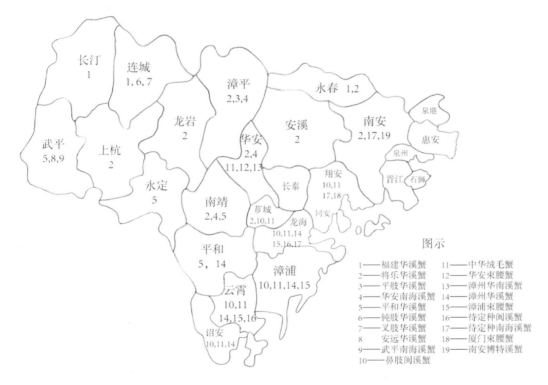

图 3.2　闽西南地区淡水蟹类分布

　　闽西南地区的水文水系及地理地貌复杂。玳瑁山、博平岭、戴云山脉间形成崇山峻岭、峡谷交错、沟壑纵横的良好生态环境,适宜水生生物——并殖吸虫第一、二中间宿主螺、蟹生息繁衍。调查中 2 只豹猫分别检出卫氏并殖吸虫成虫多达 144 条与 38 条,1 只果子狸检出卫氏并殖吸虫成虫 17 条。采检 8 只家猫的粪便,有 2 只检出肺吸虫卵。从野生动物肺脏获取的卫氏并殖吸虫成虫发育良好,子宫内充满虫卵,由此可以推测当地的野生兽类保存病原与散播传染源方面的重要作用。加上山区多饲养家犬、家猫以及居民有生食半生食习惯,构成肺吸虫病高度感染的自然疫源地与人群可能感染发病的基本条件。调查中发现疫源地呈点状分布,彼此之间并不关联,而同一调查点(村)不同水域地段采检蟹的肺吸虫囊蚴检出率悬殊颇大,这可能与保虫宿主活动于不同水体环境,与螺、蟹接触机会存在差异相关。

3.3.3 福建中、东部肺吸虫病疫源地调查分析 *

调查点覆盖闽江中下游流域,包括三明市尤溪县以东、福州市辖区周边县市和泉州的德化县,以及宁德市古田县以东坐落于鹫峰山脉、太姥山脉、洞宫山脉之间的诸县市。发现福建中、东部肺吸虫第一中间宿主有 8 种螺。共采检螺 29170 只,其中放逸短沟蜷是分布最为广泛的螺种,卫氏并殖吸虫尾蚴感染率为 0.35%(45/12737);早年唐老在福清报告湖北钉螺闽亚种福建并殖吸虫尾蚴感染率为 0.53%(57/10825);在福清另发现待定种福清短沟蜷为卫氏并殖吸虫新宿主。斯氏并殖吸虫宿主螺类有 5 种,其中待定种尤溪拟钉螺尾蚴感染率为 2.01%(27/1344),分布于永泰县的待定种永泰拟钉螺和待定种赤水拟小豆螺的斯氏并殖吸虫尾蚴感染率分别为 0.085%(2/2330)与 0.57%(4/690);在福州近郊发现新种新店拟钉螺和建瓯拟小豆螺斯氏并殖吸虫尾蚴感染率分别高达 6.57%(23/350)与 3.75%(12/320),见表 3.12。

表 3.12　福建中、东部淡水螺种类及感染并殖吸虫尾蚴情况

县市	种类	虫种	感染率/%	资料来源
福州北郊	放逸短沟蜷	$P.w$	0.17(2/1172)	林宇光,等.1979,调查记录
	新店拟钉螺	$P.s$	6.57(23/350)	李友松,等.2003,《中国人兽共患病学报》
	建瓯拟小豆螺	$P.s$	3.75(12/320)	同上
闽侯	放逸短沟蜷	$P.w$	0.41(6/1456)	李友松,等.1994,《武夷科学》
闽清	放逸短沟蜷	$P.w$	1.09(7/645)	李友松,等.1984,《武夷科学》
永泰	待定种拟钉螺	$P.s$	0.085(2/2330)	程由注,等.2010,《中国寄生虫学与寄生虫病杂志》
	待定种拟小豆螺	$P.s$	0.57(4/690)	同上
	放逸短沟蜷	$P.w$	0.11(2/1806)	林陈鑫,等.2017,《海峡预防医学杂志》
福清	湖北钉螺闽亚种	$P.f$	0.53(57/10825)	唐仲璋,1940,《中华医学杂志》
	待定种短沟蜷	$P.w$	0.0(0/574)	李友松,等.1996,《中国人兽共患病学报》
尤溪	放逸短沟蜷	$P.w$	0.0(0/1574)	林陈鑫,等.2004,《寄生虫病与感染性疾病》
	待定种拟钉螺	$P.s$	2.01(27/1344)	程由注,等.2010,《中国寄生虫学与寄生虫病杂志》
寿宁	放逸短沟蜷	$P.w$	0.53(16/2992)	程由注,等.2007,调查记录
屏南	放逸短沟蜷	$P.w$	0.047(1/2115)	李友松,等.1981,《福建省寄生虫病科学研究资料选编》
古田	放逸短沟蜷	$P.w\ P.m$	0.13(1/753)	程由注,等.1982,调查记录
	放逸短沟蜷	$P.w\ P.m$	4.91(11/224)	程由注,等.1999,《中国寄生虫学与寄生虫病杂志》
合计		29170		

---

　* 作者:福建省疾病预防控制中心程由注;漳州市疾病预防控制中心罗鋆;寿宁县疾病预防控制中心缪仕栋;福州市疾病预防控制中心刘必端;福鼎市疾病预防控制中心林时辉;霞浦县疾病预防控制中心陈技玲;尤溪县疾病预防控制中心周培聪。

共采检溪蟹3800只,肺吸虫囊蚴感染率为30.47％(1158/3800)。发现福建华溪蟹、浙江华溪蟹闽东亚种、角肢华南溪蟹、铲肢华南溪蟹、尤溪华南溪蟹、尤溪博特溪蟹、永安博特溪蟹、福建博特溪蟹、恩氏博特溪蟹、待定种福鼎博特溪蟹、福建南海溪蟹、平潭南海溪蟹、中华绒螯蟹13种蟹类为肺吸虫第一中间宿主,其中华溪蟹为肺吸虫病主要传播宿主。福建华溪蟹分布于闽江中下游流域,范围十分广泛,包括莆田境内与福清相邻的多个乡镇;莆田和仙游境内与永泰相邻的多个乡镇;德化境内与永泰相邻的多个乡镇均有福建华溪蟹分布。而地处闽中与闽南毗邻的永春县南部一都乡为将乐华溪蟹分布区,而北部湖阳乡则是福建华溪蟹分布区。除寿宁、霞浦、柘荣、福鼎、福安分布的为浙江华溪蟹闽东亚种外,闽东部的其余县亦多为福建华溪蟹分布区,见表3.13。

表 3.13　福建中、东部淡水蟹种类及感染并殖吸虫囊蚴情况

县市	原资料或修正后蟹种类	虫种	感染率/％	资料来源
福州北郊	福建华溪蟹	P.w	57.89(11/19)	林宇光,等.1979,调查记录
	福建华溪蟹、角肢华南溪蟹、铲肢华南溪蟹	P.w	25.0(2/8)	李友松,等.2000,《中国人兽共患病学报》
	福建博特溪蟹、角肢华南溪蟹、待定种南海溪蟹	P.s	61.9(78/126)	李友松,等.2003,《中国人兽共患病学报》
闽侯	福建华溪蟹、尤溪博特溪蟹、平潭南海溪蟹、铲肢华南溪蟹	P.w P.s E.c	56.07(113/203)	李友松,等.1994,《武夷科学》
闽清	福建华溪蟹、待定种博特溪、福建南海溪蟹	P.s P.w P.m	45.0(54/120)	李友松,等.1984,《武夷科学》
永泰	福建华溪蟹、待定种博特溪蟹	P.w	90.1(94/105)	李友松,等.1999,调查纪录
	福建华溪蟹、福建南海溪蟹	P.s	18.2(18/99)	程由注,等.2010,《中国寄生虫学与寄生虫病杂志》
	福建华溪蟹	P.w	100.0(58/58)	林陈鑫,等.2017,《海峡预防医学杂志》
福清	福建华溪蟹	P.w P.f	2.2(37/1373)	唐仲璋,1940,《中华医学杂志》
	福建华溪蟹、平潭南海溪蟹、铲肢华南溪蟹	P.w	71.43(20/28)	李友松,等.1996,《中国人兽共患病学报》
长乐	福建博特溪蟹、中华绒螯蟹	P.w	33.3(2/6)	李友松,等.1986,《福建卫生防疫》
罗源	福建华溪蟹、福建博特溪蟹	P.w	51.85(14/27)	李友松,等.1999,调查记录
尤溪	福建华溪蟹、永安博特溪蟹、福建南海溪蟹	P.w E.c	14.55(8/55)	林陈鑫,等.2004,《寄生虫病与感染性疾病》
	尤溪博特溪蟹、	P.s	92.1(58/63)	程由注,等.2010,《中国寄生虫学与寄生虫病杂志》
	尤溪华南溪蟹、永安博特溪蟹	P.s	38.71(12/31)	程由注,等.2010,调查记录
德化	福建华溪蟹、永安博特溪蟹、福建南海溪蟹	P.w	49.35(115/233)	何玉成,1986,《泉州科技》
寿宁	浙江华溪蟹闽东亚种、恩氏博特溪蟹、福建南海溪蟹	P.w	35.2(36/102)	毛起荣,等.1988,《中国人兽共患病学报》
	浙江华溪蟹闽东亚种、恩氏博特溪蟹	P.w	34.21(26/76)	叶于钦,等.《2005热带病与寄生虫学杂志》
	浙江华溪蟹闽东亚种、恩氏博特溪蟹	P.w	88.30(83/94)	程由注,等.2007,调查记录
周宁	福建华溪蟹	P.w	80.9(85/105)	李友松,等.1983,调查记录

续表

县市	原资料或修正后蟹种类	虫种	感染率/%	资料来源
屏南	福建华溪蟹、角肢华南溪蟹、福建博特溪蟹	P. w P. s E. c	51.35(95/185)	李友松,等.1981,《福建省寄生虫病科学研究资料选编》
柘荣	浙江华溪蟹闽东亚种	P. w E. c	13.87(53/382)	李友松,等.1999,调查记录
古田	福建华溪蟹、福建博特溪蟹	P. w P. m	91.22(52/57)	程由注,等.1999,《中国寄生虫学与寄生虫病杂志》
福安	浙江华溪蟹闽东亚种	P. w	27.90(12/43)	程由注,等.1998,《武夷科学》
霞浦	浙江华溪蟹闽东亚种、中华绒毛蟹、恩氏博特溪蟹	P. w	8.24(15/182)	李友松,等.1992,调查记录
福鼎	浙江华溪蟹闽东亚种、恩氏博特溪蟹、待定种博特溪蟹	P. w	35.0(7/20)	吴秉俊,等.1993,《中国人兽共患病学报》
合计			**30.47(1158/3800)**	

将福建省各地肺吸虫病疫源地的调查研究资料按北部、西南部及中东部 3 个片区进行整理分析,其溪蟹的肺吸虫囊蚴感染率分别为 51.11%、50.53%、30.47%,并以溪蟹体内肺吸虫囊蚴的感染率判别上述片区肺吸虫病疫区的流行强度差异。但在福建中、东部地区调查中同样发现部分县部分调查点溪蟹的肺吸虫囊蚴的感染率、感染度明显偏高,这与当地生态环境关系密切。闽清县大部分为山丘地形,山岭起伏绵延,溪沟纵横交错。闽清北部山区东桥、桔林,西部的金砂等山区更是山高林深,野兽出没,从而造成肺吸虫在兽(畜)—螺、蟹—兽间的循环感染,形成自然疫源地。采检的蟹标本检出大量的肺吸虫囊蚴,特别是一体重 33 g 的雄蟹体内检出 5145 个卫氏肺吸虫囊蚴,平均每克组织含囊蚴 155.9 个,为文献最高纪录。因此,当地曾发现仅半生食 1 只溪蟹的 5 对步足即发生症状严重的急性肺吸虫病病例(李友松,1983)。在疫区野生动物或是家养动物中均检出肺吸虫虫卵,肺吸虫保虫宿主感染十分普遍,人的感染只是由不良饮食习惯所造成的。由此表明,闽清县的地理地貌和居民生活习惯等特点使当地成为病原及中间宿主种类繁多、感染严重的肺吸虫病病区(图 3.3)。

闽侯县地处闽江下游的福州近郊,该县西北山区地形地貌仍然适于并殖吸虫在各阶段宿主中循环。无论从蟹种群的分布、感染的虫种或感染率与感染度上看,均以西北山区的乡村最为严重,西北山区的 4 个调查点蟹类平均感染率为 44.24%,其中,有 3 个调查点感染率为 56.06%~100.0%,感染度每只感染蟹有囊蚴 45.19 个和每克蟹重有囊蚴 9.45 个,以樊培方氏(1980)提出的评价疫区流行程度的标准衡量之,即感染率×每蟹平均囊蚴数×每克蟹重平均囊蚴数之百分比=囊蚴感染指数,按指数的大小分为 4 个等级。闽侯县西北山区感染指数达 190.72,故当地为超高度疫源地。但境内地势自西北向东南倾斜,由山区丘陵到沿海平原递降,海拔高度自近千米到闽江入海处,形成西北山区地广人稀、林木繁茂、溪沟纵横的复杂地貌,与东南一带人口稠密、低矮丘陵和平原自然景观形成明显对比,这就影响甚至决定了并殖吸虫及其各阶段宿主的分布与感染,以至于出现平原一带的螺、蟹标本检查全部阴性的情况,形成闽侯县山区与平原两种类型疫源地。李友松(1999)、林陈鑫(2017)报告福州南部永泰县大樟溪上游山区溪蟹感染率高达 90.1%(94/105)与 100.0%(56/56);李友松(2003)报告福州北峰岭山下与市区接壤处发生近城市低海拔的肺吸虫病等,都说明了肺吸虫病疫源地地方性的分布特点。

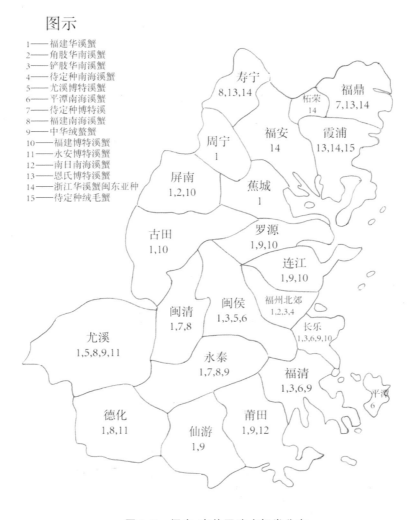

图示
1——福建华溪蟹
2——角肢华南溪蟹
3——铲肢华南溪蟹
4——待定种南海溪蟹
5——尤溪博特溪蟹
6——平潭南海溪蟹
7——待定种博特溪
8——福建南海溪蟹
9——中华绒螯蟹
10——福建博特溪蟹
11——永安博特溪蟹
12——南日南海溪蟹
13——恩氏博特溪蟹
14——浙江华溪蟹闽东亚种
15——待定种绒毛蟹

图 3.3　闽中、东片区淡水蟹类分布

　　位于福建中部山区的屏南县早在 1937 年就从痰检中发现了肺吸虫病患者。1979—1980 年，除了对屏南县 8 个乡镇开展了人群肺吸虫抗原皮试外，还调查了该县肺吸虫病传播宿主螺、蟹和保虫宿主动物，证实该县存在肺吸虫病高度感染的自然疫源地，当地溪蟹感染肺吸虫囊蚴十分普遍，感染率达 51.1%（95/185），其中，后堡村感染率达 100.0%（35/35），在仕洋村溪沟边检及 3 份野猫粪便，均查到肺吸虫虫卵。寿宁县位于福建省东部高海拔山区，与浙江省泰顺县毗邻，崇山峻岭，植被茂密，溪流水源丰富，非常适合终末宿主野生动物和传播宿主螺、蟹的栖息。20 世纪 70 年代，当地交通不便，食物较为匮乏，居民习惯捕捉溪蟹作为补充食物来源之一，在病史调查中居民普遍存在食蟹史，其中生食蟹者人群占 77.7%，半生食或熟食者 22.3%。宁德市辖区 8 个县市溪蟹均有不同程度的肺吸虫囊蚴感染，同样表现出疫源地呈现点状分布，感染率、感染度相差悬殊的地方性特征。

●**参考文献**

[1]WU K. *Paragonimus* among leopards and tigers in China[J]. Peking Nat Hist Bull,1939,13:231-245.

[2]CHIN J G. Notes on the difinitive and intermediate host of *Paragonimus* from Changting Fuken [J]. Lgnan Sci J, 1939,18(4)：525-528.

[3]陈国忠.福建之肺吸虫病[J].中华医学杂志,1941,27(9):545-552.

[4]蔡茂荣,林国华,陈锦钟,等.福建省六斗山自然保护区平和华溪蟹感染三平正并殖吸虫囊蚴情况及其形态学研究[J].中国寄生虫学与寄生虫病杂志,2017,35(5):478-481,494.

[5]蔡茂荣,林国华,陈锦钟,等.福建省漳州及相邻地区华溪蟹种类及形态学特征[J].热带医学杂志,2018,18(2):236-239,275.

[6]程由注,李莉莎,林国华,等.福建省尤溪、永泰与平和县并殖吸虫病疫源地调查[J].中国寄生虫学与寄生虫病杂志,2010, 28(6):406-410.

[7]程由注,林国华,李友松.并殖吸虫宿主淡水蟹类两新种记述(十足目:溪蟹科)[J].中国寄生虫学与寄生虫病杂志,2010, 28(4):241-245.

[8]程由注,李莉莎,林陈鑫,等.斯氏并殖吸虫第二中间宿主华南溪蟹属 *Huananpotamon* 两新种记述(十足目:溪蟹科)[J].中国人兽共患病学报,2008,24(9):885-889.

[9]程由注,林国华,李莉莎,等.福建省尤溪、永泰与平和县并殖吸虫病疫源地调查[J].中国寄生虫学与寄生虫病杂志,2010,28(6):406-410.

[10]程由注,吴小平,李莉莎.拟小豆螺属一新种记述(中腹足目:盖螺科)[J].动物分类学报,2007,32(4):896-899.

[11]程由注,吴小平,李莉莎.中国拟钉螺属两新种记述(中腹足目,盖口螺科)[J].动物分类学报,2010,35(4):871-875.

[12]程由注,许龙善,陈宝建,等.福建省人体重要寄生虫感染调查分析[J].中国寄生虫学与寄生虫病杂志,2005,23(5):283-287.

[13]程由注,张溪和.卫氏并殖吸虫二、三倍体型混合感染1例报告[J].中国寄生虫病防治杂志,1996,9(4):280.

[14]程由注.并殖吸虫中间宿主感染与其生态环境的关系[J].中国寄生虫学与寄生虫病杂志,1999,17(4):212-214.

[15]姜闽,李友松,林陈鑫,等.多宿主多虫种的并殖吸虫疫源地在福建省三元区发现[J].热带医学杂志,2006,6(2):149-152.

[16]李燕榕,何春荣,谢汉国,等.闽西斯氏并殖吸虫新疫区的调查[J].中国媒介生物学及控制杂志,2016,27(5):478-480.

[17]李永煌,林陈鑫,李友松,等.三平正并殖吸虫为主要病原的福建省漳平市肺吸虫病调查——纪念陈心陶教授百年诞辰暨三平正并殖吸虫命名40周年[J].热带医学杂志,2005,5(2):158-162,171.

[18]李友松,程由注,陈启祥.福建省闽清县肺吸虫病病原学的调查[J].武夷科学,1984,4:65-68.

[19]李友松,程由注,林陈鑫,等.感染并殖吸虫囊蚴唐氏华南溪蟹属一新种(十足目,溪蟹科)[J].中国人兽共患病学报,2008,24(2):125-127.

[20]李友松,程由注.携带并殖吸虫囊蚴华南溪蟹属一新种(十足目:溪蟹科)[J].中国人兽共患病学报,2000,16(1):48-50.

[21]李友松,程由注.肺吸虫一新种——闽清肺吸虫 *Paragonimus minqingense* 的发现[J].动物分类学报,1983,8(1):28-32.

[22]李友松,林陈鑫,周宪民,等.携带肺吸虫尾蚴的淡水螺类拟钉螺亚科一新种(前鳃亚纲;中腹足目;圆口螺科;拟钉螺亚科)[J].中国人兽共患病学报,2004,20(10):883-884.

[23]李友松,林陈鑫,周宪民,等.近城市低海拔斯氏、泡囊狸殖混合感染在福州的发现[J].中国人兽共患病学报,2003,19(5):69-72.

[24]李友松,林金祥,程由注.放逸短沟蜷体内并殖吸虫尾蚴、子雷蚴及与类似吸虫幼虫比较[J].中国人兽共患病学报,1994,10(5):15-18.

[25]李友松,林金祥,程由注,等.武夷山自然保护区肺吸虫病初步调查[J].武夷科学,1985,5:147-152.

[26]李友松,林金祥,张子伯,等.福建省两型卫氏并殖吸虫混合侵染的调查研究[J].中华传染病杂志,1987,5(4):221-224.

[27]李友松,林金祥.福建省肺吸虫病流行病学调查[J].中华预防医学杂志,1987,21(6):331-334.

[28]李友松,曾森平,张世阳,等.福建省并殖吸虫第一中间宿主种类、分布及感染率调查[J].海峡预防医学杂志,2004,10(6):1-3.

[29]李友松.福建省淡水蟹类寄生虫的调查[J].水生生物学报,1989,13(1):83-86.

[30]林本翔,魏焕旺,李友松,等.福建省政和县东部并殖吸虫病疫源地调查[J].中国血吸虫病防治杂志,2016,28(4):418-421.

[31]林陈鑫,李友松.福建省尤溪县汤川乡肺吸虫病流行情况调查[J].寄生虫病与感染性疾病,2004,2(2):83-84.

[32]林陈鑫,张世阳,江典伟,等.永泰县卫氏并殖吸虫二倍体型疫源地的发现与调查[J].海峡预防医学杂志,2017,23(5):34-36.

[33]林国华,程由注,陈韶红.斯氏并殖吸虫宿主南海溪蟹属一新种记述(十足目:溪蟹科)[J].中国寄生虫学与寄生虫病杂志,2013,31(1):39-42.

[34]林国华,黄明松,罗鋆,等.福建省龙海市并殖吸虫宿主淡水蟹类调查[J].热带医学杂志,2018,18(12):1630-1634.

[35]林国华,郑瑞丹,吴宝财,等.福建省华安县斯氏并殖吸虫病疫源地淡水蟹类调查[J].国际医学寄生虫病杂志,2013,40(5):251-256.

[36]林集焕,林陈鑫,李友松,等.三明市三元区并殖吸虫病病例及人群感染调查[J].海峡预防医学杂志,2006,12(1):33-34.

[37]林宇光,杨文川,严如柳,等.福建漳州地区肺吸虫病的病原学和流行学考察[J].武夷科学,1993,10:55-63.

[38]魏焕旺,程由注,曾永平,等.福建北部政和县斯氏并殖吸虫病新疫区调查[J].热带医学杂志,2010,10(1):83-84,89.

[39]魏焕旺,林本翔,吴世清,等.福建政和县原并殖吸虫疫区疫情变化及其原因分析[J].热带病与寄生虫学,2017,15(3):159-160,142.

[40]吴文勇,林国华,庄培勇,等.福建省云霄县淡水蟹种类及其感染并殖吸虫囊蚴的调查[J].热带医学杂志,2013,13(7):894-897.

[41]张世阳,许龙善,李友松,等.福建省淡水溪蟹种类、地理分布及其携带并殖吸虫囊蚴[J].中国人兽共患病学报,2007,23(4):340-344.

3.4 福建省肺吸虫病疫源地螺、蟹感染率下降原因分析 [*]

3.4.1 将乐等10地20年前后蟹感染率的变化及其原因探讨

20世纪70年代曾做过较多的福建省并殖吸虫病流行情况调查。随后20年里，李友松等复查当年调查地的中间宿主标本时，发现螺、蟹的感染率有明显的变化。为此，选择不同方位、不同虫种、不同类型的疫区先后调查了将乐县、永泰县、顺昌县、闽侯县、闽清县、武夷山市、建瓯市（万木林自然保护区、小桥镇里双坑、泬上村）、福清市等10地，以溪蟹体内并殖吸虫囊蚴感染变化为敏感指标，分析感染率变化的原因。

卫氏并殖吸虫分布广泛，但其感染率则下降明显。除福清、建瓯两市外，将乐县、顺昌县、永泰县、闽清县、闽侯县及武夷山市均为以卫氏并殖吸虫为主的疫区，螺、蟹的感染率分别由20年前的0.28%（23/8212）和79.72%（405/508）降至0.03%（2/5907）和47.4%（411/868），各自的检验均具显著性差异（$P<0.01$）。同历史比较，从总体趋势看，全省并殖吸虫流行趋于下降。其原因复杂，有社会因素，也有自然因素。20年间疫区中间宿主感染率发生变化的原因除宣传教育影响了人群感染外，主要为毒鱼、毒鼠、砍伐木林、垦殖、修公路、养鸭等，在不同疫区为单个或多个原因综合作用导致疫情变化。通常是以一两个原因为主兼多种原因综合作用所致。20世纪70年代，本省连续发生并殖吸虫病暴发流行和急性发病的重型病例，引起各方面的重视和广泛宣传，使疫区群众了解到本病的传染方式、流行环节，不再生吃溪蟹，使人群感染与发病普遍减少。但人群在兽主人次的本病流行中并不扮演主要角色，流行之轻重是野生动物和第一、二中间宿主螺蟹的感染情况所决定的。卫氏并殖吸虫疫区感染率下降主要与溪河毒鱼时殃及螺蟹，房屋与田野毒鼠（并殖吸虫转续宿主），以及猫、犬科动物误食毒鼠药饵或中毒的鱼、鼠致死有关。福建并殖吸虫第一中间宿主为湖北钉螺闽亚种，因防治血吸虫病灭螺而阻断了福建并殖吸虫传播。而斯氏并殖吸虫孳生地多为远离乡村的小山沟，不受或少受毒鱼、毒鼠的影响，故其感染基本没有变化，见表3.14。

表 3.14 福建省并殖吸虫疫区 20 年前后蟹感染率变化比较

虫种	县市	调查年份	蟹的感染率/%	影响因素
	将乐（前）	1978	85.44(88/103)	
	将乐（后）	1995	18.64(22/118)	毒鱼、毒鼠、砍伐木林
卫氏并殖	顺昌（前）	1962	84.00(42/50)	
吸虫	顺昌（后）	1982	53.90(332/616)	毒鱼、砍伐木林
	武夷山（前）	1978	100.0(102/102)	
	武夷山（后）	1996	74.47(35/47)	修公路、养鸭群

* 作者：南平市疾病预防控制中心卓鸣莺、张芝平；漳州市疾病预防控制中心陈锦钟；将乐县疾病预防控制中心肖远辉；福州市疾病预防控制中心刘必端；福建省疾病预防控制中心程由注。

虫种	县市	调查年份	蟹的感染率/%	影响因素
卫氏并殖吸虫	闽侯(前)	1976	77.97(46/59)	
	闽侯(后)	1994	29.17(14/48)	毒鱼、毒鼠
	永泰(前)	1979	100.0(40/40)	
	永泰(后)	1997	0	毒鱼、毒鼠、砍伐木林
	闽清(前)	1978	56.49(87/154)	
	闽清(后)	1996	20.51(8/39)	毒鱼、毒鼠
	合计	20 年前	79.72(405/508)	
		20 年后	47.35(411/868)	
斯氏并殖吸虫	建瓯万木林(前)	1973	46.88(60/128)	
	建瓯万木林(后)	1995	35.48(11/31)	垦植
	建瓯里双坑(前)	1975	42.50(68/160)	垦植
	建瓯里双(后)坑	1996	38.89(21/54)	修公路
	建瓯涂上(前)	1975	48.42(92/190)	
	建瓯涂上(后)	1997	69.57(16/23)	
	合计	20 年前	46.03(220/478)	
		20 年后	46.60(48/103)	
福建并殖吸虫	福清	1936	2.69(37/1373)	
	福清(后)	1956—1966	0	灭钉螺

3.4.2　近 10 年福建北部斯氏并殖吸虫宿主螺、蟹感染率变化原因调查分析

李友松等以并殖吸虫病流行病学中溪蟹体内并殖吸虫囊蚴的感染率的变化为敏感指标,对前后 20 年的调查进行比较,发现溪蟹体内并殖吸虫囊蚴的感染率明显下降,认为原因可能为人为毒鱼殃及螺,即溪鱼与卫氏并殖吸虫宿主螺及蟹生活在同一环境,用药物获取溪鱼的同时,螺、蟹也中毒死亡,而死亡溪鱼又被野猫等终末宿主吞食而中毒死亡。魏焕旺等对福建政和县原并殖吸虫流行区疫情变化原因进行分析,认为是当地农户发展养殖鸭群,使溪坑中螺、蟹减少所致。近 10 年来,福建北部一些疫源地溪蟹体内斯氏并殖吸虫囊蚴的感染率也出现明显变化,发现其原因与毒鱼殃及螺、蟹致死,以及养殖等上述人为因素不尽相同。2009—2019 年考察福建北部11 处斯氏并殖吸虫疫源地中间宿主螺、蟹种群及其孳生地,比较生态环境改变前后感染率变化的纵向考察,并进行调查分析,以期对近 10 年并殖吸虫病流行病学出现的新问题有所阐明。

11 处调查点螺体均查出斯氏并殖吸虫尾蚴。其中,唐氏拟小豆螺、建瓯拟小豆螺和小桥拟钉螺感染率分别为 0.22%(4/1851)、0.38%(36/9420)、1.10%(102/9247);溪蟹的斯氏并殖吸虫囊蚴感染率为 38.99%~96.77%,平均感染率为 80.21%(231/288),感染度为 19.8 个囊蚴/蟹(表 3.15)。但孳生地环境改变后螺、蟹感染率发生变化,主要有山洪、垦殖、干旱和人为破坏等因素。在灾后 11 处 19 次调查中,以螺宿主种群数量变化为著,有 5 次调查结果显示孳生地的螺与蟹

均绝迹；其余14次调查共采检溪蟹252只，斯氏并殖吸虫囊蚴的感染蟹有91只，感染率36.11%；每只感染蟹囊蚴感染度为4.9个，其感染度与前期比较，减少了约75%（表3.16）。在对5处山洪暴发调查点灾后进行的7次螺、蟹复查中均不见螺蛳，其中3处溪蟹绝迹，另外4处分别采检溪蟹9只、13只、14只、17只，斯氏并殖吸虫囊蚴全部阴性，因此，以山洪暴发对孳生地环境破坏最为严重。

表3.15 福建北部斯氏并殖吸虫宿主螺、蟹孳生地生境改变前感染情况

调查点	调查年份	孳生地环境	螺种	螺的检查 感染率〔%（阳性数/检查数）〕	蟹的检查 感染率〔%（阳性数/检查数）〕〔感染度（囊蚴数/只蟹）〕	
建瓯市小桥镇漈上村1号沟	2009	山垅田灌溉沟源头有一小块平缓湿地（约9 m²），湿地丛生灌树及毛草而荫蔽	建瓯拟小豆螺 小桥拟钉螺	0.55(16/2917) 1.84(34/1844)	96.77(30/31)	106.5
建瓯市小桥镇漈上村2号沟	2009	山溪半山腰再分支浅水小沟，沟内重叠大小石块	小桥拟钉螺	0.72(11/1528)	72.22(13/18)	17.4
建瓯市小桥镇漈上村3号沟	2010	梯田小山沟源头渗水型小沟，布满砂石及枯枝叶片	建瓯拟小豆螺	0.34(7/2015)	82.086(29/35)	4.7
建瓯市小桥镇漈上村4号沟	2010	半山腰梯田灌溉沟源头渗水湿地（约10 m²）	建瓯拟小豆螺 小桥拟钉螺	0.49(10/2047) 1.04(10/965)	92.0(23/25)	12.4
建瓯市东峰镇桂林村	2009	半山腰一片水田边缘浅水小沟	小桥拟钉螺	0.16(1/619)	38.89(7/18)	4.0
建瓯市城郊七里街村	2010	山溪沟，水源通过省道公路涵洞入建溪，近山脚为一段较为平缓坑沟，沟床布满砂土、石块，周围灌木、毛草丛生而荫蔽	小桥拟钉螺	0.27(2/744)	70.97(22/31)	14.3
三明市三元区居阳村	2010	毛竹林深处小山沟源头渗水小坑沟，沟床布满砂土、石块及腐烂竹枝叶	唐氏拟小豆螺	0.22(4/1851)	83.19(23/27)	4.2
政和县岭腰乡前溪村	2016	灌木林深处小山沟源头渗水型斜坡沟，沟床布满砂石及枯枝叶片	建瓯拟小豆螺	0.13(3/2441)	82.76(24/29)	3.9
政和县东平镇西表村1号沟	2010	半山腰一处山溪分支沟，沟水从沟旁渗入一块平缓湿地（约8 m²），周边灌木、毛草、荆刺丛生而荫蔽	小桥拟钉螺	1.73(18/1036)	90.47(19/21)	26.3
政和县东平镇西表村2号沟	2014	2号沟为上述1号沟水源头，渗水小沟，周边为茂密毛竹林	小桥拟钉螺	1.58(24/1517)	95.65(22/23)	0.7
建阳市崇雒乡上洋村	2010	山坳水田灌溉沟源头小坑沟，沟旁灌木、毛草丛生而荫蔽	小桥拟钉螺	0.20(2/994)	63.33(19/30)	13.8

表 3.16　福建北部斯氏并殖吸虫宿主螺、蟹孳生地生境改变后感染率(阳性数/检查数)

调查点	调查年份	孳生地环境变化	影响因素	生境改变后螺、蟹的检查	
				螺	蟹
建瓯市潒上村 1 号沟	2013	原水田旱化改为柑橘园,水源小沟布满砂石,杂草丛生	人为垦植	仅查及少量螺蛳	感染率 22.22%(6/19)
同上(再复查)	2019	同上		螺蛳数量略有增多	感染率 22.22%(14/22)
建瓯市潒上村 2 号沟	2013	孳生地被上游冲下泥沙完全填埋,不再有沟环境	山洪暴发	未查及螺	未查及蟹
建瓯市潒上村 3 号沟	2013	农田平整,扩大种植毛竹林,渗水型湿地变为线条型小沟	人为垦植	仅查及少量螺蛳	感染率 45.45%(10/22)
同上(再复查)	2019	小沟砂石,毛草丛生,周边毛竹林茂密		仅查及少量螺蛳	感染率 79.31%(23/29)
建瓯市潒上村 4 沟	2013	梯田地整改,种植大片竹林,源头小沟毛草丛生而荫蔽	人为垦植	仅查及少量螺蛳	感染率 62.50%(15/24)
同上(再复查)	2019	小沟毛草丛生而荫蔽,周边大片竹林		螺蛳数量明显增多	感染率 80.65%(25/31)
建瓯市七里街村	2017	泥沙、毛草及灌木冲走,沟床为石块、石壁赤裸	山洪暴发	未查及螺 0(0/13)	
建瓯市桂林村	2013	沟水干涸	干旱	未查及螺	未查及蟹
同上(复查)	2018	浅水沟床砂石、毛草		仅查及少量螺蛳	感染率 22.22%(2/9)
三元区居阳村	2013	砍伐疏枝,毛竹枝条厚厚堆满小沟	人为破坏	未查及螺	采获 8 只溪蟹,未检及囊蚴
同上(再复查)	2017	仍见少部分毛竹枝条分化枯枝堆积小沟		未查到螺	21 只蟹,均无检及囊蚴
政和县前溪村	2019	石壁赤裸,原沟床砂石、毛草及小灌木全无存	山洪暴发	未查及螺	未查及蟹
政和西表村 1 号沟	2014	原孳生地被冲垮后与原水沟变为大水沟	山洪暴发	未查及螺	8 只蟹,均无检及囊蚴
同上(复查)	2019	同上		未查及螺	17 只蟹,均无检及囊蚴
政和西表村 2 号沟	2019	扩建运输毛竹山路,部分孳生地被填埋	人为破坏	仅查及少量螺蛳	感染率 28.57%(4/14)
建阳市上洋村	2013	一段螺密度较高孳生地被上游冲下泥沙填埋	山洪暴发	未检及螺	9 只蟹,均无检及囊蚴
同上(复查)	2019	溪沟重新长满杂草和小灌木林		未检及螺	14 只蟹,均无检及囊蚴

　　在 5 处山洪暴发调查点灾后进行 7 次复查均不见螺蛳,因没有了第一中间宿主螺的传播,所以所查的溪蟹斯氏并殖吸虫囊蚴全部阴性,同时说明螺蛳的生活环境非常脆弱。在自然因素中除山洪暴发外,还有建瓯的桂林村干旱,但几年后复查,生态环境逐步恢复,螺、蟹又出现感染现象。另外,调查点孳生地环境改变为垦植等人为因素,虽然生态环境受到不同程度的破坏,但只是螺、蟹数量减少,感染率降低。三明市居阳村因砍伐毛竹,丢弃的竹尾、竹枝,厚实堆放在小沟内,螺蛳不见阳光,密不透气,经几年分化,虽还能查到少量溪蟹,但已查不到小螺,说明螺蛳全部死亡,从而阻断了溪蟹的感染。2014 年,在发现政和西表村 1 号沟因暴雨冲刷而孳生地不存在后,只好扩大调查范围,向小坑沟上游查找源头,又找到适合小型螺类孳生的渗水小沟,螺、蟹的

斯氏并殖吸虫尾蚴和囊蚴均显示高度感染。而2019年再次采样复查,因扩建运输毛竹的山路,部分孳生地被填埋,造成螺、蟹感染率下降。随着我国城镇化建设快速进展,山区人口大批迁移,如建瓯漈上村,近几年村人口减少大半,田地撂荒。该村原3处调查点,原来种植水稻的梯田灌溉水源头小沟都是非常适宜的孳生地,小螺分布密度高,且蟹的斯氏并殖吸虫囊蚴感染率高。水田经重新整合、垦植,种上农活较少的毛竹、果树后,原孳生地虽受到一定程度的破坏,但其不像山洪暴发那样遭受毁灭性破坏,随着漈上村近几年生态环境明显恢复,出现螺、蟹感染率逐步上升情况。

综上所述,山洪等自然因素和垦植等人为因素可造成斯氏并殖吸虫螺、蟹宿主孳生地微型环境改变,这是导致感染率下降的原因。这与以往报道毒鱼、毒鼠等人为因素致使卫氏并殖吸虫宿主螺、蟹感染率下降不同。但是,与卫氏并殖吸虫同类环境的三平正并殖吸虫疫源地溪蟹感染率仍居高不下,其原因值得进一步探讨。

● 参考文献

[1]蔡茂荣,罗鋆,艾琳,等.福建北部地区斯氏并殖吸虫疫源地宿主感染情况分析[J].中国寄生虫学与寄生虫病杂志,2020,38(1):102-104.

[2]李友松,林金祥,程由注,等.福建省并殖吸虫病疫区感染率的变化及其原因探讨[J].中国寄生虫病防治杂志,1999,12(4):275-277.

3.5 福建省并殖吸虫终末宿主与转续宿主调查分析 *

并殖吸虫病是兽主人次的自然疫源性疾病。其终末宿主以食肉目的猫科、犬科类动物为主（图 3.4），次为家养的猫、犬，人是偶然介入。经过调查，本省并殖吸虫病的终末宿主有 18 种，因虫种而异，有的可发育为成虫（如猫犬为卫氏并殖吸虫、斯氏并殖吸虫、三平正并殖吸虫、闽清并殖吸虫的适宜宿主；鼠及兔为福建并殖吸虫的适宜宿主）。这些虫种中有的可成为对人感染的传染源，称之为保虫宿主或储存宿主（reservoir host）；有的实验动物如小鼠，肺脏虽小，难以承受个体硕大成虫寄生，但卫氏并殖吸虫等感染后其幼虫可在肌肉等处长期存活，发育缓慢，排泄囊中充满黑色颗粒，长期处于滞育状态，一旦被灵猫科、猫科和犬科动物捕食，寄生在肌肉中的幼虫仍可继续在肺脏中发育为成虫，故将这一类动物称为转续宿主（类似的动物有野猪，在日本有人因生吃野猪肉而出现肺吸虫感染）。由于幼虫不侵入肺脏，对宿主危害轻微，小鼠常作为保种保虫的实验动物。且大鼠作为介于猫犬及小鼠的实验动物，可感染 4～10 个并殖吸虫囊蚴，因其饲养方便，故常作为小型实验的首选动物。纵向看，20 世纪 30 年代的野外调查发现多种野生动物感染，而愈到后面，则愈少，说明因人为的开发，野生动物种类与数量比以往明显减少。迄今为止，全省已发现的并殖吸虫虫种有卫氏并殖吸虫、斯氏并殖吸虫、福建并殖吸虫、三平正并殖吸虫、闽清并殖吸虫和沈氏并殖吸虫 6 种，它们的动物宿主及在已调查的县市中分布情况见表3.17。

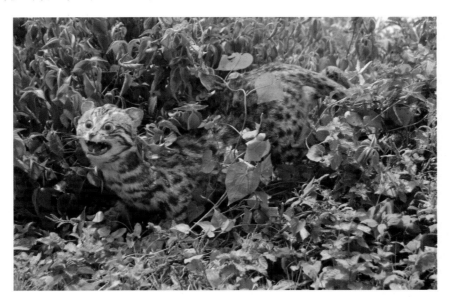

图 3.4 福建省并殖吸虫重要终末宿主之一——豹猫

* 作者：龙海市疾病预防控制中心黄明松；漳州市疾病预防控制中心罗鋆；福建省疾病预防控制中心李友松、方彦炎、程由注。

表 3.17　福建省并殖吸虫终末宿主动物种类

方位	县市	虫种	自然感染终末宿主	转续宿主	实验动物
闽北	建瓯	卫氏并殖吸虫	犬、猫、豹猫	小鼠	猫、犬
		斯氏并殖吸虫	小灵猫		
	邵武	卫氏并殖吸虫	犬、猫、豹猫	大鼠、小鼠	猫、犬
		三平正并殖吸虫	犬、猫		
	顺昌	卫氏并殖吸虫	犬、猫		猫、犬
		斯氏并殖吸虫	犬、猫		
	松溪	卫氏并殖吸虫	犬、猫		猫、犬
	延平	卫氏并殖吸虫	犬、猫		猫、犬
	武夷山	卫氏并殖吸虫	犬、猫		
		三平正并殖吸虫	犬、猫		
	将乐	卫氏并殖吸虫	犬		犬
闽中	福州	卫氏并殖吸虫	犬、猫		
	闽侯	卫氏并殖吸虫	犬、猫	小鼠	猫、犬
	闽清	卫氏并殖吸虫	犬、猫	小鼠	猫、犬
			豹猫	大鼠	
	永泰	卫氏并殖吸虫	大灵猫、犬、猫		猫
	福清	卫氏并殖吸虫	虎、豹、针毛鼠		
		福建并殖吸虫	大灵猫、笔猫	小鼠	兔、大鼠
			食蟹猴、褐家鼠		
闽西	长汀	卫氏并殖吸虫	豹、犬、野猪、家猪、犬、狐		
	漳平	卫氏并殖吸虫	猫、犬		猫、犬
	龙岩	卫氏并殖吸虫	犬		猫、犬
闽东	寿宁	卫氏并殖吸虫	野猫、犬		猫、犬
	周宁	卫氏并殖吸虫	野猫		猫
	屏南	卫氏并殖吸虫	野猫		猫
	柘荣	卫氏并殖吸虫	野猫		猫
	霞浦	卫氏并殖吸虫	野猫		猫、犬
闽南	华安	卫氏并殖吸虫	豹猫		猫、犬
		斯氏并殖吸虫	小灵猫		
	南靖	卫氏并殖吸虫	犬		猫、犬
		三平正并殖吸虫			猫、犬
	云霄	卫氏并殖吸虫	犬、猫		

● 参考文献

[1]何玉成,林宇光,洪凌仙,等.福建将乐县肺吸虫病流行病学的调查研究[J].厦门大学学报自然科学版,1983,22(1):102-109.

[2]李友松,张世阳,许龙善,等.福建省并殖吸虫终末宿主及其地理分布的调查研究[J].上海实验动物科学,2004,24(3):153-156.

[3]李友松,程由注,陈启祥,等.福建省闽清县肺吸虫病病原学的调查[J].武夷科学,1984,4:65-70.

[4]李友松,林金祥,程由注,等.武夷山自然保护区肺吸虫病初步调查[J].武夷科学,1985,5:147-152.

[5]李友松,林金祥.福建省肺吸虫病流行病学调查[J].中华预防医学杂志,1987,21(6):331-334.

[6]林金祥,李友松,吴樟榆,等.龙湖伐木场肺吸虫病流行病学调查报告[J].动物学杂志,1979,3:18-21.

[7]林宇光,何玉成,杨文川,等.福建省漳平和永安二县肺吸虫病新的流行病区研究[J].厦门大学学报(自然科学版),1980,19(2):96-104.

[8]林宇光,康杰,吕建华,等.福建建瓯县肺吸虫病流行区的发现和病原学的研究[J].动物学报,1980,26(1):52-60.

第4章 福建省并殖吸虫第一中间宿主螺类调查 *

4.1 福建省并殖吸虫第一中间宿主螺种的发现

20 世纪 70 年代，我国湖南、湖北、福建等地发现大批肺吸虫病病例，引发肺吸虫病防治研究工作深入开展，并引起对肺吸虫病流行区淡水螺类，特别是一些微小螺类的注意。1975 年，厦门大学人畜寄生虫学研究室林宇光先生率教研室陈清泉、严如柳、何玉成、林秀敏等诸位老师，深入建瓯县肺吸虫病例较为集中的东峰、小桥、吉阳、水北 4 个乡，各地现场调查均收获溪蟹感染斯氏并殖吸虫囊蚴资料，但调查其螺类宿主无果而仍未知。为此，1976 年唐老亲临建瓯肺吸虫调研培训班授课，讲授肺吸虫生活史、各阶段宿主体内发育情况，强调螺体内尾蚴的形态特征，以及提示关注第一中间宿主小型螺等要点。培训班学生和省寄生虫病防治研究所人员深入上述 4 个乡，收获两种小螺，并送至中国科学院动物研究所刘月英先生处进行鉴定，一种为拟小豆螺新属（*Pseudobythinella*），1979 年刘月英等报道建瓯拟小豆螺（*P. jianouensis*）新种；但另一种小型螺只在 1980 年林宇光等发表的文章中记录为拟钉螺一新种（*Tricula* sp），而不知为何刘月英先生当时未做拟钉螺新种报告。

1978 年 8 月，湖北医学院寄生虫学教研室康在彬先生前往福建省建瓯县小桥乡现场，采获一批拟钉螺标本。1980 年，林宇光先生等在福建漳平调查，也采获一批拟钉螺标本，并送至中国科学院动物研究所刘月英先生处鉴定；1983 年，刘月英等报告了福建拟钉螺（*Tricula fujianensis* sp.）新种，指出该螺种也分布于建瓯等地；随即，康在彬以建瓯县的发现地“小桥”将其命名为小桥拟钉螺（*T. xiaoqiaoensis* sp.）新种。小桥拟钉螺贝壳形态与福建拟钉螺具明显差别。后来在建瓯及闽北部地区调查，均未曾查见福建拟钉螺分布。无独有偶，2006 年 11 月，我们在康在彬先生采样的建瓯小桥采集小桥拟钉螺时意外采获一批拟钉螺螺种，经贝壳及其齿舌、雄性生殖器等形态比较观察，认定其为尚未描述过的种类。1993 年，林宇光先生等根据病例线索调查华安县高安乡邦都村，报告该村为斯氏肺吸虫病疫源地，并有拟钉螺记录。2007 年 3 月，我们追踪 14 年前的线索，在原村医协助下，又采获一批拟钉螺进行分类鉴定，将建瓯和华安两地拟钉螺新种合

* 作者：福建省疾病预防控制中心程由注；漳州市疾病预防控制中心蔡茂荣、罗鋆；厦门大学生命科学学院卢明科；云霄县疾病预防控制中心吴文勇；诏安县疾病预防控制中心张远天；华安县疾病预防控制中心吴宝财。

并报道,在《动物分类学报》上发表《中国拟钉螺属两新种记述》。

2004 年 12 月,我们根据斯氏肺吸虫病例线索,在福建三明市郊外山区进行调查,采获一批微小的螺类标本,经鉴定为拟小豆螺属一新种。时值厦门大学隆重召开纪念杰出寄生虫学家唐仲璋院士 100 周年诞辰大会,特将之命名为唐氏拟小豆螺新种(*Pseudobythinella tangi* sp. nov)。

1985 年,我们调查武夷山风景区肺吸虫病自然疫源地时,发现一种螺体型短而胖,区别于较长型的放逸短沟蜷的螺类。1996 年,华东地区肺吸虫研究协作会议在武夷山市召开,会议期间代表考察了肺吸虫病自然疫源地,我们提示溪流石块上附着的螺蛳可能是一新种,得到多数与会者的认可,但难以下结论。20 年后,2016 年全国贝类学会议征稿,特将这种螺标本寄给刘月英教授鉴定,蒙复函告知:这类螺她曾在贵州省发现过两个新种,属沼蜷属。该螺分布于武夷山和建瓯的东峰等地,命名为闽北沼蜷新种(*Paludomus minbeiensis* sp. nov)。无独有偶,2016 年又在漳州郊区长泰县山涧小溪中发现沼蜷属一新种(*Paludomus* sp. nov),其贝壳面具有 6 条暗褐色色带,以及齿舌形态特征等,不同于已知种。

1985 年,林宇光等在云霄县下河乡金坑村调查卫氏肺吸虫疫源地资料,显示放逸短沟蜷并殖吸虫尾蚴感染率为 0.15%(3/1948)。2016 年,我们在该村老村医引领下再度前往采集川卷螺,发现溪中孳生的螺外形与放逸短沟蜷相近,但个体较大,有的长度可达 40~50 mm,经形态学与 DNA 检测鉴定为海南沟蜷(*Sulcospira hainansis* Brot)。该螺作为卫氏肺吸虫新宿主,在福建省发现为新纪录。

4.2　螺的形态、鉴定与识别

肺吸虫生活史中有毛蚴、胞蚴、母雷蚴、子雷蚴和尾蚴诸阶段,而且必须在其特定的淡水螺体内发育增殖。不同种的肺吸虫对其螺类宿主各有特定的螺种,原因是在寄生虫与寄主的长期进化演化过程中,产生不同种类肺吸虫虫种病原依赖其特定的螺种作为寄主才能繁衍后代,形成肺吸虫与螺相互适应的关系,形成所谓的其对第一中间宿主选择严格的生物学特性。因其栖息地所处地貌、海拔高度、气候、植被、水文等自然环境因素存在差异,故有着不同的螺种地理区系分布特征。

螺的外部形态及大小因螺种不同,差异很大(图4.1)。但其共同的基本形态结构为:有一个完整的贝壳,分螺壳与软体两大部分;螺壳内软体组织的头部发达,有口、眼,一对或两对触角;足亦发达,位于身体的腹面;雌雄同体或异体;螺壳由几丁质和石灰质构成,外形呈大小不一的长圆锥形、圆锥形或圆柱形。螺壳的顶端为壳顶,由此至基部具有多个螺层,称螺旋部,每一螺层表示贝壳旋转一周,其最后膨大的一层称为体螺层。各个螺层交界处形成的螺旋形线为缝纹,称为缝合线。螺层在螺旋时围绕在一个中心轴上,其基部有1个小窝,称为脐孔。体螺层上部邻近螺层者称为倒数第二层。体螺层底端为开放的螺口,即螺体动物外伸出口。靠近轴一侧壳口为内唇或内缘,壳口的右外侧为外缘或称外唇,壳口末部为下缘或称基唇(图4.2)。足后端有一角质薄片,将壳口盖住,称为厣,厣的张合起着保护螺壳内软体组织动物器官的作用。

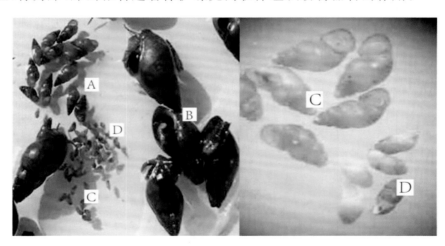

A—光壳钉螺(福建并殖吸虫);B—放逸短沟蜷(卫氏并殖吸虫);C—拟钉螺;D—拟小豆螺(斯氏并殖吸虫)。

图4.1　福建省肺吸虫第一中间宿主螺类的大小相差悬殊

螺的鉴别要点为贝壳、壳口、体螺层、齿舌、雄性器官等形态特征。一般来说,贝壳的大小及形态特征主要为属间或科间种类的辨别,壳口形态差异多作为种间种类鉴定。

4.2.1　贝壳大小与形态

在福建云霄县发现的卫氏并殖吸虫第一中间宿主海南沟蜷贝壳高度可达40~50 mm;而分布广泛、常见的卫氏并殖吸虫第一中间宿主放逸短沟蜷高度多在20 mm左右。斯氏并殖吸虫中间宿主有拟钉螺属和拟小豆螺属两类微小型螺,前者高度在3~4 mm,后者不足3 mm。贝壳壳面花纹随种类不同而不同,有的种类壳面具有各种花纹,如生长纹、螺旋、螺棱、纵肋、龙骨、瘤刺、

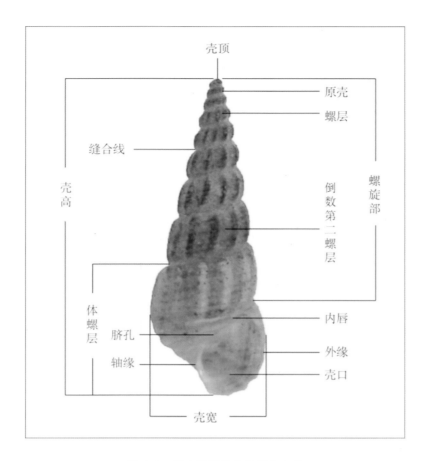

图 4.2   淡水螺类贝壳各部位名称

色带、皱襞;有的贝壳面光滑,仅有细生长线。有的种类壳质较脆薄,多数种类壳质厚而坚固。

4.2.2   壳口形态与检测

在壳口内,其内唇、外唇和轴唇上有多种多样的齿状或皱襞,有的种类呈垂直形,有的为弧形或扭转。有的种类内唇不明显而紧贴在体螺层,有的内唇显著增厚,并与体螺层以小沟相隔。壳口上部至壳口基部距离为螺口高,螺口两侧最宽的距离为壳宽。对于螺口的长度与宽度,一般检测 20 个螺并计数平均值。

4.2.3   螺层检测

体螺层与螺旋部的大小、宽窄比例不同,而形成螺属间、种间的各种形态,有近球形、卵圆形、塔形等差异。螺层数目也因螺种不同而异。螺层的计数方法,可将螺口朝下,数清缝合线数目,加上"1",就是该螺的螺层数。测量螺体螺层宽度与螺旋部高度之比。

4.2.4   螺齿舌提取与形态观察

清除活体螺壳,在双目解剖镜下用解剖针挑破头部皮层,寻找齿舌带,摄取齿片,复以盖玻片,沾水浸湿齿舌,在显微镜下观察中央齿、侧齿、内缘齿和外缘齿形态,以及各支齿数目。可用 5%NaOH 或 KOH 消化法消化,将齿舌带从头部组织中分离出来,在消化液中寻找齿舌带,经清水反复冲洗洁净后取齿片镜检(图 4.3)。

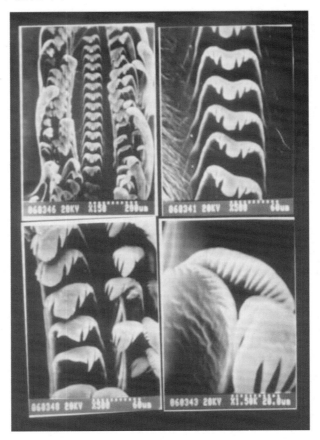

图 4.3 电镜下观察螺的齿舌全貌

齿舌每一横列有 7 枚齿,其中中央齿 1 枚,镶嵌在齿舌带中部凹槽内,左右各有侧齿 1 枚、内缘齿 1 枚、外缘齿 1 枚。例如,齿式:3—1—3·3—1—3·5·15,表示中央齿上缘尖齿 7 个;侧齿上缘尖齿 7 个;内缘齿上缘尖齿 5 个,其中一尖齿明显大;外缘齿上缘尖齿 15 个。

4.2.5 雄性生殖器解剖与形态观察

小型螺用玻片轻压破壳,保持螺体完整,再移至盛有清水的玻皿内 10～20 min,使螺体恢复松弛状态,置双目解剖镜下用细尖解剖针挑开外套膜前缘,寻找阴茎,在解剖镜下辨别雌雄,观察阴茎位置及形状(图 4.4)。

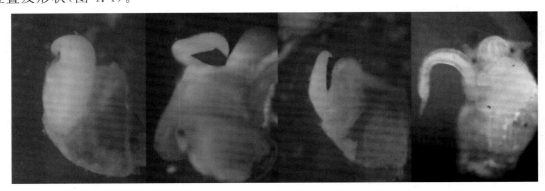

图 4.4 几种拟钉螺雄性生殖器形态

4.3　螺的种类与生态习性决定了福建省肺吸虫病疫源地虫种(病种)分布

　　卫氏并殖吸虫和斯氏并殖吸虫是我国主要的并殖吸虫病原,两者第一中间宿主螺类及其感染率与生态环境关系密切。福建省多山,东部、西部、南部地区山峦起伏、溪流纵横,适合卫氏并殖吸虫第一中间宿主放逸短沟蜷孳生。卫氏并殖吸虫宿主螺放逸短沟蜷通常的附着物为石壁,该螺个体较大,平时有肥大斧足吸附在石块壁上起固定作用,既防备被水流和雨水冲掉,又可支撑躯体爬行运动,因此其生活环境为水量较大或水流较急的溪流,这种环境也是溪鱼生活的场所。而斯氏并殖吸虫宿主螺拟钉螺与拟小豆螺个体甚小,爬行缓慢,它们则以枯枝腐叶为适宜附着物,无法在放逸短沟蜷水流冲刷的孳生环境中生存。两者对水环境及附着物选择性等生态习性的不同,也造成生态环境差异和虫种地理分布不同。地理地貌决定了螺类宿主孳生地,螺孳生地又决定了螺种分布,而螺种又决定了肺吸虫种类及其疫源地分布。建瓯等福建北部山区,山丘低矮,坡度相对平缓,众多山坳的山垅田灌溉沟水源头往往为小型螺类栖息地。其传播宿主小螺以地势相对平缓、树阴遮蔽和水流缓慢且水量较少或溪床底质有砂与石块并混的微型环境为适宜孳生地,多栖息于坑沟内约 5 mm 水线上下的潮湿环境为螺蛳的生物学特性。由于地貌的关系,斯氏并殖吸虫除建瓯和建阳等周边县市具有单一虫种连片区的分布外,其他县市均为零星散在。而地形相对陡势的龙岩、漳州、福州和闽东地区则为以卫氏肺吸虫病疫区为主的连片分布区。

4.4 螺类孳生地分型与微型生态环境

根据螺类的生态习性和栖息环境,为便于现场调查研究与标本采集,分别以卫氏肺吸虫第一中间宿主放逸短沟蜷和斯氏肺吸虫第一中间宿主小型螺孳生地进行分型。

4.4.1 放逸短沟蜷

(1)溪流型 溪流水量较大,一般溪宽为 2～4 m,溪流有一定坡度,流水较急,或仅有落差微小和转弯处的缓慢水流,溪床由石壁或堆积的卵石块构成。

(2)坑沟型 可与溪流型同一水系支流,或为不同水系,有一定坡度的小溪,溪宽一般在 1～1.5 m,许多在微小落差或转弯角处的水流甚为缓慢,或有少量泥沙堆积缓流溪段。

武夷山市偏远山区岚谷乡岭阳村,村庄前有一段小溪,水流平缓,不但螺、蟹分布密度高,而且采检家猫粪便 15 份,卫氏并殖吸虫卵全部阳性(图 4.5)。而同一溪流的村后上游溪段有一定坡度,流水相对较急,螺、蟹感染率低;在村庄前小溪偏下游,有几条山沟支流汇合,溪面变宽,溪水变深,虽然水流不甚急,但螺、蟹感染率同样偏低。以上说明,只有村庄前这一小段小溪微型水

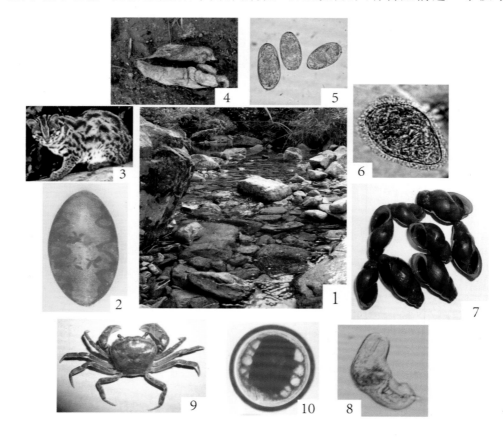

从微型环境的溪沟(1)旁边检拾的野猫粪便(4)检出肺吸虫虫卵(5);野猫粪便一旦被雨水冲入小溪(1),卵在水中孵出毛蚴(6)侵入螺蛳(7);发育为尾蚴(8);尾蚴侵染蟹体(9)后发育为具感染性囊蚴(10);野猫(3)等终末宿主吞食被感染的蟹(9、10)后囊蚴(10)发育为成虫(2),成虫产出的卵随宿主粪便排出。

图 4.5 卫氏并殖吸虫生活史循环

体环境非常适合作为卫氏并殖吸虫完成生活史循环的场所(疫源地),即这种环境通常螺、蟹种群密度高,溪蟹白天存匿于石块下和夜间四出活动觅食的习性,容易被家猫或野猫捕食,在捕捉溪蟹的同时,可能随时排泄粪便,污染溪水,水流缓慢,粪内虫卵不易被冲走,增加了螺被感染机会,而螺又与溪蟹栖息于同一环境,自螺体逸出肺吸虫尾蚴接触机会多,因此从保虫宿主排出的虫卵经毛蚴侵入螺及尾蚴侵入蟹的发育各阶段,生活史循环都在微型环境的浅水中完成,形成肺吸虫病自然疫源地。

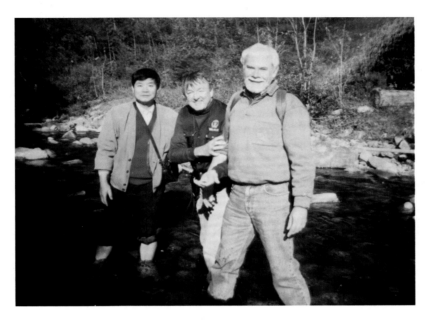

图4.6 1996年12月,程由注(左)陪同国际著名学者Davis(中,美国)和Blair(右,澳大利亚),冒着严寒考察武夷山岭阳村并殖吸虫宿主螺蟹孳生环境(李友松摄)

4.4.2 拟钉螺、拟小豆螺孳生地

(1)坑沟型 小型山沟,比放逸短沟蜷坑沟型孳生地水量更少的山涧小沟,山沟窄长且弯曲,沟宽0.6～1.0 m,杂草灌木荫蔽,沟内水量除雨季外一般水流不大,但常年流水不断,沟边潮湿的石块与枯枝烂叶片上孳生小型螺蛳。

(2)渗水型 多为山垄田水源头渗水或地下泉水小型洼地,这类环境面积亦小,周围灌木荫蔽,石壁终年潮湿,碎石块与枯枝叶片上附着众多的拟钉螺。

建瓯市小桥镇漈上村一条坑沟型孳生地,山沟较长并有一定坡度,杂草灌木荫蔽,沟内水量除雨季外一般水流不大,沟边潮湿石块与枯枝烂叶上只散布着拟钉螺;而在同一水系的源头有一块细小泉水渗出的砂石相混小型洼地,周围灌木荫蔽,石壁终年潮湿,碎石块与枯枝腐叶片上则见高密布分布拟钉螺,石块下亦捕到众多角肢华南溪蟹等小型蟹类。此地虽面积仅6～7 m²,但螺的肺吸虫尾蚴感染率甚高,上述坑沟型长沟任何一个沟段或整条沟捕捉的溪蟹所分离的斯氏肺吸虫囊蚴总数都不及这种渗水型环境1只蟹的囊蚴多。通常,斯氏并殖吸虫宿主螺孳生地无明显的水系分布特点(图4.7),即微型生态环境特征比卫氏肺吸虫更加突出,因拟钉螺、拟小豆螺和小型溪蟹均喜欢栖息于静水或潮湿环境,由小螺逸出的尾蚴高度集于浅水体,蟹白天潜伏在石块下,静静地进行鳃叶呼吸的同时,水体中尾蚴侵染蟹体而发育为囊蚴的机会多,因此,溪蟹

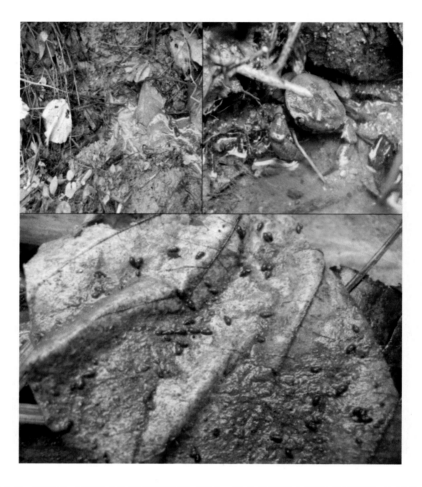

图 4.7 在渗水小沟的小石块下见溪蟹,而同一地方的腐叶上有许多拟钉螺,这是构成
斯氏并殖吸虫生活史循环的适宜环境

的斯氏肺吸虫囊蚴感染率一般高于卫氏肺吸虫囊蚴。这种渗水型微型环境更适合斯氏肺吸虫生活史循环,而且一般情况下,渗水型孳生地螺尾蚴阳性检出率明显高于坑沟型孳生地。但卫氏肺吸虫螺宿主个体较大,阳性螺肺吸虫子雷蚴和尾蚴的数量甚多,故一旦蟹感染,其感染度显著高于斯氏肺吸虫感染蟹。1 只溪蟹含卫氏肺吸虫囊蚴数不乏数千个之多,而 1 只溪蟹检出斯氏肺吸虫囊蚴数百个者已属罕见。

4.5　螺标本采集与肺吸虫尾蚴检查

4.5.1　标本收集

卫氏并殖吸虫的疫区现场调查通常是先通过肺吸虫病例线索或适宜生态环境摸底查出蟹体有无卫氏并殖吸虫囊蚴,来确定其疫源地,然后在溪蟹检出囊蚴的溪坑中石壁、石块上直接捡拾放逸短沟蜷,带回实验室。而病原虫种疑为斯氏并殖吸虫的,可由患者或其家人引领至先前捕蟹处,多能采获小型螺蛳;因螺个体小,捡拾费工,故可将石块与枯枝烂叶片搜罗于桶内,带回实验室,经水洗粗筛,除去粗渣和漂浮物,留下过筛渣。收集小螺的方法有 3 个:①取部分筛渣置盛有清水的玻皿内置双目解剖镜下查找;②筛渣细筛振荡法,在筛盘中通过振荡分层分离,捡螺;③筛渣集中在盛有浅水的方盘中部,让其自行从筛渣中往外移动至盆盘边缘水线上下,捡之。

4.5.2　并殖吸虫尾蚴检查

敲除放逸短沟蜷顶部螺壳,用细竹块从螺口挤压将螺肝脏顶出螺壳外,或敲除螺后半部螺壳,取肝组织涂片法镜检;小螺置载玻片上并分别滴加少许水,每片四五个螺,直接压碎螺体,剔除螺壳,在玻片上分离小螺肝组织,然后将肝组织捣烂(防止螺与螺之间交叉污染),镜检。

4.5.3　并殖吸虫尾蚴形态特征与鉴别

螺体内吸虫尾蚴不但多,而且形态多样,查找短尾型尾蚴并确定是否为并殖吸虫尾蚴,应注意观察蚴体腹面腹吸盘下方或穿刺腺下方(因腹吸盘较小,运动时多被穿刺腺遮掩着),即肺吸虫尾体后部 1/3～1/4 处有囊管状皮层皱襞形成倒三角形,三角区内明显凹陷,具有辅助附着和运动功能,其背面为圆锥形排泄囊,开口于体末端中央处排泄孔。短尾型尾蚴体后部是否具倒三角区,是鉴定卫氏并殖吸虫与斯氏并殖吸虫尾蚴的最主要的形态学依据,但活体观察时不易辨别,容易与其他短尾型吸虫尾蚴相混淆,以假乱真现象时有发生。尾蚴做不停的虾蟆状前进运动,而随蚴体活动,类三角区形态不断变化,有时如打鸟的弹弓形状,或呈“7”字形或反翻的“7”,略显透亮。确定并殖吸虫尾蚴的阳性螺内有许多子雷蚴,呈圆柱形,肠管长短视卫氏并殖吸虫与斯氏并殖吸虫两虫种而异,子雷蚴体内又有许多发育成熟程度不同的尾蚴及胚球,尾蚴全身披有细棘。斯氏肺吸虫尾蚴体长 136～332 μm,宽 61～122 μm,平均大小 230 $\mu m \times 90$ μm。尾部甚短,呈类球状,尾部平均大小 21 $\mu m \times 17$ μm。蚴体前端具近圆形的口吸盘,其背部有一枚大锥刺。腹吸盘较小,位于蚴体中央稍后。腹吸盘两侧上方各有 7 对穿刺腺,外侧 4 对较大,颜色相对较深。位于腹吸盘下方腹面呈倒三角形凹陷,为肺吸虫尾蚴特征而区别于其他短尾型假性尾蚴。而假性尾蚴通常偏小,腹吸盘下方排泄囊呈“Y”或“r”字形,7 对穿刺腺较模糊。卫氏肺吸虫尾蚴与假性肺吸虫尾蚴两者的区别见表 4.1 和图 4.8 与图 4.9。

表 4.1　并殖吸虫尾蚴与疑似并殖吸虫的假性尾蚴大小比较

单位：μm

	并殖吸虫尾蚴	类似者尾蚴
体长	228.6±16(176～338)	189.15±10(146～288)
体宽	88.4±8(72～128)	67.75±5(53～117)
椎刺长	30±2(26～40)	26±1.5(18～37)
口吸盘	46×58[(40～52)×(51～66)]	42×52.5[(38～48)×(43～60)]
腹吸盘	29×37[(26～34)×(33～41)]	24×32.5[(19～28)×(26～38)]
尾球	28×25	26×24

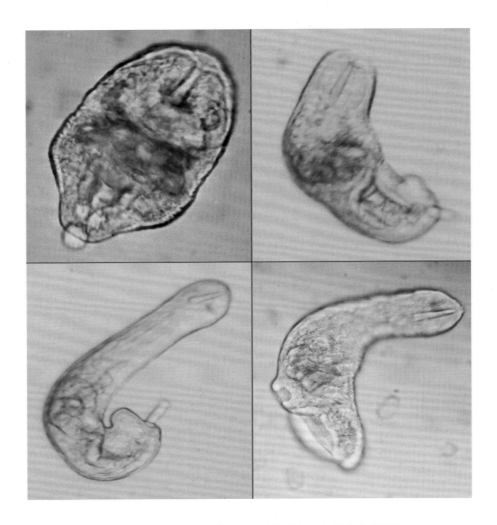

图 4.8　并殖吸虫尾蚴伸缩活动时体后部三角区的几种形态

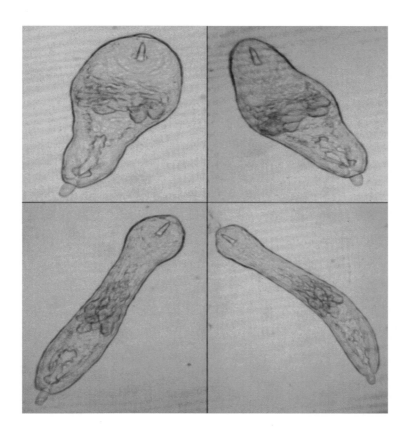

图 4.9 疑似并殖吸虫尾蚴伸缩活动时体后部排泄囊无倒三角的形态特征

4.6　第一中间宿主螺的分类与种群分布 *

4.6.1　螺的分类

在自然界可作为肺吸虫第一中间宿主的淡水螺类归属于腹足纲（Gastropoda）前鳃亚纲（Prosobranch）动物，为蟹守超科（Cerithecea）中的黑贝科（Pleuroceridae）、蜷科（Thiaridae）和麂眼螺超科（Rissoacea）中的苔守科（Amniciolidae）、盖口螺科（Pomatiopsidae）、拟沼螺科（Assimineidae）和觿螺科（Hydrobiidae）。我国与肺吸虫相关的淡水螺类属分为 4 个科（2 个亚科），分别为黑贝科（Pleurocerid）的短沟蜷属（*Semisulospira*）、沟蜷属（*Sulcospira*）和沼蜷属（*Paludomus*）；蜷科（Thiaridae）的拟黑螺属（*Melanoides*）；盖口螺科（Pomatiopsidae）拟钉螺亚科（Triculinae）的拟钉螺属（*Triculini*）和新拟钉螺属（*Neotricula*）；盖口螺亚科（Pomatiopsin）钉螺属（*Oncomelania*）；苔守螺科（Amnicolidae）的洱海螺属（*Erhaia*）、陈氏螺属（*Chencuia*）和秋吉螺属（*Akiyoshia*）等种类。

苔守螺科的洱海螺属、陈氏螺属、秋吉螺属等小型种类的形态识别：洱海螺、陈氏螺、秋吉螺三者大小与贝壳形状相近，呈圆柱形，而秋吉螺略显瘦小，呈长圆柱形，高度不到 2 mm，或有的种类略高出 2 mm，宽度接近 1 mm，仅个别超出 1 mm。洱海螺壳口内唇上多有 1 内缘齿，个别则有两三枚内缘齿，而陈氏螺壳口内唇上无齿状突出。洱海螺、陈氏螺贝壳 3～4 层，秋吉螺贝壳 5 层。拟钉螺呈圆锥形或塔锥形，比上述螺类稍大，高度在 3～6 mm。

4.6.2　盖口螺科（Pomatiopsidae）拟钉螺亚科（Triculinae）拟钉螺属（*Tricula*）和新拟钉螺属（*Neotricula*）种类分布

拟钉螺属（*Tricula* Benson，1843）隶属于盖口螺科（Pomatiopsidae），拟钉螺亚科（Triculinae），分布于印度、缅甸、泰国、菲律宾、日本及中国，为东洋种群。国外早年报告 14 种，其中印度 2 种（Benson，1843；Prashad，1921），缅甸 5 种（Annandale，1925；Rao），泰国 2 种（Davis，1968），菲律宾 4 种（Quadrass and Moellendorff，1895）和日本 1 种（Davis，1971）。我国早期报告拟钉螺 7 种（Gredler 1885，1897，1892；Heude，1890；Annandale，1924；Yen，1939；孙振中，1959）。20 世纪 80 年代后报告 10 余种（刘月英等，1983，1987；康在彬，1983，1984，1990；郭源华等，1985；Davis 等，1986）。据现在所知，福建、广东、广西、湖北、湖南、江西、浙江、云南、四川、重庆、贵州、河南、陕西、山西、甘肃等地均有分布。1957—1958 年，四川、云南、广西等地开展普查山丘型日本血吸虫宿主时，发现许多这种疑似光壳钉螺螺蛳，分类上归属 *Tricula*，而把它当作疑似钉螺，故将"*Tricula*"中文译为拟钉螺。

（1）拟钉螺属（*Tricula*）

①泥泞拟钉螺（*T. humida* Heude，1890）：陕西省、河南省、湖北省。

②格雷氏拟钉螺（*T. gregoriana* Annandale，1924）：澜沧江上游，云南省昆明、腾冲。

* 作者：福建省疾病预防控制中心程由注；漳州市疾病预防控制中心罗鋆、蔡茂荣；南靖县疾病预防控制中心陆杰；平和县疾病预防控制中心张溪和、杨万美；龙海市疾病预防控制中心林国华。

③广西拟钉螺（*T. guangxiensis* Liu，et al. 1983）：广西区桂林、灵川；湖北省郧阳。

④福建拟钉螺（*T. fujianensis* Liu，et al. 1983）：福建省漳平、三明、龙海、长泰、翔安等地。

⑤小桥拟钉螺（*T. xiaoqiaoensis* Kang，1983）：福建省建瓯、建阳、顺昌、邵武、松溪、政和等地。

⑥古水拟钉螺（*T. gushuiensis* Kang，1984）：广东省广宁县。

⑦向氏拟钉螺（*T. hsiangi* Kang，1984）：湖北省五峰县。

⑧秉氏拟钉螺（*T. pingi* Kang，1984）：湖北省五峰县。

⑨屯堡拟钉螺（*T. dunbaoensis* Kang，1984）：湖北省恩思县。

⑩中国拟钉螺（*T. sinicas* Liu，1984）：湖北省五峰县。

⑪小口拟钉螺（*T. microstoma* Liu，et al. 1983）：湖北省宜昌、保康、郧阳；四川省雅安、新义、绵竹、乐山、新津、宜宾；重庆市。

⑫齿拟钉螺（*T. odonta* Liu，et al. 1983）：陕西省、湖南省、湖北省、河南省。

⑬格来德拟钉螺（*T. gredleri* Kang，1990）：湖南省古县。

⑭厄德拟钉螺（*T. gredleri* Kang，1990）：广西省宜山市。

⑮巨齿拟钉螺（*T. maxidens* Chen and Davis，1992）：湖南省。

⑯洪山拟钉螺（*T. hongshanensis* Tang，et al. 1986）：湖北省钟祥市。

⑰建瓯拟钉螺（*T. jianouensis* Cheng，et al. 2010）：福建省建瓯、龙岩。

⑱华安拟钉螺（*T. huananensis* Cheng，et al. 2010）：福建省华安、建阳。

⑲宁海拟钉螺（*T. ninghaiensis* Liu，et al. 1987）：浙江省宁海。

⑳彭水拟钉螺（. *T. pengshuiensis* Liu，et al. 1991）：重庆市彭水、酉阳。

㉑宽隙拟钉螺（*T. latichasma* Liu，et al. 1991）：重庆市秀山。

㉒窄带拟钉螺（*T. langustisonata* Liu，et al. 1991）：重庆市涪陵、合川、垫江。

㉓西阳拟钉螺（*T. youyangensis* Liu，et al. 1991）：重庆市西阳。

㉔三峡拟钉螺（*T. sanxiaensis* Liu，et al. 1991）：重庆市奉节。

㉕微肋拟钉螺（*T. microcosta* Liu，et al. 1991）：重庆市膨水、武隆、黔江、秀山。

㉖环带拟钉螺（*T. zonata* Liu，et al. 1991）：重庆市黔江、秀山。

㉗肋拟钉螺（*T. costata* Liu et al. 1991）：重庆市秀山。

㉘简拟钉螺（*T. cylindtica* Liu，et al. 1991）：重庆市秀山。

㉙长拟钉螺（*T. elongata* Liu，et al. 1991）：重庆市彭水、垫江、开县。

㉚窄带拟钉螺（*T. angustizonata* Liu，et al. 1991）：重庆市涪陵、垫江、合川。

（2）新拟钉螺属［*Neotricula*（厚髋螺属 *Pachydrobiini*）］

①微小新拟钉螺（*N. minutuides* Gredler，1885）：湖南省衡山，四川省。

②褶新拟钉螺（*N. tricula cristellang* Gredler，1885）：江西省，湖南省会同，四省川新津、大邑、乐山。

③景洪新拟钉螺（*N. jinghongensis* Guo and Gu，1985）：云南省景洪县。

④重复新拟钉螺（*N. duplicata* Davis and Chen，1992）：湖南省。

4.6.3 苔守螺科(Amnicolidae)的洱海螺属(*Erhaia*)、陈氏螺属(*Chencuia*)和秋吉螺属(*Akiyoshia*)种类分布

(1)洱海螺属[*Erhaia*(原拟小豆螺属 *Pseudobythinella*)]

①建瓯洱海螺(*E. jianouensis* Liu, et al. 1979):福建省建瓯、政和、福州等地。

②刘氏洱海螺(*E. liui* Kang, 1981):湖北省五峰。

③建国洱海螺(*E. jianguoi* Kang, 1981):湖北省。

④石门洱海螺(*E. shimenensis* Liu, et al. 1982):湖南省石门。

⑤李氏洱海螺(*E. lii* Kang, 1985):湖北省。

⑥昆明洱海螺(*E. kunmingensis* Davis and Kuo, 1985):云南省。

⑦罗氏洱海螺(*E. luoi* Kang, 1986):湖北省。

⑧三齿洱海螺(*E. jtriodonta* Liu, et al.):四川省黔江、石柱、城口。

⑨唐氏洱海螺(*E. tangi* Cheng, et al. 2007):福建省三明。

(2)陈氏螺属[*Chencuia*(原小豆螺属 *Bythinella*)]

①中国陈氏螺(*C. chinensis* Liu and Zhang, 1979):湖南省新化;湖北省。

②湖北陈氏螺(*C. hubeiensis* Liu, et al. 1983):湖北省五峰。

③五峰陈氏螺(*C. wufengensis* Kang, 1983):湖北省五峰。

④湾潭陈氏螺(*C. wantanensis* Kang, 1993):湖北省五峰。

(3)秋吉螺属(*Akiyoshia*)

①中国秋吉螺(*A. chinensis* Liu and Zhang, 1982):湖南省、四川省。

②东方秋吉累(*A. orientalis* Kang, 1986):湖南省古丈。

③云南秋吉螺(*A. yunnanensis* Liu, et al.):云南省勐海。

④小口秋吉螺(*A. mcrostoma* Kang):湖南省古文。

⑤车巴秋吉螺(*A. chebaensis* Kang):湖北省恩思。

(4)福建省第一中间宿主螺的种类 达 16 种,其分布见图 4.10。放逸短沟蜷是福建各地普遍分布的卫氏并殖吸虫第一中间宿主的螺种,挈生于清水的山涧或溪流石块上。瘤拟黑螺分布于福建东南沿海地区,是沟渠、池塘常见螺种。闽北沼蜷分布于武夷山和建瓯。海南沟蜷与漳州沼蜷分布于云霄和长泰县。斯氏肺吸虫第一中间宿主洱海螺具有区域性分布特征,建瓯洱海螺分布于建瓯、政和和福州北郊山区,唐氏洱海螺分布于三明郊外山区,还有分布于尤溪、永泰县及新罗区的未知名洱海螺种有待定种。拟钉螺分布相对较为广泛,小桥拟钉螺是闽北山区优势螺种,分布于建瓯、建阳、政和、松溪、顺昌、邵武等地;建瓯拟钉螺分布于建瓯和龙岩新罗区;福建拟钉螺模式种产于福建西南的漳平,分布较为广泛,如三明郊外山区、永安、翔安、南安、龙海、漳浦、云霄、华安、长泰和霞浦等地;华安拟钉螺分布于华安与建阳;新店拟钉螺分布于福州北郊。永泰县和尤溪县采集的拟钉螺、洱海螺一些贝壳形态特殊的未知名标本有待进一步鉴定。

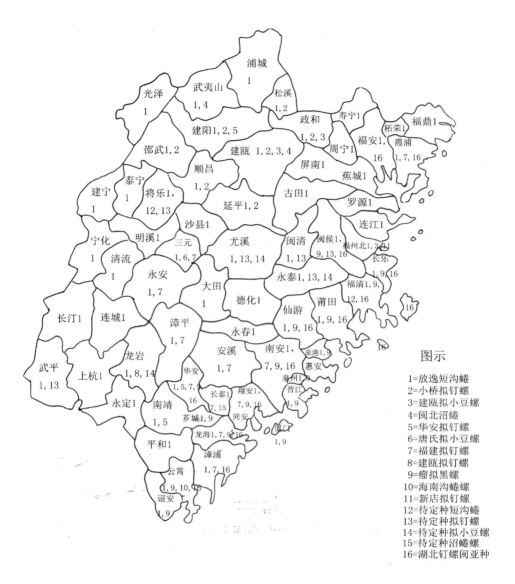

图 4.10　福建省并殖吸虫第一中间宿主螺类分布

图示

1=放逸短沟蜷
2=小桥拟钉螺
3=建瓯拟小豆螺
4=闽北沼蜷
5=华安拟钉螺
6=唐氏拟小豆螺
7=福建拟钉螺
8=建瓯拟钉螺
9=瘤拟黑螺
10=海南沟蜷螺
11=新店拟钉螺
12=待定种短沟蜷
13=待定种拟钉螺
14=待定种拟小豆螺
15=待定种沼蜷螺
16=湖北钉螺闽亚种

4.7 螺新种(新记录)记述[*]

4.7.1 建瓯洱海螺[(原名:建瓯拟小豆螺)*Erhaia*(*Pseudobythinella*)*jianouensis* Liu and Zhang,1979]

形态特征:贝壳微小,壳高 1.6~1.8 mm,壳宽 0.8~0.9 mm。壳质薄,透明,外形呈均匀圆柱形,有 $3\frac{1}{2}$ 个螺层。壳顶钝,各螺层膨胀,在宽度上增长缓慢,高度上增长迅速。螺旋部较高,但略小于全部壳高的 2/3,体螺层膨大,其高度为全部壳高的 3/5,缝合线明显。壳面呈淡黄色,光滑。壳口呈卵圆形,周缘完整,锋锐,略向外扩张,具有褐色框边;内唇中部贴覆在体螺层上,此处有一突出的小齿。壳口上缘形成锐角,此处与体螺层分开,形成一个三角形的缺刻。厣角质,椭圆形,极薄,透明。脐孔窄小。雄性生殖器简单,位于颈部背侧,呈弯指头状,顶端钝圆。齿舌中央齿呈梯形,上缘具 5 枚大小相同的尖齿,下缘两侧延呈尖状突出,两侧各具有 2 枚排列在同一水平上的基地齿;侧齿上缘有 9 枚尖齿;内缘齿上缘有 26~30 枚尖齿;外缘齿上缘有 30 枚尖齿;齿舌公式为 $\frac{5}{2-2}$;9;26~30;30。

4.7.2 唐氏洱海螺[(曾用名:唐氏拟小豆螺)*Erhaia*(*Pseudobythinella*)*tangi*,Cheng, et al. 2007]

正模:壳高 1.638 mm,壳宽 0.825 mm,体螺层高 0.525 mm,壳口高 0.575 mm,壳口宽 0.663 mm。副模:壳高 1.573 mm,壳宽 0.775 mm,体螺层高 0.525 mm,壳口高 0.563 mm,壳口宽 0.637 mm。其他螺:壳高 1.537~1.625 mm,壳宽 0.768~0.837 mm,体螺层高 0.50~0.75 mm,壳口高 0.550~0.573 mm,壳口宽 0.625~0.663 mm。

形态特征:螺体微小,贝壳外形呈均匀的圆柱形,有 $3\frac{1}{2}$ 个螺层。体螺层与倒数第二螺层增长迅速,致体螺层明显膨大,其高度约占螺体壳高的 3/5,宽径与其倒数第二螺层的高近相等。壳顶圆钝,壳质薄,较透明,透过螺薄壳可见螺体头部的眼点。贝壳呈浅灰白色或淡黄褐色,颜色同螺龄有关,幼螺色浅,老螺色深;壳面具微弱的生长线,缝合线明显。壳口呈卵圆形,周缘完整,具有黑色框边;下缘增厚,略向壳口外扩张。脐孔窄小,位于轴缘后方。厣长卵圆形,前端稍窄,角质,极薄,透明,有螺旋形不甚明显的生长线,于壳口处厣内侧贴附于足肌上,致使足不能完全缩入壳内。内唇具有长、短两段隆脊状齿,于内唇两侧外缘处分别向内缘平行延伸,长段(约占全段3/5)由外缘逐向内缘缓缓隆起,而短段由下缘增厚向内缘延伸,至与长段相衔接处隆脊则骤然变低,致使两段间相衔接处呈一缺口。雄性生殖器呈弯指状,位于颈部背侧。齿舌每一横列有 7 枚齿,其中 1 枚中央齿,左右各为 1 枚侧齿、2 枚缘齿。齿舌排列公式 $\frac{4-1-4}{1-2}$·4—1—4·19~22·13~15。中央齿上缘有 9 个尖齿,中央 1 尖齿粗长;其基部两侧各有 1 枚梳耙状基底齿,中

---

[*] 作者:福建省疾病预防控制中心程由注;漳州市疾病预防控制中心蔡茂荣、罗鋆;尤溪县疾病预防控制中心周培森;宁化县疾病预防控制中心陈邦征;政和县疾病预防控制中心魏焕旺。

央基底齿 2 枚。侧齿上缘尖齿 9 个,中央 1 尖齿尖长。内缘齿上缘有大小相近的尖齿 19～22 个,外缘齿上缘有大小相近的尖齿 13～15 个(图 4.11 和图 4.12)。

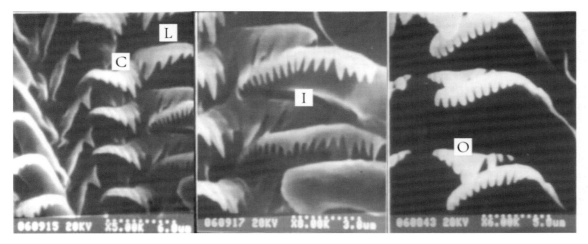

C—中央齿;L—侧齿;I—内缘齿;O—外缘齿。

图 4.11 唐氏洱海螺电镜图

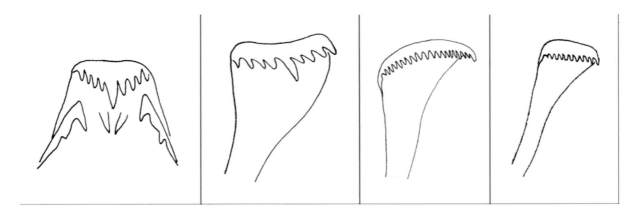

图 4.12 唐氏洱海螺齿舌形态模式图(由左至右:中央齿、侧齿、内缘齿、外缘齿)

唐氏洱海螺与建瓯洱海螺形态特征比较见表 4.2。

表 4.2 唐氏洱海螺与建瓯洱海螺形态特征比较

特征	建欧洱海螺	唐氏洱海螺
壳口	内唇中部一侧有 1 枚突起的峰状齿;上缘前端与外缘相接处有一钝角	内唇分长、短两段隆脊状,中部一侧有 1 枚突起的脊状齿
中央齿	上缘 5 枚大小相近的尖齿;下缘两侧各有 2 枚连体基底齿,中央有 1 枚基底齿	上缘 9 枚尖齿,中央 1 尖齿粗长;下缘两侧各有 1 枚梳耙状基底齿,中央 2 枚基底齿
侧齿	9 个尖齿,中央 1 尖齿宽大	9 个尖齿,中央 1 尖齿尖长
内缘齿	尖齿 26～30 个	尖齿 19～22 个
外缘齿	尖齿 30 个	尖齿 13～15 个

4.7.3 福建拟钉螺(*Tricula fujianensis* **Liu**, et al. 1983)

形态特征(图 4.13):贝壳小型,壳高 3.1 mm 左右,壳宽 1.4 mm 左右,壳质稍厚,不透明,外形呈宽圆锥形。有 5 个螺层,各螺层增长较快,膨胀而呈拱形。壳顶钝,呈乳头状。螺旋部在同属中较短,各螺层呈阶梯式排列。体螺层略呈圆柱形,基部缩小。缝合线深。壳面光滑,具细致生长线,呈青灰色或淡绿色。壳口呈斜卵圆形,周缘完整,具一弱褐色框边,内缘不覆贴于螺层上,与体螺层间有一浅沟。壳口外缘略向外扩张。厣角质,黄褐色,具有放射状的生长线,厣核位于内唇基部。脐孔呈沟裂缝状。动物体淡褐色,吻宽而钝,固定后触角短粗,眼位于触角外侧基部,雄性交配器官位于颈部背侧中央,粗鞭状,顶部较尖,略呈钩状(图 4.14)。齿舌排列公式:$\frac{3-1-3}{2-2}$;2-1-3;11~13;27~30。

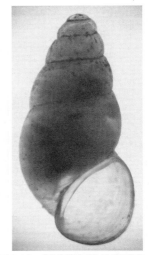

图 4.13 福建拟钉螺贝壳形态

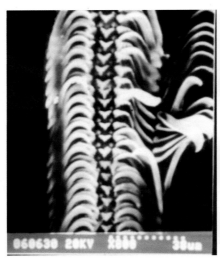 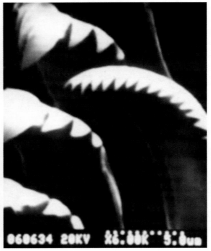

(a)电镜下福建拟钉螺齿舌全貌　　　　(b)侧缘齿

图 4.14 电镜扫描福建拟钉螺齿舌形态

4.7.4 小桥拟钉螺(*Triculia xiaoqiaoensis* **Kang**, 1983)

形态特征(图 4.15):贝壳微小,壳高 2.82 mm,壳宽 1.32 mm。壳面光滑,不透明,外形呈卵圆锥形。有 5 个螺层,各螺层均匀缓慢增长,均外凸。壳顶钝,乳头状。体螺层膨大,其高度约占全部壳高的 3/5。缝合线浅。壳面呈淡绿色,螺口卵圆形,周缘完整、光滑,具有棕褐色框边。壳口上缘角,即内外唇交接处有一尖嘴深凹,形如壶嘴。内唇突出,与体螺层之间有一缝隙沟。厣角质,长椭圆形,薄,黄棕色,具有细微的放射状生长纹,厣核偏向内下(图 4.15)。

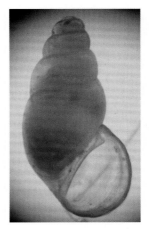

图 4.15 小桥拟钉螺螺口
上缘角呈壶嘴形凹沟

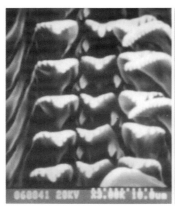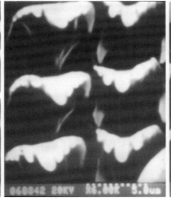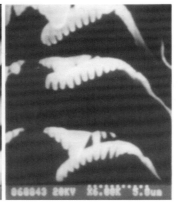

（a）全貌　　　　　　　　（b）中央齿、侧齿　　　　　　　（c）缘齿

图 4.16　电镜下的小桥拟钉螺齿舌形态

4.7.5　建瓯拟钉螺(*Tricula jianouensis* Cheng, et al. 2010)

正模：壳高 3.125 mm，壳宽 1.600 mm，体螺层高 1.125 mm，壳口高 1.275 mm，壳口宽 0.925 mm。副模：壳高 2.875～3.050 mm，壳宽 1.375～1.525 mm，体螺层高 1.000～1.100 mm，壳口高 1.200～1.250 mm，壳口宽 0.800～0.900 mm。

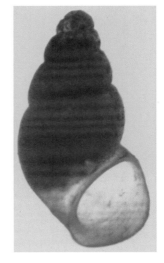

形态特征(图 4.17)：贝壳微小，外形呈宽圆锥形，壳质厚，不透明。5 个螺层，各螺层增长较快，呈阶梯式；成螺第四、五螺层常缺失；壳高为体螺层宽度的 2.3 倍。壳顶圆钝，乳头状。贝壳光滑，淡黄色。体螺层稍膨，壳面具细微的生长线，缝合线浅显。壳口轴缘与外缘形成的夹角较窄，壳口外缘翘起呈铲状扩张并略向螺体右侧倾斜；唇崎明显高出，与体螺层间有一沟状间隙，周缘完整。脐孔沟隙状，位于轴缘后方。厣长椭圆形，一端稍窄，角质，极薄，透明，有不明显的螺旋形生长线，厣内侧贴附于足肌上，致使足不能全部缩入壳内。雄性生殖器呈弯指状，前端略呈钩形，位于颈部背侧。齿舌每一横列有 7 枚齿，其中 1 枚中央齿，左右各有 1 枚侧齿、2 枚缘齿。齿舌公式：$\dfrac{2-1-2}{2-2}$；3—1—3；11～14；14～15。

图 4.17　建瓯拟钉螺贝壳形态

中央齿上缘有 5 个尖齿，中央尖齿长；基部两侧各有 2 枚大小不一的基底齿。侧齿上缘尖齿 7 个，中央尖齿宽大。内缘齿上缘有大小相近的尖齿 11～14 个。外缘齿上缘有尖齿 14～15 个(图 4.18 和图 4.19)。

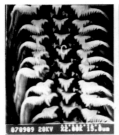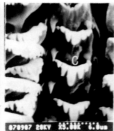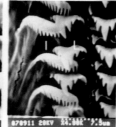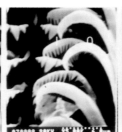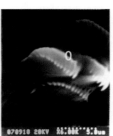

C—中央齿；L—侧齿；I—内缘齿；O—外缘齿。

图 4.18　建瓯拟钉螺齿舌电镜图

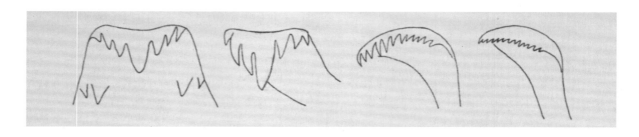

图 4.19　建瓯拟钉螺齿舌线条图（由左至右：中央齿、侧齿、内缘齿、外缘齿）

4.7.6　华安拟钉螺，新种（*Tricula huaanensis* Cheng，et al. 2010）

正模：壳高 2.575 mm，壳宽 1.15 mm，体螺层高 0.825 mm，壳口高 1.125 mm，壳口宽 0.80 mm。副模：壳高 2.405～2.500 mm，壳宽 1.050～1.175 mm，体螺层高 0.775～0.850 mm，壳口高 1.075～1.150 mm，壳口宽 0.725～0.800 mm。

形态特征（图 4.20～图 4.22）：贝壳微小，外形呈宽圆锥形，壳质较薄，略透明。5 个螺层，各螺层增长较快，呈阶梯式排列，壳顶圆钝。壳高为体螺层宽度的 2.5 倍。贝壳面光滑，淡绿色。体螺层膨大，壳面具微弱的生长线，缝合线浅。壳口内唇及外唇均向外扩张，呈喇叭状，外缘具黑褐色框边。

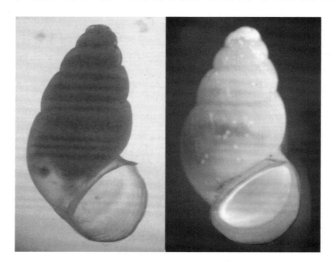

图 4.20　华安拟钉螺螺口侧面观和正面观，均显示螺口上缘角状突起

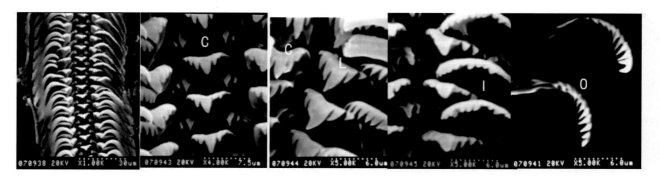

C—中央齿；L—侧齿；I—内缘齿；O—外缘齿。

图 4.21　华安拟钉螺齿舌电镜照片

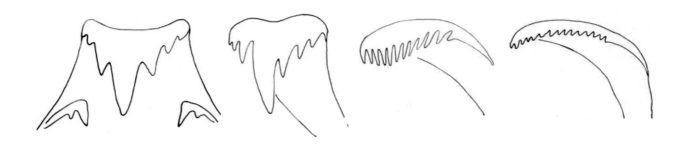

图 4.22　华安拟钉螺齿舌线条图（由左至右：中央齿、侧齿、内缘齿、外缘齿）

内唇向下方延伸，故内唇较长，内唇中段外翻，贴于体螺层上。壳口上缘角上部增厚并呈山峰状隆起，而与其相连的下方壳缘有一凹沟。脐孔裂隙状，位于轴缘后方。厣长卵圆形，前端稍窄，角质，极薄，透明，螺旋形生长线不明显；厣内侧贴附于足肌上，致使足不能全部缩入壳内。雄性生殖器呈弯指状，顶部稍尖，位于颈部背侧。齿舌每一横列具 7 枚齿，其中中央齿 1 枚，左右各 1 枚侧齿、2 枚缘齿。齿舌公式：3(2)−1−2/3(2)；3(2)−1−2；9～10；11～12。中央齿上缘尖齿 5～6 个，中央齿粗长；其基部两侧各有 1 簇梳耙状双生型基底齿，端部尖齿悬殊大于次尖齿。侧齿上缘尖齿 5～6 个，中央尖齿宽大。内缘齿上缘有大小相近尖齿 9～10 个，外缘齿上缘有尖齿 11～12 个。

4.7.7　新店拟钉螺(*Tricula xindianensis* Li, et al. 2010)

2002 年 7 月，在福州市新店岭下村肺吸虫病患者捕蟹处采获一批拟钉螺，经鉴定为尚未被描述的新种。

正模：壳高 3.36 mm，壳宽 1.52 mm，壳口高 0.64 mm，壳口宽 1.36 mm。副模：壳高 2.81～3.43 mm，壳宽 0.93～1.61 mm，壳口高 0.55～0.70 mm，壳口宽 1.20～1.46 mm。

（1）形态特征　贝壳呈宽圆锥形（图 4.23），壳质薄，略显透明。具 6 个螺层，各螺层均匀膨胀，其高度缓缓向螺顶层递减，形成阶梯式排列，壳顶钝，为低平乳突状。体螺层高度约占壳高的62.7％。壳面光滑，呈浅而淡的青色，镜下可见细微生长纹，缝合线深。壳口呈斜卵圆形，周缘具完整的淡棕色边框，周边向外扩张，以下缘扩张为著；内唇不贴于体螺，两者有较深间隔。厣核位于厣甲基部。脐孔呈裂沟状。雄性交配器位于螺颈部背侧中央，略呈钩鞭状，末部尖。

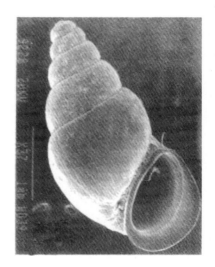

图 4.23　新店拟钉螺贝壳形态

（2）生态环境　新店拟钉螺栖息于海拔 50 m 上下的福州北峰岭南坡山脚下小山谷里，由山坡洇洇渗水汇于小沟，周边为杂草茂密、荆棘丛生、人迹罕至的环境。灌木的枯枝烂叶落入沟内，拟钉螺多附着其上而孳生。

本新种与福建拟钉螺形态十分相近，但后者螺层仅 5 个，螺壳坚硬厚实，壳口周缘为完整的卵圆形，不向外扩张等而区别之。

4.7.8 闽北沼蜷（*Paludomus minbeiensis* Cai，et al.）

（1）形态特征 贝壳中等大小，厚而坚固，外形呈卵圆形，有5个螺层，各螺层膨胀，原壳层及顶层腐蚀严重，常呈秃顶状残损甚至缺失，各螺层宽度向体螺层增长迅速，体螺层大而膨胀，向螺顶迅速缩短，其高度约占全部高度的5/6。壳面绿褐色，缝合线浅显，生长线粗糙而明显，在体螺层具两三条隐约显现的螺棱。壳口梨形，上缘呈三角状，外缘较薄，内缘贴在体螺层上。无脐孔。厣角质，卵圆形，灰褐色，具有较粗糙的螺旋形的生长纹，厣核圆形，偏向内下方。

齿舌每行7列，中央齿呈尖峰状，中部支齿大而突出，两侧外缘各有3支小齿向下方斜列分布；侧齿单支而宽大，两侧缘各有3枚或5枚稍有突出的小齿，而且分布不对称。内缘齿7支，呈短指状；外缘齿5支，呈爪指状（图4.24）。排列公式：3—1—3，3—1—5(3)，7，5。

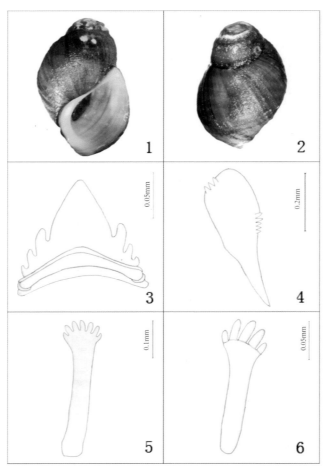

1—螺体正面观；2—螺体背面观；3—齿舌中央齿；4—齿舌侧齿；5—齿舌内缘齿；6—齿舌外缘齿。

图4.24 闽北沼蜷齿舌

（2）标本观察 正模（FJ6135）壳高18.15 mm，壳宽13.46 mm，壳口高14.05 mm，壳口宽8.04 mm，采于武夷山九曲溪，2015年8月5日，采集人许国防；副模标本20个，平均壳高16.25（14.83～19.01）mm，壳宽10.20（9.14～12.90）mm，壳口高10.64（9.60～12.56）mm，壳口宽7.01（5.89～8.38）mm，产地同正模，2016年11月，采集人卓鸣莺。

（3）分类讨论 贝壳及齿舌带是螺分类种间鉴别重要特征之一。沼蜷螺隶属黑贝科，是一类中小型淡水螺类,仅见于泰国和我国贵州省,为罕见淡水贝类。其孳生环境与卫氏并殖吸虫第一中间宿主放逸短沟蜷相类似,两者易造成混淆,但闽北沼蜷外形短胖,已知的沼蜷螺种类均以体螺层大而膨胀,其宽度向螺顶迅速缩短为主要特征。而放逸短沟蜷为窄长形,螺体宽度均小于长度一半以上。孳生地为丘陵地带的山溪中水体清澈见底,水流湍急,溪床布满卵石、砂石的环境。后者广泛分布于我国吉林、辽宁、浙江、安徽、湖南、湖北、江西、台湾、福建、广东、贵州、云南各省和日本、朝鲜等地。本次在福建报告的闽北沼蜷螺与近似种黔沼蜷(*P. quianensis* Liu, et al. 1994)和带沼蜷(*P. cinctus* Liu, et al. 1994)相比,本螺种螺体较大,其倒数第4螺层及原螺层的缩小不及黔沼蜷、带沼蜷迅速。闽北沼蜷中央齿山峰状突出,内缘齿单支,其两侧又有不对称细小支齿分布等特征,与黔沼蜷等已知种相区别。

4.7.9 海南沟蜷(*Suilcopira hainanensis* Brot)

(1)形态特征 贝壳大型,壳高超过 50 mm,壳宽 18 mm,壳质厚,坚固,外形呈长塔锥形。有 8~10 个螺层,各螺层在宽度上均匀增长,稍膨胀。壳顶常被腐蚀,多保留四五个螺层。螺旋部呈长圆锥形。体螺层膨胀,缝合线深,壳面呈棕黑色,各螺层均有稠密细弱的螺棱,体螺层下部最为明显,并具有粗的生态线。壳口梨形,周缘完整,外缘薄,下缘向前延伸呈角状。厣角质,略圆形,深褐色,具有螺旋形的生长纹,无脐孔。几种川蜷螺外形比较见图 4.25。

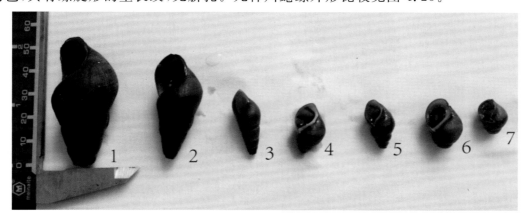

1—沟蜷螺;2、3—放逸短沟蜷;4、5—待定种螺;6、7—沼蜷。

图 4.25　几种川蜷螺比较

(2)螺标本 DNA 序列分析 螺组织分别用蒸馏水反复冲洗 3 次后,放入 1.5 mL 离心管中,加入 100 μL PBS 和少量玻璃珠振荡 5~10 min,基因组的提取均采用 QIAGEN 公司的 DNA 血液和组织抽提试剂盒(DNeasy Blood & Tissue kit),按试剂盒的使用说明书提取 DNA,放于 -20℃ 保存。PCR 反应体系为 25 责制 μL,其中蒸馏水 8.5 μL;Premix Taq12.5 μL,上下游引物见表 4.3(引物浓度:10 pmol/引物),分别 1 μL;模板 DNA 2 μL。PCR 扩增反应在 Mastercycler PCR 仪上进行,CO1 扩增条件为:94℃ 5 min,94℃ 30 s,55℃ 30 s,40 个循环,72℃ 5 min。CO1 基因 PCR 扩增条件为:94℃ 预变性 5 min,94℃ 变性 40s,50℃ 退火 65s,72℃ 延伸 2.5 min,循环 38 次,最后 72℃ 延伸 10 min。将 PCR 扩增所获样本采用 1% 琼脂糖凝胶电泳后,再经紫外透射仪观察并记录结果。同时,将琼脂糖凝胶电泳后出现的有目标条带的扩增产物送去华大基因科技服务有限公司进行双向测序。

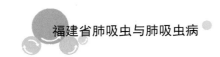

表4.3　用于本研究的 PCR 扩增的引物列表

DNA 区域	引物	序列 5'-3' Sequence5'-3'	目的片段	引物发表作者
CO1	COI-1490	—GGTCAACAAATCATAAAGATATTGG	600~700 bp	Folmer 等 1994
	COI-2198	—TAAACTTCAGGGTGACCAAAAAATCA		

样本的 CO1 基因序列与 GenBank 中检索的海南沟蜷螺（*Sulcospira hainanensis*）（AY330827.1）基因序列相似度为 98.14%。

4.7.10　福建省及省外各地常见的螺种

放逸短沟蜷（*Semisulcospira liberlina* Gould,1859）和瘤拟黑螺（*Melanoides tuberculata* Muller,1877）见图 4.26。

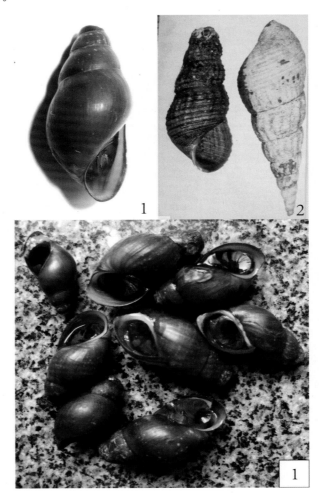

1—放逸短沟蜷；2—瘤拟黑螺。

图4.26　放逸短沟蜷和瘤拟黑螺

4.8　福建漳州发现沼蜷属螺一新种:漳州沼蜷(*Paludomus zhangzhouensis sp nov.*) *

　　2015 年 7 月和 2016 年 11 月,在福建漳州市长泰县丹岩村现场采集标本,考察其孳生环境,并用 GPS 仪记录采集地点。用电子卡尺测量标本,将其与近似种闽北沼蜷、黔沼蜷、带沼蜷进行分类学比较观察,有待定种沼蜷螺的正、副模标本 20 个,检测螺体长与宽度,以及螺体层占全螺高度均值。采用消化法(5%NaOH)洁净处理齿舌带,在镜下观察齿舌形态并绘图,与近似种进行形态学比较分析。

　　(1)观察标本　正模(FJ6136):壳高 17.37 mm,壳宽 12.96 mm,壳口高 10.95 mm,壳口宽 7.27 mm,采于福建漳州郊区长泰县丹岩村,2016 年 11 月 15 日。副模:标本 20 个,壳高 16.39 mm(15.97~17.20 mm),壳宽 11.93 mm(10.93~12.42 mm),壳口高 10.34 mm(9.75~10.46 mm),壳口宽 6.56 mm(6.12~7.01 mm),产地同正模,24°39′692″N;117°30′124″E,海拔 420 m。

　　(2)形态描述　贝壳中等大小(图 4.27),外壳厚,呈卵圆形,有 5 个螺层,原壳层及顶层腐朽严重,常呈秃顶状而缺失,各螺层宽度明显增大,体螺层膨胀,其高度约占整个螺高度的 4/5。壳顶较尖,缝合线浅,生长线明显。体螺层壳面光滑,无螺棱。贝壳呈黄灰色,具 6 条褐色色带环绕螺层,其中体螺层 3 条较宽而明显,倒数第二螺层 2 条色带,倒数第三螺层 1 条色带,原壳层及顶层腐蚀常缺失。壳口歪梨形,上缘窄长,呈弯锐角状,外缘较薄,内缘贴在体螺层上形成较厚的隆起。无脐孔。厣角质薄片,褐红色,卵圆形,上缘角钝;厣核偏于内下缘,生长纹呈轻度螺旋或放射状,厣甲上部 2/5 部分螺旋纹密集而厣角质稍厚,下部 3/5 部分薄而透明。齿舌每行 7 列,中央齿山峰状,不甚隆起,中部支齿略粗,两侧缘各有 3 支小尖刀齿;侧齿 7 支,尖刀状,中部支齿略粗大。内、外缘齿各有 7 支和 5 支齿,呈爪指状。排列公式:3—1—3;3—1—3;7;5。

　　栖息地与溪蟹相同,附着于溪坑山涧的石块上。1996 年程由注等曾在长泰县丹岩村调查,从该种螺检查出卫氏并殖吸虫尾蚴,感染率为 0.15%(2/1293)。

　　*　作者:漳州市疾病预防控制中心罗鋆、蔡茂荣、陈锦钟、陈丹红;福建省疾病预防控制中心程由注。
本项目由福建省漳州市自然科学基金和漳州市重大科技计划项目资助。

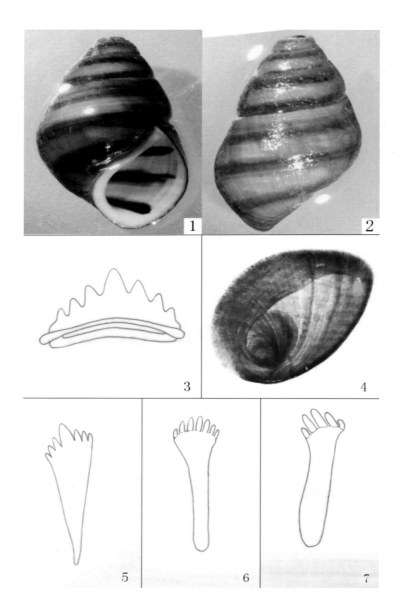

1—螺体正面观;2—螺体背面观;3—齿舌中央齿;4—厣;5—齿舌内侧齿;6—齿舌内缘齿;7—齿舌外缘齿。

图 4.27　漳州沼螺

表 4.4 漳州沼蜷与闽北沼蜷、黔沼蜷、带沼蜷形态特征比较

特征	漳州沼蜷（新种）	闽北沼蜷	黔沼蜷	带沼蜷
贝壳	体螺层大而不及带沼蜷膨胀，壳面光滑，无螺棱。体螺层具3条褐色带，其他螺层1~2色条带，或原壳层及壳顶常缺失	体螺层大而不及黔沼蜷膨胀，具2~3条不甚明显的螺棱。原壳层及壳顶常缺失	体壳面具弱螺棱，螺层大而膨胀，壳顶钝	壳面光滑，体螺层大而膨胀，具5条褐色带，壳顶尖
大小/mm	17.37×12.96	18.15×13.46	8.5×7.0	11.9×9.2
壳高/体螺层高之比	4/5	4/5	7/8	8/9
壳口	歪梨形，上缘窄长，呈弯角状	梨形，上缘类三角形	卵圆形，上缘呈锐角状	卵圆形，上缘呈锐角状
中央齿	7支齿，呈山峰状分布，不甚隆起。外缘各有3支小齿	7支齿，呈山峰状隆起，中部大而向前突出，两侧各有3支尖刀齿	7支齿近平行排列	9支齿，较短小
侧齿	7支齿，呈尖刀状分布	单一支，前缘中部宽大，两侧下缘细小齿不对称分布，各有3枚与5枚	单一支，无支齿	5支齿，中部支齿较大
内缘齿	7支齿，呈爪指状	7支齿	11支齿，前缘弧形排列	11~13支齿，前缘弧形分布
外缘齿	5支齿，呈爪指状	5支齿	5支齿，指状分布	5支齿，指状分布

● 参考文献

[1] BRANDT R A M. The non-marine aquatic Mollusca of Thailand[J]. Arch, 1974, 105(1-4): 160-162.

[2] 蔡茂荣,罗鋆,林国华,等.沼蜷属螺一新种记述(腹足纲:黑贝科)[J].海洋科学,2017,41(11):134-137.

[3] 刘月英,张文珍,王耀先.医学贝类学[M].北京:海洋出版社,1993.

[4] 刘月英,张文珍,王耀先,等.中国西南地区淡水贝类八新种记述(腹足纲:瓣鳃纲)[J].动物分类学报,1994,19(1):25-36.

4.9　螺类形态分类与分子分类一些问题的探讨 *

4.9.1　小型螺类科、属分类问题

拟钉螺属（*Tricula* Benson，1843）在我国主要分布于华东、华南及西南、中原等地以及山西、陕西以南地区。20 世纪 70 年代以来，随着我国学者对肺吸虫的流行病学进行大量研究，发现不少拟钉螺可作为斯氏并殖吸虫的宿主，并陆续报告拟钉螺新种 10 余种。以往将我国发现并命名的钉螺属（*Oncomelania*）、拟钉螺属、小豆螺属（*Bythinella*）及拟小豆螺属（*Pseudobythinella*）均归觿螺科［Hydrobiidae（Liu，1979；1993）］有误。因觿螺科的螺类不孳生于中国和东南亚，是美洲的墨西哥并殖吸虫和卡利并殖吸虫螺类宿主。而小豆螺本是欧洲已有螺种命名。1979 年，刘月英根据福建建瓯的小型标本建立拟小豆螺属新属，但拟小豆螺与早在 1956 年由英国学者（Melville）对一个化石螺种的命名描述重名。1985 年，Davis 通过解剖螺生殖系统等入手，结合螺外形和齿舌特征，将我国上述螺种归于圆口螺科［Pomatiopsidae（Stimpson，1865）］，并为我国的小豆螺属及拟小豆螺属螺种重新建立洱海螺属（*Erhaia*）新属，因此拟小豆螺被取代。但"Pomatiopsidae"拉丁文意译为盖口螺科，不是圆口螺科，而我国张玺、齐仲彦两先生于 1961 年已有圆口螺科中文的记述。所以，包括钉螺应称盖口螺科、盖口螺亚科。1994 年，Davis 对原分布于中国的拟小豆螺属、小豆螺属和秋吉螺属的一些种类重新做了修正，将上述圆口螺种类归于苔守科（Amnicolidae），包括洱海螺属（*Erhaia*，曾用名：拟小豆螺属）、陈氏螺属（*Chencuia*，曾用名：小豆螺属）和秋吉螺属（*Akiyoshia*）。

1992 年，Davis 对拟钉螺属中体螺层显著膨隆的拟钉螺进行螺雌雄生殖器解剖，结合其齿舌和贝壳形态，报告新拟钉螺（*Neotricula*）一新种：重复新拟钉螺（*N. duplicata* Davis and Chen，1992）；将微小拟钉螺和褶拟钉螺分别修正为微小新拟钉螺（*N. minutuides*）和褶新拟钉螺（*N. cristella*）。1994 年，Davis 和陈翠娥先生认为文献中提到的拟钉螺由 4 个不同属螺组成，即拟钉螺属（*Tricula*）、新拟钉螺属（*Neotricula*）、γ-拟钉螺属（*Gammatricula*）、景洪螺属（*Jinhongia*）。但早在 1985 年，郭源华等在云南报告景洪拟钉螺新种。1990 年，刘月英将该螺种修正为新拟钉螺属，命名为景洪拟钉螺新种（*N. jinghongensis* Guo and Gu）。续后，Davis 和 Chen 又将新拟钉螺属变更为厚觿螺属（*Pachydrobiini*）。因郭源华和刘月英等报告在先，而且两属螺形态上较为接近，外形上较难区别，而 Davis 所提及的结合螺生殖组织解剖学进行鉴定，困难重重，为避免混淆，择取之简化，故用拟钉螺和新拟钉螺词源更为恰当。

4.9.2　螺的分子鉴定螺种出现偏差

形态学一直是对螺种鉴定的基本方法，也是进行其他研究的基础。但单一依靠形态分类可靠性不强。从理论上来说，现代分子生物学技术从 DNA 水平反映物种间真实情况，可弥补形态分类的不足。因此，传统分类结合现代分子分类方法是被普遍接受的方法。但实际应用研究中

＊ 作者：福建省疾病预防控制中心程由注；中国疾病预防控制中心寄生虫病控制所艾琳；河南省疾病预防控制中心邓艳；漳州市疾病预防控制中心罗鋆、陈锦钟、蔡茂荣。

则以分子生物学为主导,螺的分子鉴定螺种同样出现偏差,或缺少科学性。张波等(2007)应用 SSR-PCR 技术研究 9 种拟钉螺的遗传变异,实验样品武鸣拟钉螺采自广西武鸣,是否为广西拟钉螺(*T. guangxiensis* Liu,et al,1983)或是厄德拟钉螺(*T. gredleri* Kang,1990),作者未做形态学比较,或无武鸣拟钉螺的形态学资料。在该文中的十堰拟钉螺、神农架拟钉螺等均为标本,其螺标本未做形态学描述,在其他(柯雪梅,2017)文章应用中均已有这些螺种的种名学名。在该文中提及的湖北产的洪山拟钉螺与福建产的福建拟钉螺两者遗传距离相近,认为是同一螺种的地理株。而两地直线距离达上千公里,且千山万水生殖隔离,这与遗传学的空间距离越远,遗传距离越大的情况不符。柯雪梅(2017)基于 CO1 基因片断分析福州(新店拟钉螺)、厦门、漳州(华安拟钉螺)产的 7 份拟钉螺样本 DNA 序列数据库比对,与浙江省开化产的宋氏 *r*-拟钉螺的遗传距离相近,为同一螺种,说明分子鉴定与形态学鉴定存在偏差。而 Davis 和 Chen(1994)将宋氏 *r*-拟钉螺归为 *r*-拟钉螺新属,表明其与拟钉螺形态差异较大。在曾肖芃等(1998)的等位基因酶谱分析中,宋氏 *r*-拟钉螺与钉螺的遗传距离为 0.78,而宋氏 *r*-拟钉螺与拟钉螺的遗传距离为 1.05,拟钉螺与钉螺的遗传距离为 1.40,提示宋氏 *r*-拟钉螺与钉螺的亲缘关系更为接近及其感染血吸虫的可能性。而漳州芗城采的所谓华安拟钉螺样品实际上为福建拟钉螺。福建拟钉螺原产地为与漳州邻近的漳平县(刘月英,1983),我们比对了漳州、长泰、漳平 3 地福建拟钉螺标本,贝壳形态完全相同,无论依据 Davis 和 Chen 先生的宋氏 *r*-拟钉螺形态解剖学,或是按曾肖芃等的等位基因酶谱分析,均不准确。由此,我们对柯氏的福建省部分拟钉螺分子分析结论偏差提出质疑。我们认为,查找已知数据库内提交的序列比对,其准确性依赖于三个重要因素:一是提交序列的本身质量,由于标本来源及前期处理情况存在差异和实验条件限制,难以保证所有样品的测序都能达到高质量的均一;二是已知数据库的完备和准确,分子标记鉴定的相关数据库还在发展及完善中,难免出现数据不全或不准确的情况,只能通过实验者自己进行相关的质量控制与筛选工作;三是在分子鉴定的过程中,所选择的靶基因片段的单一性会给鉴定结果带来影响。单一的靶标基因不能准确地定义物种的分类,需要多选几段不同来源的靶标基因进行综合的分析鉴定,以达到对螺种的准确定种。

4.9.3 螺种鉴定的地域出现分布偏差

①泥泞拟钉螺(*T. humida* Heudae,1890):1890 年 Heude 报告产于四川的一新种螺,Amnandele(1924)将之改称为泥泞拟钉螺。Daivs(1990)通过存于哈佛大学比较动物博物馆的泥泞拟钉螺标本核实,认定文献(钟惠澜,1963、1966;刘月英,1979、1984)所提到此螺可作为四川并殖吸虫、团山并殖吸虫的中间宿主,包括他们所保存的鉴定标本都不是泥泞拟钉螺,且湖北省报道的泥泞拟钉螺鉴定错误。至今,报道的泥泞拟钉螺分布地如四川、云南、湖北、河南、陕西、贵州以及福建漳浦等地存在质疑,因此泥泞拟钉螺种分布地的鉴定有待进一步研究。

②摺拟钉螺(*T. cristella* Gredler,1887):该螺模式种产于江西。但钟惠澜先生(1975)在湖南会同县调查时将当地肺吸虫第一中间宿主螺鉴定为摺拟钉螺。该螺存于中国科学院动物研究所标本馆,经 Davis 先生重新核实不是摺拟钉螺,而是尚未被描述的螺种。

③格雷氏拟钉螺(*T. gregoriana* Amnandele,1924):该螺模式种采自云南省澜沧江上游。但在中国文献记录的这种螺分布较为混乱。Davis(1986)采集云南省一些螺群,与收藏于伦敦英国博物馆的格雷氏拟钉螺模式种比较,证明孙振中(1959)、钟惠澜(1965)、刘月英(1984)记述的云

南西双版纳勐海、勐腊、景洪等地分布格雷氏拟钉螺错误。

④微小拟钉螺（*T. minutoides* Gredler，1885）：该螺模式种产自湖南衡山。但 Davis 认为采自湖南的微小拟钉螺应为摺拟钉螺，后改为摺新拟钉螺（*Neitricula cristella*）。分布于日本的微小拟钉螺则是微小钉螺。

⑤黑螺（*Melanoides*）和川蜷螺（*Melania*）：卫氏并殖吸虫中间宿主川蜷螺在文献或论文中常被采用，甚至混淆使用，其分别属于蜷科（Thiaridae）与黑贝科（Pleuroceridae），川蜷螺则是黑贝科中短沟蜷属等螺类的通称或简称。亚洲的短沟蜷属（*semisulcospira*）应归黑贝科。而拟黑螺属（*Melanoides*）、粒蜷属（*Trebia*）和布氏螺属（*Brotia*）均归于蜷科。根据资料，放逸短沟蜷在日本、韩国和中国北方吉林以及南方的安徽、浙江、湖北、福建、台湾、广东、贵州、云南都有分布。严格来说，这种螺不可能分布如此广泛，而且短沟蜷属有 10 余种之多，因此对沟蜷属一些种可能存在同种异名或异种同名的情况，还需要结合分子生物学手段做系统清理。

● 参考文献：

[1]BENSON W H. Description of Camptoceras, a new genus of Lymnaeidae, allied to Ancylus, and of Tricula, a new type of from allied to Melania[J]. Calcutta J Nat Hist and Miscellany of the Aris and Sciences inlndia，1843,3(12)：465-468.

[2]BRANDT R A M. The non-manine aquatic Mollusca of Thailand. Arch[J]. Moll, 1974,105(1-4)：160-162.

[3]DAVIS G M，CHEN C，YU S H. Unique morphological innovation and population variation in Gammatricula Songi, a new species of Triculinae from China（Gasrapoda Rissoacea）[J]. Proceeding of the Acadenny of Natural Sciences of Philaclelphia，1994：107-145.

[4]DAVIS G M，GUO Y and HOAGLAND K E, et al. Erhaia, a new genus and new species of Pomatiopsidae from China（Gastropoda：Rissoacea）[J]. Proceedings of the Academy of Natural Sciences of Philadelphia, 1985,137：48-78.

[5]DAVIS G M，GUO Y H，HOAGL K E, et al. Anatomy and systematics of Triculini（Prosobranchia：Pomatiopsidae：Triculae），freshwater snails from Yunnan, China, with descriptions of new species[J]. Proc Acad Nat Sci Philadel,1986,138(2)：466-575.

[6]DAVIS G M，LIU Y Y and CHEN Y G. New genus of Tticulinae（Prosobranchia：Pomatiopsidae）from China：phylogenetic relationships[J]. Proe Acad Natur Sci Philadephia，1990,142：143-165.

[7]DAVIS G M. The origin evolution of the Gastropod family Pomatiopsidae,with emphasis on the Mekong River Triculinae,Academy of Natural Sciences of Philadelphia[J]. Monograph, 1979, 20：120-123.

[8]FOLMER O，BLACK M，HOEH W, et al. DNA primers for amplification of mitochondrial cytochrome C oxidase subunit I from diverse metazoan invertebrates [J]. Mol Mar Biol Biotechnol, 1994,3(5)：294-299.

[9]HEUDE P M. Notes sur les mollusques terrestres de la vallee du Fleuve Bleu[M]. La Mission Catholigue,1882.

[10]蔡茂荣,罗鋆,林国华,等.沼蜷属螺一新种[J].海洋科学,2017,41(11):134-137.

[11]程由注,吴小平,李莉莎.拟小豆螺属一新种记述[J].动物分类学报,2007,32(4):891-899.

[12]程由注,吴小平,李莉莎.中国拟钉螺属两新种记述(中腹足目,盖口螺科)[J].动物分类学报,2010,35(4):871-875.

[13]程由注.并殖吸虫中间宿主感染与其生态环境关系[J].中国寄生虫学与寄生虫病杂志,1999,17(4):212-214.

[14]DAVIS G M,陈翠娥,康在彬,等.亚洲和美洲的并殖吸虫的螺类宿主[J].中国寄生虫学与寄生虫病学杂志,1994,12(4):279-284.

[15]关飞.拟钉螺亚科部分种类分子系统发育研究[D].武汉:华中科技大学,2009.

[16]康在彬.中国拟钉螺属二新种(腹足纲:盖口螺科)[J].动物分类学报,1990,15(3):271-275.

[17]康在彬.湖北拟钉螺属三新种[J].海洋与湖沼,1984,15(4):299-309.

[18]康在彬.携带斯氏并殖吸虫尾蚴的拟钉螺两新种[J].湖北医学院学报.1983,4(1):106-108.

[19]柯雪梅,邱浸,林陈鑫,等.基于CO1基因片段的拟钉螺种类鉴定初探[J].中国人兽共患病学报,2017,33(8):724-729.

[20]李友松,曾森平,张世阳,等.福建省并殖吸虫第1中间宿主种类、分布及感染率调查[J].海峡预防医学杂志,2004,10(6):1-3.

[21]李友松,林陈鑫,周宪民,等.携带肺吸虫尾蚴的淡水螺类拟钉螺亚科一新种[J].中国人兽共患病学报,2004,20(10):883-884.

[22]刘月英,张文珍,王耀先,等.觯螺科三新种[J].动物分类学报,1983,8(4):366-369.

[23]刘月英,张文珍.携带肺吸虫尾蚴的螺类一新属二新种记述[J].动物分类分类学报,1979,4(2):132-136.

[24]刘月英,张文珍,王耀先.医学贝类学[M].北京:海洋出版社,1993.

[25]刘月英,张文珍,王耀先,等.中国西南地区淡水贝类八新种记述(腹足纲:瓣鳃纲)[J].动物分类学报,1994,19(1):25-36.

[26]刘月英,张文珍,王耀先.中国拟钉螺的研究[J].动物分类学报,1983,8(2):135-139.

[27]任伟,牛安欧,李友松,等.RAPD技术研究6种拟钉螺的遗传变异[J].中国人兽共患病学报,2006,22(1):43-47.

[28]曾肖芃,陈翠娥,丁建祖,等.宋氏r-拟钉螺等位基因酶的研究及探讨其传病意义[J].实用预防医学杂志,1998,5(1):17-19.

[29]张波,牛安欧,任伟,等.SSR-PCR技术研究9种拟钉螺的遗传变异[J].中国病原生物学杂志,2007,2(2):127-129,146.

第5章 福建省并殖吸虫第二中间宿主蟹类调查[*]

我国幅员辽阔,地理地貌环境复杂,淡水蟹种类繁多。但长期以来,我国的淡水蟹类分类研究却处于停滞状态。20世纪70年代开始,随着我国并殖吸虫病研究的进展,作为并殖吸虫第二中间宿主的淡水蟹类,对其的研究也随之受到重视。中国科学院动物研究所戴爱云教授承担了中国淡水蟹类的研究课题,并在全国各地医学寄生虫研究及卫生防疫部门的协作下,在广泛开展并殖吸虫病流行病学调查研究工作的推动下,中国淡水蟹类系统分类学的研究有了突破性进展。

5.1 蟹的形态、鉴定与识别

5.1.1 蟹的外部形态

蟹躯体由头胸部及腹部构成。头胸部包括头胸甲和腹甲两部分,头胸部的背面覆盖一个近圆方形的头胸甲,腹面则为胸部腹甲。头胸甲又分为前缘(中部的额缘及两侧的眼缘)、两侧(前侧缘、后侧缘)及后缘,眼窝的外侧面角称外眼窝角。前侧缘是否具齿,其形状、数量随种类不同而异,前侧缘的第一齿为前鳃齿。头胸甲的背面又根据不同内脏的位置而分为不同的区:额区、胃区、心区、肠区、肝区、鳃区以及额后叶、眼后隆脊(图5.1)。由肝区向胃区斜行的沟称颈沟。额两侧有1对带柄的复眼。额下有第1、2对触角。胸部腹甲共分为8节,一般第2~4节愈合,第5~8节的中部凹陷成胸部腹甲沟。各节之间愈合部称4/5、5/6、6/7胸节缝的间隔沟(图5.2)。雄性第5胸甲内侧具一对突起,称为腹锁突。腹部退化,扁平短小,折于头胸甲下,紧贴胸部胸甲沟。腹部明显分为7节。一般雄性腹部为类三角形,掀开腹部可见两对腹肢、第1腹肢内侧沟槽,交配时一并插入雌性生殖孔内。而雌性腹部为宽卵圆形。但稚幼的个体,两性的腹部区别不大,多呈窄长形。蟹的附肢包括大颚和第1、2对小颚以及第1、2、3对颚足,全部安置在口框内,最外面由两扇门式的第3颚足所掩盖。大颚须的末节是否呈裂片状以及第3颚足外肢有无鞭,依种类不同而异。头胸部两侧有5对胸足,第1对为螯足,呈钳状,为捕食或斗殴和穴居打洞时使用;第2~5对为步足,用于爬行,依次称为第1~4步足。螯、步足均由底节、基节、座节、长节、

---

* 作者:福建省疾病预防控制中心程由注;漳州市疾病预防控制中心蔡茂荣、罗鋆、陈锦钟;龙海市疾病预防控制中心林国华、黄明松。

腕节、前节(在螯足则分化为掌部和不动指)和指节,共由 7 节组成。掀开雌蟹腹部后,腹甲上可见 1 对生殖孔和 4 对腹肢。腹肢为双肢型,内外两肢均附有刚毛,用以附着卵粒及幼蟹。雄性的第一、二对腹肢为生殖肢,第一对腹肢一般为 4 节,溪蟹科蟹类末节形态分化复杂,而束腰蟹末节愈合,基部肿胀,末部纤细,雄性第一腹肢的形态特征是蟹的属、种间鉴别的主要分类依据。

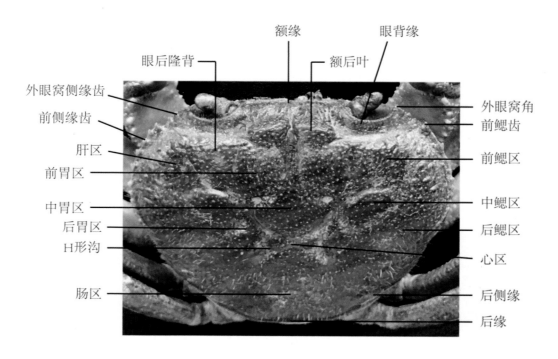

图 5.1　蟹背甲各部位分区名称

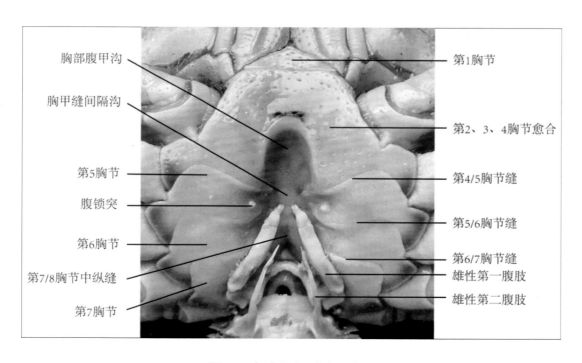

图 5.2　蟹腹甲腹面各部位名称

5.1.2 蟹的形态识别

通常,在获取蟹标本后可按其体表各分区部位及雄性腹肢的形态特征进行观察与描述。

(1)体型及颜色 鉴别的标本必须是发育成熟的雌、雄蟹,以雄蟹为重要,判别所用的蟹类是否为成蟹,可根据孳生环境同一处且外形及大小相近的雌雄蟹判断,当雌蟹的腹部为宽卵圆形或长圆形而不是窄长形,说明与其大小相近的雄蟹为成蟹。不同科属的蟹类体型大小不同,可测量其头胸甲长、宽径。华溪蟹的种类个体较大,成蟹的头胸甲横径多在 33～48 mm(图 5.3)。其他溪蟹个体均中小,其中南海溪蟹、束腰蟹与部分博特溪蟹头胸甲横径 25～35 mm,其余的头胸甲仅 15～20 mm。除大小外,体型上还应观察其头胸甲面是否平坦、隆起或稍隆。华溪蟹类常年生长在溪涧,其体表颜色常与溪涧石块近似,而华南溪蟹和博特溪蟹表面颜色通常较深,或有不同的花色条纹(图 5.4),如成熟的南海溪蟹头胸甲为青黄色,永安博特溪蟹腹甲呈淡紫色及步足具黑色与紫褐色条纹相间分布。

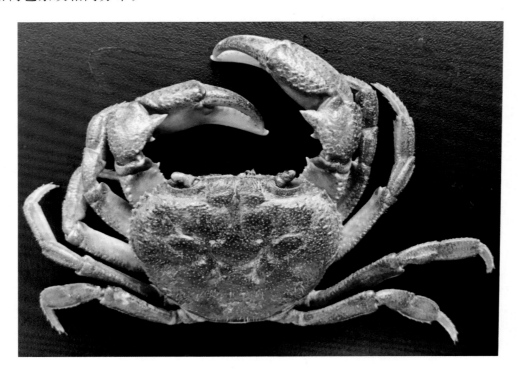

图 5.3 体型较大(宽径 45 mm),背甲分区明显的华溪蟹属溪蟹

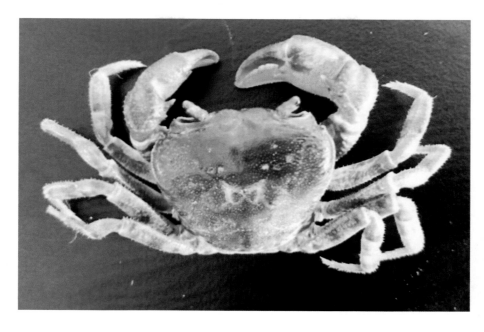

图 5.4　体型较小(宽径 18 mm 左右),背甲分区不明显的华南溪蟹属溪蟹

（2）头胸甲　背甲隆凸或平坦,表面粗糙或光滑,或有微细凹点;颈沟深或浅;肠区与鳃区肿胀或稍隆;胃、心区之间"H"形沟清晰或不明显。另外,眼后叶隆脊是否隆起,外眼窝角齿与侧齿的形状、数目,外眼窝角与前侧缘齿之间的间隔情况,前侧缘突出或仅隆脊形,以及前侧缘齿的形状与数目分布等都是种间鉴别的主要特征。

（3）腹部　除束腰蟹雄性腹部呈"T"字形外,其他种类雄性腹部为窄长三角形或宽三角形、舌形。雄性腹部的第 6 节基部的宽度与长度的倍比、末节基部宽度与长度的比例、尾节基部的宽度约为长度的倍数、长度与第 6 节的长度的比例也是种间鉴别的指标之一(图 5.5)。

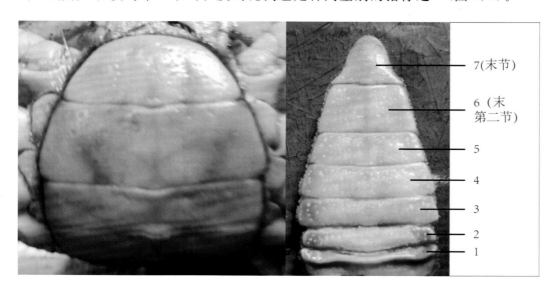

图 5.5　雌性蟹腹部(左)和雄性蟹腹部(右,第 1～7 节)

（4）第三颚足形状 长节宽度为长的倍比，坐节长度为宽的倍比。外肢有或无鞭、外肢末端占长节基部的位置比例是不同蟹种间识别的标志之一（图5.6）。

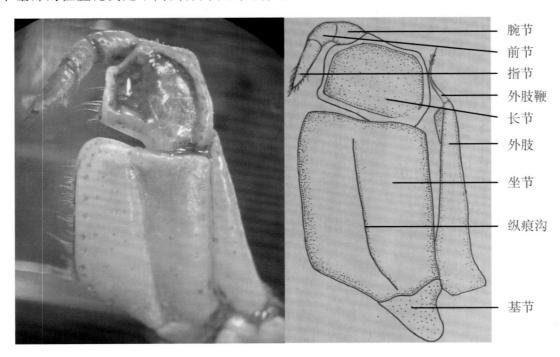

腕节
前节
指节
外肢鞭
长节
外肢
坐节
纵痕沟
基节

图5.6 第三颚足及各部位名称

（5）螯肢与步足 两螯相对对称或显著不对称，大螯掌部的长度为高度的倍比，或与可动指的长度之比，以及掌部背、腹面有皱襞或光滑，两指合拢时两指间是否有空隙，内缘齿形状，以及步足粗壮或细长，刚毛多或寡，第5对步足前节长度与宽度之比等在定种分类上具重要参考价值（图5.7）。

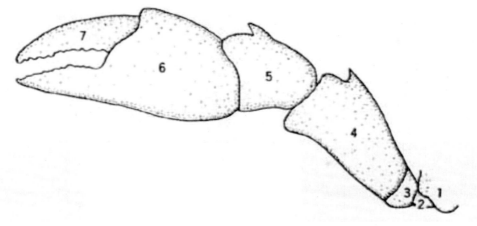

（a）螯足：6 为前节掌部

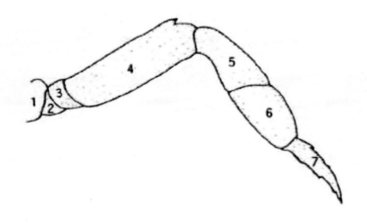

（b）步足：1—底节；2—基节；3—坐节；4—长节；5—腕节；6—前节；7—指节

图 5.7 溪蟹螯足与步足

（6）雄性腹肢 雄性第 1 腹肢形状，即雄性溪蟹的生殖器，特别是其末节形状、大小、长短、指向和末第 2 节与末节长度倍比，末节在胸甲缝中自然位置，雄性第一腹肢末节末部是否分叶，第一腹肢末部是否抵达或超越胸甲腹锁突，或是否抵达或超越 4/5 胸甲缝，第一腹肢背面或侧面观形态，或长度与宽度比例，雄性第二腹肢一般较细长，检测其末第二节与末的倍比等，均为淡水蟹类种间最为重要形态学鉴别依据（图 5.8～图 5.10）。

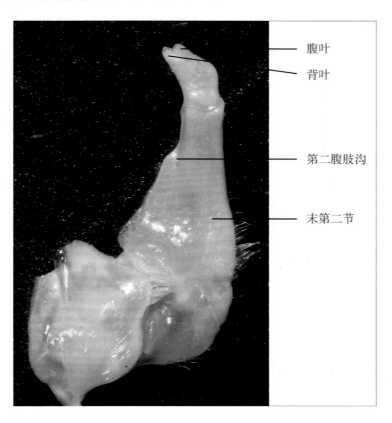

腹叶
背叶

第二腹肢沟

末第二节

图 5.8 河南华溪蟹雄性第一腹肢侧面观末节与末第二节，末节分为两叶，即背叶与腹叶

图 5.9 中 A 蟹与 B 蟹的雄性第一腹肢较长,末部均超越第 4/5 胸甲缝,两者末部特化不同;C 蟹与 D 蟹的雄性第一腹肢末端超越第 5/6 胸甲缝,C 蟹腹肢末端抵达腹锁突水平,D 蟹的腹肢末端抵达 5/6 胸甲缝附近;C 蟹的腹肢末端指向腹内方,D 蟹的腹肢末端向腹外方扭转。

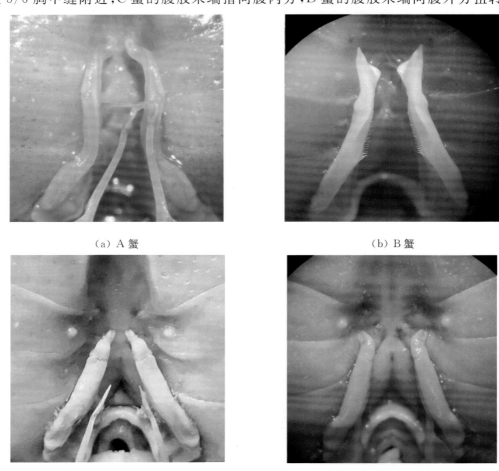

（a）A 蟹   （b）B 蟹

（c）C 蟹   （d）D 蟹

图 5.9　几种溪蟹雄性第一腹肢形态

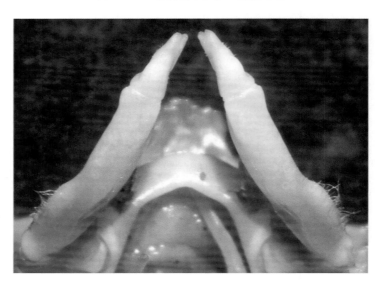

（a）河南华溪蟹,其雄性第一腹肢末节半部显著向下弯,明显指向内方,末部分背、腹两叶,呈剪刀形,背叶长于腹叶

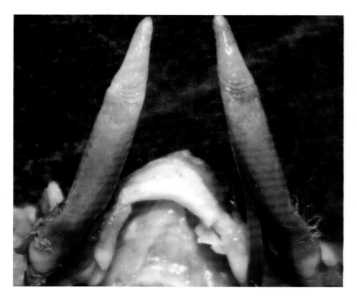

（b）瘦肢华溪蟹，系河南省分布新记录，其雄性第一腹肢末节稍指向上内方，结构简单

图 5.10　两类雄性第一腹肢形态特征的华溪蟹

5.2 蟹的分类 *

在自然界中可作为并殖吸虫第二中间宿主的淡水蟹类,归属于节肢动物门,甲壳动物亚门(Crustacea)软甲纲(Malacostraca)中的十足目(Decapoda)短尾次目(Brachyura),是一个较为庞大的动物类群。目前全世界记载的有 1000 余种,分为 3 个总科:伪细腰蟹总科(Pseudothelphusidea)、拟地蟹总科(Gecarcinucoidea)和溪蟹总科(Potamoidea),我国(包括台湾)仅有后两总科,约有 250 种之多,以溪蟹科(Potamidae)种类为多见。由于蟹类生活区大都与溪流、石块有着不可分割的关系,因此通常称之为溪蟹或石蟹。溪蟹活动范围小,分布的地理隔离现象比较明显,各类种群分布有着一定的区域性,对生活环境的选择也各异,不同溪蟹和不同的并殖吸虫第一中间宿主螺类常互相组成不同的区系类型,所携带的并殖吸虫囊蚴也各不相同,因此鉴别其形态特征、了解生态习性与地理分布、了解寄生并殖吸虫第二中间宿主的种类等,对各地开展并殖吸虫病原生物学、流行病学调研和防治等均具有重要意义。

第二中间宿主的淡水蟹类,经过戴爱云先生等近 40 年的努力,个体头胸甲在 40 mm 左右的大型溪蟹种类鉴定大多已完成,但个体较小(多数充当斯氏并殖吸虫第二中间宿主者)的华南溪蟹属、博特溪蟹属、南海溪蟹属、闽溪蟹属等的新蟹种在以往调查时多被忽略或被混淆,所以这些蟹种的鉴定报告将成为今后研究的重点。

5.2.1 束腹蟹科束腰蟹属

头胸甲略呈六角形,额部前面观具三角区,前侧缘及外眼窝角共有 4 枚锐齿。大颚须的末节为两裂片,第三颚足外肢具细鞭。雄性腹部呈倒 T 形,末第二、三节明显缩小,为一束腰状特征,该属名因之而得名。第一腹肢末两节愈合,基部粗壮呈泡形,末部细鞭状(图 5.11)。

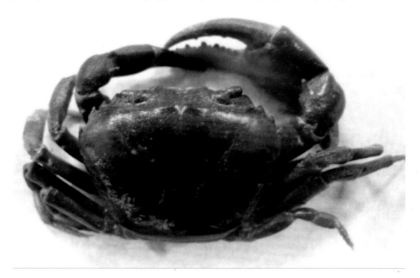

(a)头胸部背甲外眼窝角有 4 枚锐齿

---

* 作者:福建省疾病预防控制中心程由注、江典伟、方彦炎;漳州市疾病预防控制中心洪照宽、罗鋆;龙海市疾病预防控制中心黄明松。

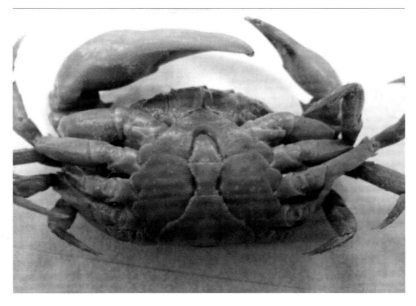

（b）雄性腹部中段明显缩小

图 5.11　束腹蟹科束腰蟹属

5.2.2　华溪蟹属（*Sinopotamon* Bott，1967）、种的分类

个体中、大型，头胸甲圆方形，表面鳃区常具微细皱襞。外眼窝齿多呈宽三角形。前鳃齿颗粒状，突出或平钝，前侧缘具锯齿或小刺。第三颚足外肢具壮鞭。胸部腹甲沟中等深度，胸甲缝间隔略窄，少数较宽。雄性第一腹肢粗壮，末节末部趋尖；或分背、腹叶，或末端缺刻，或凹陷，末节明显短于末第二节的 1/2。按雄性第一腹肢形态特征及指向又分为圆叶组、尖叶组、钝叶组、凹叶组、直指组、内指组（如河南华溪蟹）、外指组（如漳州华溪蟹）、背指组。各种华溪蟹雄性第一腹肢形态特征见图 5.12，华溪蟹属种的检索见附录 3。

5.2.3　南海溪蟹属（Genus *Nanhaipotamon* Bott，1968）、种的分类

分布于沿海地区的南海溪蟹个体偏大，背甲青黄色；内陆地区的个体中等大小，背甲褐黄色。头胸甲前后拱隆，鳃区肿胀。额后叶平钝，眼后隆脊突出，表面光滑。前侧缘隆线形，前鳃齿突出，呈角状。第三颚足外肢具短鞭。雄性腹部呈三角形，胸甲缝线之间的间隔沟很窄，第 7/8 胸甲的中纵缝中等长度。雄性第一腹肢略显粗壮，末节约为或短于末第二节的 1/2。末部扩张呈扁平的类三角形，外末角趋窄，第二腹肢沟位于中线处，肢腹孔位于末节的外末角。雌性生殖孔两孔靠近，开口朝向内下方。南海溪蟹属有关蟹种的雄性第一腹肢形态特征见图 5.13。南海溪蟹属种的检索见附录 4。

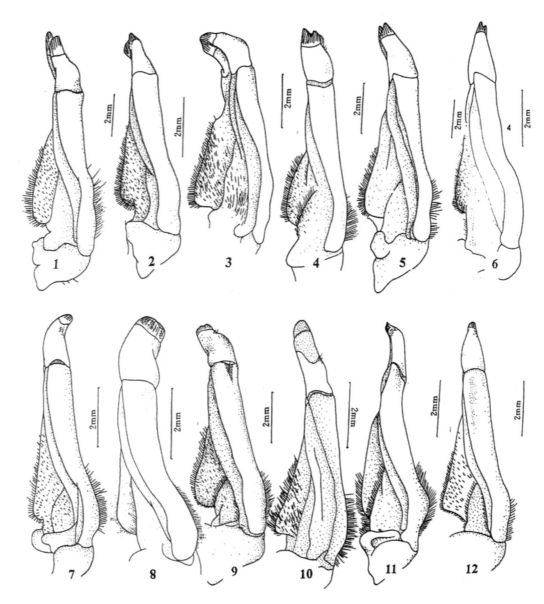

1—河南华溪蟹(*S. honanense*);2—安徽华溪蟹(*S. anhuiense*);3—陕西华溪蟹(*S. shensiense*);4—凹肢华溪蟹(*S. depressum*);5—尖叶华溪蟹(*S. acutum*);6—浙江华溪蟹(*S. chekiangense*);7—将乐华溪蟹(*S. Jianglense*);8—锯齿华溪蟹(*S. denticulatum*);9—隆凸华溪蟹(*S. convexum*);10—不等叶华溪蟹(*S. uneaquum*);11—岳阳华溪蟹(*S. yueyangense*);12—福建华溪蟹(*S. fukienense*)。

图 5.12 华溪蟹雄性第一腹肢末节可分为分叶组、圆叶组、尖叶组、钝叶组、凹叶组;外指组、内指组、背指组、上指组等各类形态特征

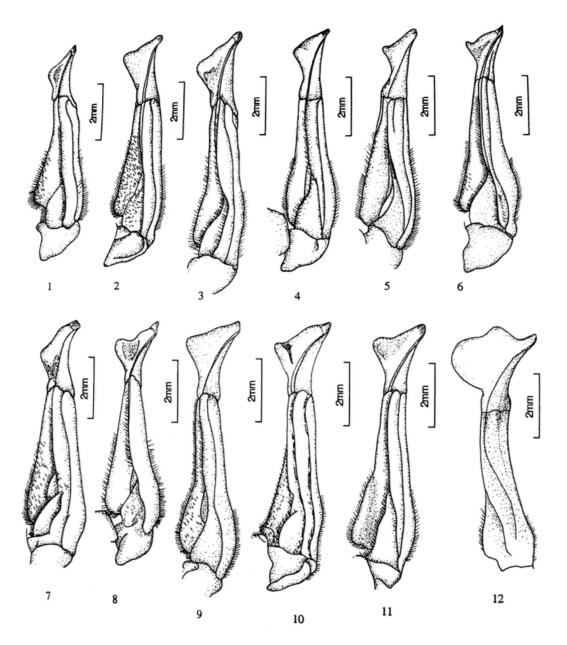

1—台湾南海溪蟹(*N. formosanum*);2—永春南海溪蟹(*N. yongchunense*);3—南日南海溪蟹(*N. nanriense*);4—华安南海溪蟹(*N. huaanense*);5—平远南海溪蟹(*N. pingyuanense*);6—尖肢南海溪蟹(*N. aculatum*);7—温州南海溪蟹(*N. wenzhouense*);8—香港南海溪蟹(*N. hongkongense*);9—和平南海溪蟹(*N. hepingense*);10—广东南海溪蟹(*N. guangdongense*);11—平和南海溪蟹(*N. pinghense*);12—武平南海溪蟹(*N. wupingense*)。

图 5.13 南海溪蟹雄性第一腹肢末节各种类型的形态特征

5.2.4 华南溪蟹属(Genus *Huananpotamon* Dai and Ng,1994)、种的分类

个体中小型,头胸甲略隆,表面前鳃区具微细皱襞,前侧缘隆脊形,具颗粒状细齿,鳃区不甚肿胀。雄性腹部基半部较窄,呈相对窄长的三角形,第六节的中纵缝较短。第一腹肢细长,末节相应较长,多长于末第二节的1/2。外末角圆钝,呈不同程度的隆凸。雌性生殖孔靠近,卵圆形或瓜子状。华南溪蟹属有关蟹种的雄性第一腹肢形态特征见图5.14。华南溪蟹属种的检索见附录5。

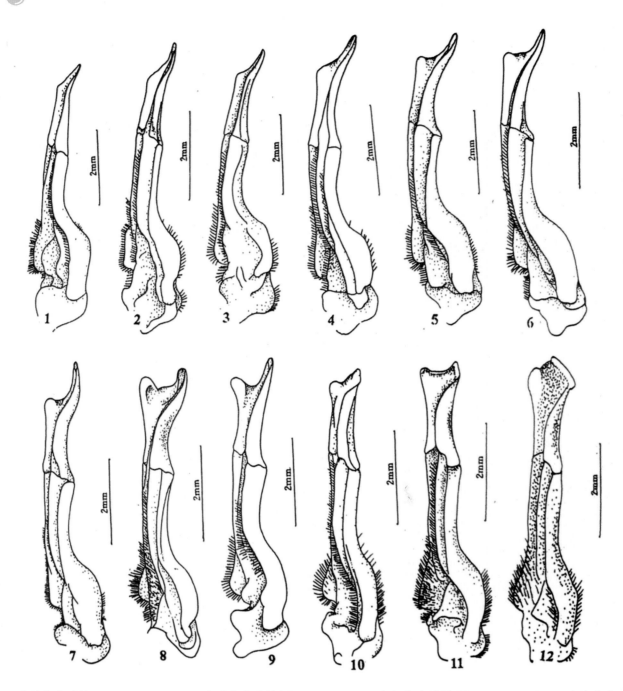

1—黎川华南溪蟹(*H. lichuanense*);2—贵溪华南溪蟹(*H. guxiense*);3—戈阳华南溪蟹(*H. yiyangense*);4—角肢华南溪蟹(*H. angulatum*);5—南城华南溪蟹(*H. nanchengense*);6—中型华南溪蟹(*H. medium*);7—崇仁华南溪蟹(*H. chongrenense*);8—瑞金华南溪蟹(*H. ruijinense*);9—权肢华南溪蟹(*H. ramipodum*);10—钝肢华南溪蟹(*H. obtusum*);11—平肢华南溪蟹(*H. planopodum*);12—铲肢华南溪蟹(*H. changzhium*)。

图5.14 华南溪蟹雄性第一腹肢末节各种类型的形态特征

5.2.5 博特溪蟹属(Genus *Bottapotamon* Tuerkay and Dai,1997)、种的分类

个体中小型,头胸甲近圆方形,表面稍隆具细皱襞,外眼窝角呈低平的三角形,前鳃齿不明显,前侧缘无明显锯齿。第三颚足外肢具细鞭。雄性腹部三角形,胸甲缝间隔沟稍宽,第7/8节中纵缝短,第一腹肢纤细,末节长条形,弯向内方,长于末第二节的1/2,第二腹肢沟位于中部,腹

肢孔位于末端。雌性生殖孔卵圆形,开口朝向内侧。博特溪蟹属种的检索见附录 6。

5.2.6　闽溪蟹属

个体小,雄性腹部三角形,基部较宽。胸部腹甲的间隔沟稍宽,第 7/8 节的中纵缝短,第一腹肢纤细,末节长于末第二节的 1/2,近开端具一鼻翼状突起或分叉形,第二腹肢沟位于中部。

5.3 福建省淡水蟹类种群分布

5.3.1 华溪蟹

目前已报道福建华溪蟹、将乐华溪蟹、平和华溪蟹、漳州华溪蟹、永安华溪蟹、安远华溪蟹、资溪华溪蟹、浙江华溪蟹闽东亚种等。

(1)福建华溪蟹 以武夷山脉为主体,广泛分布于闽江流域及其支流,以及江西境内的武夷山余脉兴国、永丰、贵溪、南城、宁都、上犹、黎川、上饶等大范围地区和浙江庆元县。在华溪蟹种群中,福建境内的福州和南平两地几乎全境为单一的福建华溪蟹分布区;三明地区大部,龙岩的连城、长汀,宁德的古田、屏南、周宁和泉州的德化部分支流,该蟹种分布范围广泛,是8种华溪蟹中最为优势种群。

(2)浙江华溪蟹闽东亚种 以鹫峰山脉和太姥山脉为主体,分布于福建东北部的寿宁、柘荣、霞浦、福安、福鼎。

(3)将乐华溪蟹 以博平山脉为主体,分布于九龙江北溪水系的长泰、华安、漳平、新罗、上杭县全境,三明辖区地处武夷山中段闽江源沙溪、金溪水系的建宁、泰宁、宁化、将乐,顺昌的部分支流,以及南靖、平和、龙海部分支流,泉州除德化外包括永春、安溪和三明永安的九龙江北溪水系支流等。其他县市蟹种也可能多为将乐华溪蟹,其分布范围仅次于福建华溪蟹。

(4)平和华溪蟹 分布于博平山脉以南,九龙江西溪的水系南靖、平和及永定、武平县部分支流,以及韩江水系广东境内大埔、平远、梅县和广州北部山区等地。

(5)漳州华溪蟹 分布于平和县境内博平山脉以东的漳江水系及其支流,云霄、漳浦、诏安县全境为单一的漳州华溪蟹分布区。而南靖与平和县为平和华溪蟹与漳州华溪蟹混合过渡区,山涧小沟多为单一蟹种分布,但一个村庄共有上述两种蟹并不少见。

(6)永安华溪蟹 仅见永安市境内。

(7)安远华溪蟹 分布于与江西相邻的武平县桃溪乡。原产地江西省安远县。

(8)资溪华溪蟹 分布于光泽县及与光泽县相邻的江西资溪县。

5.3.2 博特溪蟹(原称为马来溪蟹,如福建马来溪蟹)

博特溪蟹为个体中小型的蟹类,活动范围较小,故无明显的山脉、水系分布特征,受地理生殖隔离,具有种的地域性分布特点。以闽东北部的政和、周宁、屏南、霞浦、福鼎和闽中南部的大田、永安、尤溪、永泰、闽侯、连江、德化等地种群分布为优势。

(1)福建博特溪蟹 分布于建瓯、建阳、政和、古田、屏南、连江县。

(2)永安博特溪蟹 分布于永安、三明、尤溪、大田、漳平、德化县。

(3)尤溪博特溪蟹 分布于尤溪、闽侯、闽清县。

(4)恩氏博特溪蟹 分布于邵武、寿宁、福鼎、霞浦县。

(5)南安博特溪蟹 仅见南安市境内。

综上所述,漳州地区未见博特溪蟹分布。另外,在宁化、永泰、福鼎发现了形态特别且尚未命名的博特溪蟹种类,有待进一步研究。

5.3.3　华南溪蟹

华南溪蟹为小型蟹类,除闽东地区暂未发现外,各地均有发现,种间具地域性分布特点,以福建北部、西南部以及九龙江下游以北地区为常见,是一类庞大小型蟹类动物,种群分布广泛。

(1)角肢华南溪　分布于建瓯、建阳、宁化县。

(2)权肢华南溪蟹　分布于三元、连城。

(3)平肢华南溪蟹　分布于漳平、三元、将乐县。

(4)钝肢华南溪蟹　分布于连城县。

(5)林氏华南溪蟹　分布于邵武、松溪县。

(6)沈氏华南溪蟹　分布于邵武、将乐、宁化县。

(7)铲肢华南溪蟹　分布于闽侯、南平延平区。

(8)唐氏华南溪蟹　分布于南平延平区。

(9)漳州华南溪蟹　分布于华安、长泰、漳平。

(10)尤溪华南溪　分布于尤溪县。

5.3.4　南海溪蟹

南海溪蟹为一类中型蟹类,起先见于沿海,后在内陆地区也有新种类发现。

(1)福建南海溪蟹　分布于永泰、德化、松溪、尤溪、闽清、寿宁县。

(2)南日南海溪蟹　分布于莆田南日岛。

(3)霞浦南海溪蟹　分布于霞浦县。

(4)平潭南海溪蟹　分布于平潭、长乐、闽侯县。

(5)永春南海溪蟹　分布于永春县。

(6)华安南海溪蟹　分布于华安、漳平。

(7)武平南海溪蟹　分布于武平县。

5.3.5　闽溪蟹属

福建南部特有小型蟹类,在厦门翔安和漳州天宝山,以及九龙江下游以南,包括龙海、云霄、漳浦、诏安县等地分布广泛。

5.3.6　束腰蟹属

该属是一大类种群,在福建省分布十分广泛,从沿海到内陆地区,几乎每个县的山塘渠沟都可以见到它的踪迹。但由于其雄性第一腹肢末两节愈合,末部均呈细鞭状,形态结构简单,在分类上造成辨别困难,因此在福建省仅报告两种,有待研究。

(1)华安束腰蟹　分布于华安、长泰县。

(2)漳浦束腰蟹　分布于漳浦、龙海、诏安县。

5.4 淡水蟹类的生态习性与捕捉

5.4.1 蟹的生活环境

作为并殖吸虫第二中间宿主的大多数蟹类其生活环境离不开石块,故又俗称石蟹。海拔多在 20~1000 mm,适合水质为 pH 6.0~7.0 和水温 6~20℃。生活在热带、亚热带和温带地区的蟹类对孳生环境的要求不尽相同。根据溪蟹生活环境大致可分为石块型、泥沙混合型、泥土型和渠塘型 4 种,前两种为多数蟹类孳生地,它们的生活环境中大都有石头。

(1)石块型(主要营水生兼有陆生生活) 本类型蟹孳生于水量充沛山洞溪流中,水流长年不断,大雨水时可冲刷走泥沙而使溪床中留有重重叠叠的大小石块,水流透明清澈,岸旁灌木掩覆,树阴笼盖。溪蟹常孳生在 0.1~0.3 m 的浅水区石块下,以流水转弯的缓流处或浅水潭居多,而这种环境的石块上多见有肺吸虫第一中间宿主放逸短沟蜷附着。

(2)泥沙混合型(营半陆水生生活) 孳生地为山洞上游或支流小沟,渗水洼地,或水量细小的山垅田灌溉沟源头。孳生环境为泥沙或碎石块,或泥洞和草丛,主要种类为溪蟹科中的华南溪蟹属、博特溪蟹属、闽溪蟹属等小型蟹类。而这种环境常有拟钉螺或拟小豆螺栖息。但石块型孳生地的华溪蟹有时因躲避山洪或干旱也可于溪旁荫蔽的碎石泥堆中打洞穴居,或内陆型南海溪蟹也可常见在溪坑靠近岸边的水中石块下潜伏。

(3)泥土型 在田埂、渠道岸旁和积水潭岸边泥洞内穴居,主要营陆生兼有水生生活,常见种类为南海溪蟹。

(4)渠塘型 常见种类为束腰蟹,主要营水生兼有陆生生活,蟹白天躲藏于渠道、山塘水草丛里,夜间上岸活动及觅食。

5.4.2 蟹的生活习性

溪蟹具水陆生两栖性,不同蟹类的水性或陆性各有不同。例如,华溪蟹白天多长久埋浸在水里石块下,而小型蟹类多在浅水沟或潮湿环境的石块下隐藏。它们夜间在水边或浅水区营半陆栖性生活。平时喜欢独居,一处石底下,一个泥洞内常只有一只蟹。溪蟹昼伏夜出,白天隐藏在石块下、泥沙间、洞穴中。夜间活动甚频,晚上爬出觅食,但在不同季节其活动也有很大的差别。溪蟹的活动与温度有着密切的关系,在初春时节,水温回暖,则开始从冬眠中苏醒活动觅食。每年4—9月,溪蟹则进入生长繁殖旺季。夏季暴雨降临时,溪涧的蟹为逃避山洪冲刷,可有预感性地离水爬向岸边,在岸边附近的石块、草丛中存匿。在枯水季节,山洞的水量少,或接近干枯,溪蟹选择大石块下或洼地泥沙处打洞穴居。10—11月秋季,溪蟹仍积极活动,到处觅食,积累营养,膨大肝胰脏,准备越冬。12月至翌年 2~3 月,水温下降到低于 10℃时,多数南海溪蟹、华南溪蟹、束腰蟹和少数华溪蟹则离开水体在岸旁远离水体附近的潮湿环境挖洞穴居,洞深可达 1 m 以上,藏于洞底,肢体蜷曲不动,呈休眠状态。而多数华溪蟹在水温下降到低于 5℃时藏于有水的坑沟石块下,呈休眠状态。越冬的蟹,直至天气变暖、水温升高才开始活动。

蟹习性凶狠,当受威胁或寻觅食物时,张开螯肢。溪蟹为杂食性,但偏爱肉食,喜食鱼、虾、昆虫、螺类等,甚至可以捕食蜻蜓,对死鼠等腐烂腥臭动物也嗜食,如用青蛙、蚯蚓、鸡肠、腥味浓重的生海鲜等诱捕,它们也很容易上钩,有时也吞食同类,特别是攫取刚脱壳的软壳蟹,抱卵蟹甚至亦吞食自己产下的卵子,可见它们对许多肉类是泛食不择的。除肉类外,溪蟹也吃多种植物及植物的种子。

在猎取食物时,它们先用螯足把摄食对象迅速钳住,然后用颚足兜住,经大额切割后进食。当遇到坚硬的食物,如螺类,则将螺类从壳口钳破,再取食软组织。遇食后则饱餐一顿,而后可数日内不再取食。

每年 4—9 月是溪蟹的繁殖季节,具体时期随地区而异,如华南地区各省区多为 4—6 月,而向北的长江流域,黄河中、下游则多集中在夏季 6—9 月间。

交配时,雄蟹各对步足相对紧抱雌体,两性均为硬壳状态,雄性腹部打开,撑开雌性腹部,雄性第一腹肢对准雌蟹生殖孔,第二腹肢插入第一腹肢内,将精子输入雌性纳精囊中,经过体内受精形成受精卵。

母蟹一次的产卵量为 50～300 粒,卵粒较大,直径 2.5～3 mm。卵粒直接牢固附着在腹肢的刚毛上。抱卵的母蟹常停留在阴湿的草丛下、洞穴中或石块缝隙间,并时常扇动腹部,移动腹肢,转动卵粒,有时进入水中歇息,然后再爬出水面,还经常将螯足伸入腹部梳理卵子,使胚胎得到充分的水分和氧气。在环境不利、食物缺乏或受到惊扰时,也有自食卵粒的现象。

卵粒的外部包被两层卵膜,外层较硬而厚,内层较薄而软。刚产出的卵颜色为浅黄色,三天左右即分化成背、腹面,背面为头胸甲,色素较为集中,颜色较腹面为深。腹面可以分辨出粗壮的眼柄,第一、二对触角,口器,腹面及两侧蜷抱的五对附肢等部分,已初具幼蟹的雏形。经过逐步发育,到了第五六天,眼柄末端的角膜便出现了明显的色素,且渐渐扩大,而附肢及腹部逐渐壮大,因此腹面部分增大,而背面头胸甲的部分渐小,整个卵粒逐渐膨大,颜色逐渐变深,经 3～4 个星期即可孵出幼蟹。刚孵化出的幼体外形基本上与成体相似而不经过任何变态。但头胸甲的长宽比例都相对较长。它们的壳薄而体弱,不可能独立生活,而是攀附在母体附近,并不远游,稍受惊扰则马上回到母体腹部内或攀附在身体其他部分隐藏。

溪蟹的生长要经过脱壳,每脱壳一次则长大一筹。刚孵化后的小蟹,个体小,小蟹体脱一次壳,身体便相对增大一次,因此一只当年脱离母体的小蟹,经 20 次以上的脱壳,到翌年才能达到性成熟。

溪蟹在产卵孵化期以后,便进入一个较为集中的脱壳期,此时常常可以采到较多的软壳蟹。即将脱壳的溪蟹常隐匿在石下不吃不动,重新从外壳中吸收钙盐,并大量吸收水分胀大身体。随后,在头胸甲的后缘出现一条裂缝,接着头胸甲慢慢向上耸起,裂缝愈来愈大,新的柔软的身体也逐渐暴露出来,通过身体和附肢的不断伸屈,从最后一对步足开始逐渐脱出壳来,最终额部和螯足也完全脱离旧壳。整个过程需半个小时左右,有的个体甚至需长达 3～4 小时才能脱掉旧壳。这样的软壳蟹活动能力很弱,极易受到天敌及同类的侵袭吞食。

溪蟹的寿命随种类、生存地区、栖息环境等不同而有所不同,只根据身体的大小、脱壳的次数来估计,雌性一般可活 3～4 年,而雄蟹可活较长时间,或许可以延长至 4～5 年。

5.4.3　蟹标本采集

溪蟹的捕捉可根据不同种类的孳生环境、习性和不同季节来选择捕捉方法。

(1)直接捕捉法　原则是与"混水摸鱼"相反的"清水捉蟹",应从下游到上游,捕捉者不宜多,须有间隔,以防将水搅浑,致蟹逃逸。如捕捉华溪蟹,应选择水流平缓且水浅的溪涧或溪段,用手搬动较为扁平的石块,轻移另处(防止水过分混浊)后,即观察原石块位置是否有爬动的蟹,迅速用手压住蟹体背部,然后转手指抓紧蟹左右两侧,可避免其逃逸,又不让自己的手指被其夹住而疼痛。捕捉小型蟹类也可直接用手搬动碎石块或草丛,见蟹而获之。冬季捕捉藏于有水的坑沟石块下越冬的华溪蟹,由于其呈休眠不动状态,因此用双手搬动大石块后水体混浊,即在石块原处用手指触摸捞蟹。

(2)夜间灯捕法 由于溪蟹夜间活动活跃,在潜伏一天后四处活动觅食,故可举灯光捕之。

(3)食物诱捕法 用腥味浓的生海鱼、腌鱼或动物内脏投放于要捕捉的溪涧地段,1~3小时后反复巡逻观察,可见溪蟹由远或近循味而陆续聚集到食物处;或傍晚下食物,次日早晨收捕之。此法不用搬石块,以逸待劳。

(4)挖洞法 多数淡水蟹类有打洞穴居的习性,可用小锄头、小铁铲、小竹杆,或用手指直接挖泥洞穴捕之。

(5)网兜笼捕法 将用于捕虾或捕大闸蟹的长方形折叠式网笼,兜住溪蟹常出没的小溪流中,或沉埋于水位较深的溪流、渠道、山塘中,让蟹爬行时易进难出,通常次日上午收网。

(6)鱼粘网捕法 把鱼粘网下在靠近深水潭、水库浅水区水体,或渠道、山塘中,蟹在水中活动时,触网而被鱼粘网缠住,次日收网而获之。

5.5 蟹的肺吸虫囊蚴检查方法与囊蚴的形态特征鉴别

采用"双筛法"检查肺吸虫囊蚴:用石臼或铜钵将蟹体充分研磨捣烂成糊状匀浆,清洗或移于小桶或 500 mL 三角量杯内;再用 30 目/英寸²(6.45 cm²)筛网水洗过滤弃去网内粗渣,囊蚴与细小的甲壳碎块和絮状物(被捣烂的肌肉)经筛洗全部通过筛孔为过滤液;过滤液再用 80 目/英寸²筛网水洗过滤,弃滤液,留筛网内细渣,再移于小桶或 500 mL 三角量杯内沉淀、清洗,静置沉淀5~10 min,弃大半桶上液,再将小半桶液倒于另外小桶中,留原桶最底层沉渣倒于培养皿中,即可镜检并殖吸虫囊蚴(图5.15)。小半桶液的沉渣继续沉淀,随后再连续镜检。以往采用"消化法"检查蟹体肺吸虫囊蚴,工序较烦琐,且薄囊壁囊蚴容易脱囊,影响检出率;后改用"单筛法"检查,沉渣絮状物杂质较多,沉淀时间较长。而"双筛法"第一次可清除大量渣质,第二次可清除与囊蚴相混的絮状物,分离出肺吸虫囊蚴。该法不仅快速,可不停顿地开展检测,提高工作效率,又可减少漏检。

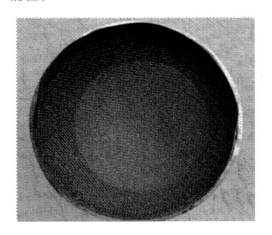

(a)30 孔目网筛

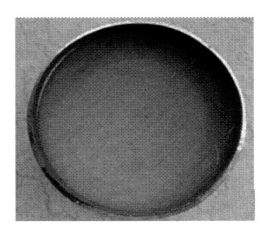

(b)80 孔目网筛

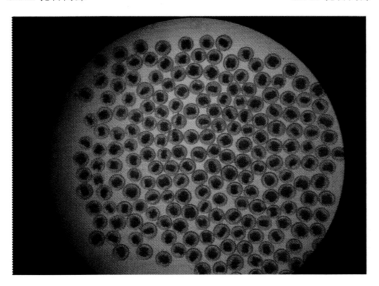

(c) 蟹体组织经匀浆后"双筛法"处理,置解剖镜下观察并殖吸虫囊蚴

图 5.15 双筛法检查肺吸虫囊蚴

　　肺吸虫囊蚴呈圆形或近圆形,具囊壁、肠管和排泄囊。囊蚴大小、囊壁厚或薄以及肠管和排泄囊大小及形态等视虫种不同而异。寄生于蟹体的吸虫类囊蚴众多,而非肺吸虫囊蚴囊内则无肠管,因此有无肠管是区别是否为肺吸虫囊蚴的主要依据。在福建省常见的 3 种肺吸虫中,卫氏并殖吸虫囊蚴的囊壁相对较厚,囊蚴呈球形,直径 280~402 μm(342.3 μm),具有两层囊壁,外层薄而透明(4.5 μm),内壁厚而坚韧,直径 16~22 μm(18.3 μm),在镜下,黑色的环边囊壁显现,蚴虫紧贴囊壁,未见蜷曲状,深黑色块状排泄囊居中,露出少部分肠管且两侧对称分布;而斯氏并殖吸虫囊蚴个体稍大些,大小平均为 425 μm×426 μm〔(372~480)μm×(366~456)μm〕,囊壁相对较薄,在镜下,囊壁呈淡黑色的环边,居中的排泄囊较小(除因从蟹体分离囊蚴水中泡置时间过久致其排泄膨胀变大外),露出大部分肠管且两侧对称分布;三平正并殖吸虫囊蚴大小与斯氏并殖吸虫相近或稍大些,大小平均为 369 μm×380 μm〔(309~400)μm×(317~409)μm〕,囊壁薄而透明,排泄囊多有弯曲或呈马蹄形,肠管显现而不对称,囊内蚴体多偏于一侧,蚴体运动活跃而易脱掉囊壁,后尾蚴腹吸虫只达腹吸盘水平而区别于卫氏并殖吸虫、斯氏并殖吸虫囊蚴。卫氏并殖吸虫、斯氏并殖吸虫、三平正并殖吸虫 3 种囊蚴的形态区别见图 5.16。

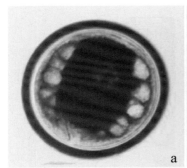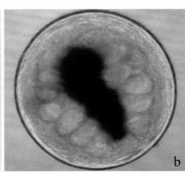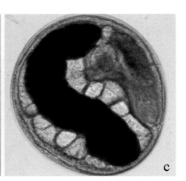

　(a)卫氏并殖吸虫囊蚴　　　　(b)斯氏并殖吸虫囊蚴　　　　(c)三平正并殖吸虫囊蚴

图 5.16　三种肺吸虫囊蚴形态比较

5.6 福建省淡水蟹类新种(或新记录)记述 *

福建省群山起伏,丘陵遍布,气候温和,雨水充沛,溪沟交织,为淡水蟹类的孳生提供了绝佳的生态环境。分布于本省的淡水蟹包括华溪蟹属、束腰蟹属、南海溪蟹属、华南溪蟹属、博特溪蟹属及闽溪蟹属等,华溪蟹属为其中的优势蟹种,也是并殖吸虫的主要第二中间宿主。

5.6.1 华溪蟹属

(1)福建华溪蟹(*Sinopatamon fukienense* Dai and Chen,1979)

形态描述(图5.17):个体中大型,头胸甲稍隆,表面具细微凹点,肝区具细皱襞及颗粒。分区较显著,颈沟细而深。在中鳃区环绕两块大小不等翅形隆块。胃、心区之间 H 形沟较深。额后叶隆起。眼后隆脊较突。额向前下方倾斜,前缘中部稍凹,外眼窝角三角形,弯向内方,其外侧具颗粒齿5～7枚。前侧缘隆脊状,具细齿 10～13 枚,末部弯向背方。第三颚足长节的宽度是长的1.1倍,坐节长为宽的 1.6 倍,外肢末端抵达长节基部 1/3,具细鞭。两螯不对称,长节背缘近末端具一小齿,大螯掌部长度是高度1.5倍,约可动指的1.1倍。两指内齿具不规则的齿,合拢时无空隙。步足扁平而粗壮,各节前缘均具长短不等的刚毛。末对步足长度为宽的 1.7 倍,稍短于指节。雄性腹部三角形,第六节宽度约为长度的1.8倍。尾节呈圆钝的舌形,宽度为长度的1.1倍。腹部腹甲沟中等深度,腹甲缝间隔沟略窄,第 7/8 节的中纵缝中等长度。第一腹肢末端抵达第 5/6 胸甲缝,末第二节约为末节长的 3.5 倍,末节明显趋窄小,呈毛笔状,略指向背外方,侧面观末部向外侧弯拱。第二腹肢末第二节约为末节的 2.5 倍。雌性腹部长圆形,第六节的宽度约为长度的2.9倍,尾节半圆形,宽度约为长度的2.1倍。生殖孔卵圆形。雄性头胸甲长 22.8～36.6 mm,宽 33.2～47.2 mm,雌性长 22.1 mm,宽 27.8 mm。

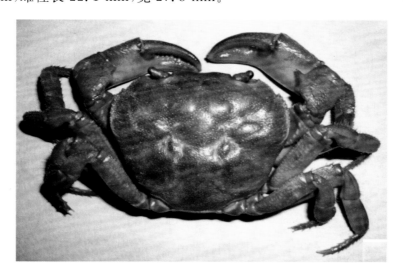

(a)头胸甲背面观

* 作者:福建省疾病预防控制中心程由注、李友松;龙岩市疾病预防控制中心陈前进、何春荣;建宁县疾病预防控制中心陈及清;永安市疾病预防控制中心陈上卫。

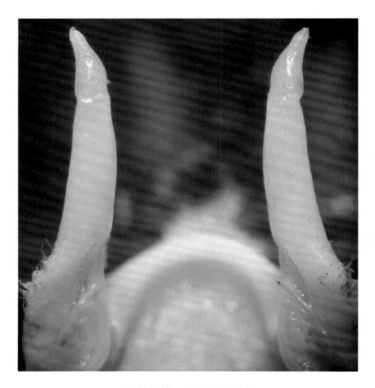

（b）雄性第一腹肢形态特征

图 5.17　福建华溪蟹

（2）将乐华溪蟹（*Sinopotamon jianglense* Dai，1993）

形态描述（图 5.18）：个体中等，头胸甲平坦，表面具麻凹点，前鳃区具细皱襞。颈沟较宽而明显，胃、心区之间的 H 形沟细而深。额后叶突起，眼后隆脊平钝，眼后区稍凹。额缘中部内凹，背眼缘埂起，外眼窝角三角形，其外缘约有颗粒齿 7 枚。前鳃齿不甚突出，前侧缘隆脊状，具颗粒齿 12～14 枚。第三颚足长节的宽度是长度的 1.2 倍，坐节的长度是宽度的 1.7 倍，外肢粗壮，有鞭，约抵长节基部的 1/3。两螯不对称，腕节背面中部具一纵沟，内末角具一壮刺，其基部具一小刺；大螯掌部长度是高度的 1.5 倍，约为可动指的 1.1 倍。两指内缘具大小不等圆钝的三角形齿，合拢时几无空隙。步足粗壮，末对步足前节的长度是宽度的 1.5 倍，约与指节等长。雄性腹部呈窄长卵圆形。第六节基部的宽度约为长度的 1.6 倍，尾节呈圆钝的舌形，其基部宽度约是长度的 1.1 倍。胸部腹甲沟略深，胸甲缝的间隔沟略窄，第 7/8 节的中纵缝中等长度。第一腹肢长度不甚抵达第 5/6 胸甲缝，末节向末部趋窄，末端稍扁，末半部弯向腹外侧，末第二节约为末节的 3.6 倍。雌性腹部宽卵形，其第六节宽度是长度的 2.8 倍，尾节基部是长度的 2.1 倍。生殖孔卵圆形。雄性头胸甲长 27.2 mm，宽 34.9 mm；雌性长 26.6 mm，宽 32.1 mm。

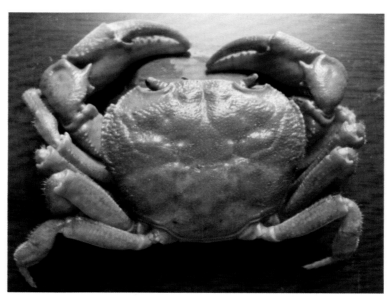

(a)头胸部背面观

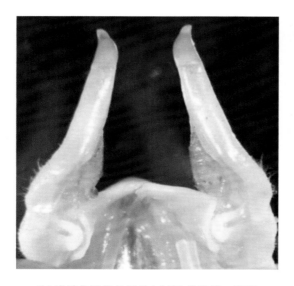

(b)将乐华溪蟹地域种(龙海)雄性第一腹肢

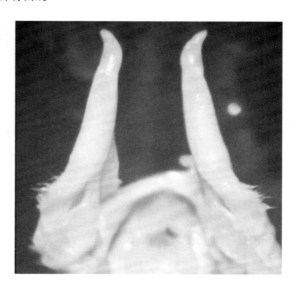

(c)将乐华溪蟹原产地雄性第一腹肢

图 5.18 将乐华溪蟹

(3)安远华溪蟹(*Sinopotamon anyuanense* **Dai,Zhou and Peng,1995**)

形态描述(图 5.19):雄性头胸甲长 33.2 mm,宽 40.8 mm;雌性长 27.7 mm,宽 34.1 mm。头胸甲稍隆,表面具微细的凹点,肝区具细皱襞和颗粒,分区较明显,颈沟细而深。在中鳃区环绕成两块大小不等的翅形隆块。胃、心区之间 H 形沟较深,两侧具隆块,呈蝶翅状。额后叶隆起,眼后隆脊较突,额向前下方倾斜,前缘中部稍凹。外眼窝角三角形,其外缘角较长,约为前侧缘的 1/2,具细颗粒齿 7~8 枚,与前鳃齿之间具较深的缺刻。前侧缘隆脊形,具锯齿状颗粒齿18~20 枚。第三颚足长节的宽度是长度的 1.1 倍,坐节长度是宽度的 1.6 倍,外肢末端约达长节基部的 1/2,具鞭。两螯不对称,长节边缘锋锐,具锯齿。腕节近方棱形,末缘圆隆,内末角具三角形锐刺,其基部有一小齿。大螯掌部长度是高度的 1.4 倍,约为可动指的 1.1 倍,两指内缘具圆钝齿,合拢时几无空隙。步足扁平粗壮;长、腕节的前缘及前节的后缘具长刚毛,末对步足前节的长度

是宽度的 1.7 倍,稍短于指节。雄性腹部窄长卵圆形,第六节宽度是长度的 2 倍,尾节舌形,宽度
是长度的 1.1 倍。胸部腹甲沟较深,胸甲缝的间隔沟较窄,第 7/8 节的中纵缝中等长度。第一腹
肢抵达腹锁突,仅达第 5/6 胸甲缝,末节缓缓向末部趋窄,直指前方;末第二节约为末节的 3.7
倍,第二腹肢末第二节约为末节的 2.4 倍。雌性腹部宽卵圆形,第六节宽度是长度的 2.5 倍,尾
节宽度是长度的 1.9 倍。生殖孔椭圆形。本种蟹原产地江西省安远县,图 5.19 为采自福建省武
平县桃溪乡的标本。

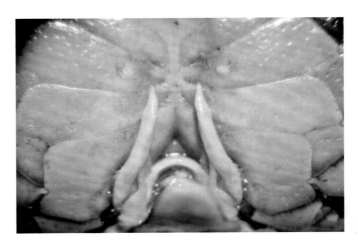

(a)雄性第一腹肢自然位置

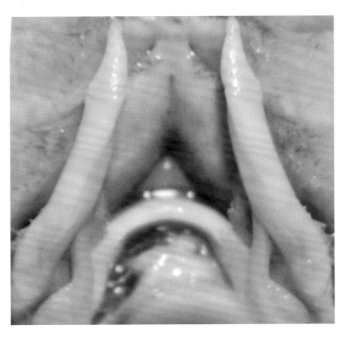

(b)雄性第一腹肢

图 5.19　安远华溪蟹

(4)永安华溪蟹(*Sinopotamon yonganense* Dai,1999)

形态描述(图 5.20):雄性头胸甲长 27.5 mm,宽 33.1 mm,头胸甲稍隆,表面具微细凹点,前
鳃区具细皱襞。颈沟深,中部微凹。胃、心区之间 H 形沟较深。额后叶稍隆,眼后隆脊稍显锋

锐。额稍弯向下方,前缘中部略凹,背眼缘略显隆起,具微细颗粒,外眼窝角三角形,外缘具圆钝齿5～6枚。前鳃齿稍突,前侧缘隆脊形,具圆钝齿13～15枚。第三颚足长节宽度约为长度的1.2倍,坐节长度约为宽度的1.6倍。外肢粗壮,末端约达长节基部的1/3,具鞭。两螯不甚对称,腕节背面具鳞状颗粒,内末角具一较长的壮刺,掌面长约为高度的1.5倍,约为可动指的1.1倍,两指内缘具钝齿,合拢时几无空隙。步足扁平,末对步足细长,前节的长度约为宽度的1.4倍,稍短于指节。雄性腹部呈较宽的三角形,第六节宽度约为长度的1.7倍,尾节呈圆钝的舌形,宽度约为长度的1.3倍。胸部腹甲沟中等深度,胸甲缝的间隔沟稍宽。第一腹肢抵达腹锁突,末第二节约为末节的3.7倍,末节略弯向背内方,长度约为基部宽度的1.6倍,外侧面弯向背方,与末第二节约呈45°,长度约为宽的2倍。第二腹肢沟位于内侧面,腹肢孔位于末端。本蟹种与圆顶华溪蟹较为相近,唯独雄性腹部相对较长,宽度是长度的1.7倍而非2.0倍,第一腹肢相对较长,末第二节是末节的3.7倍而非3.5倍,末节外侧面相对细长,长度是宽度的2.0倍而非1.5倍。

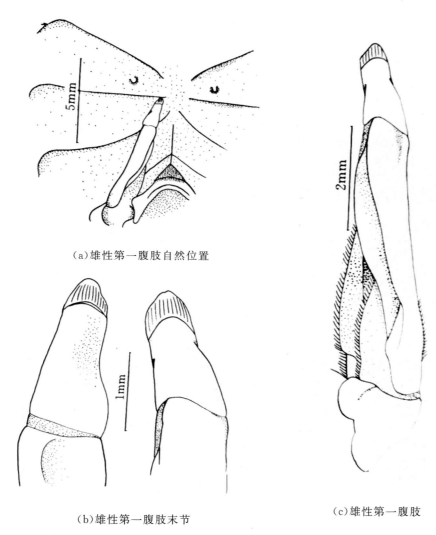

（a）雄性第一腹肢自然位置

（b）雄性第一腹肢末节

（c）雄性第一腹肢

图5.20　永安华溪蟹雄性第一腹肢及其末节形态(仿戴爱云)

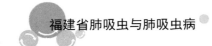
(5)平和华溪蟹(*Sinopotamon pinghense* Cheng，Li and Zhang，1998)

形态描述(图 5.21)：雄性头胸甲长 35.1～44.2 mm，宽 42.9～53.3 mm；雌性头胸甲长 31.2～34.6 mm，宽 37.6～41.1 mm。头胸甲表面分区明显，前鳃区具细皱襞，额部弯向下方，额

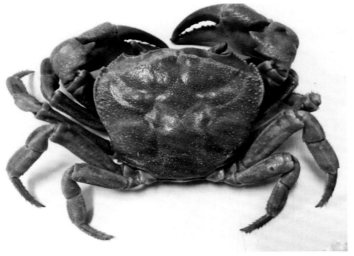

(a)头胸甲背面观

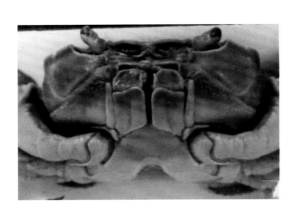

(b)额下区前面观

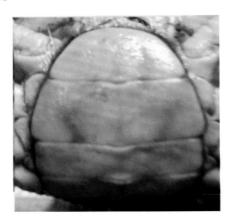

(c)雌性腹部

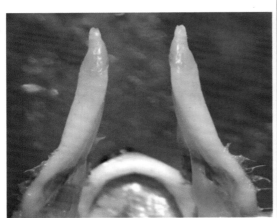

(d)雄性第一腹肢

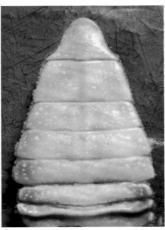

(e)雄性腹部

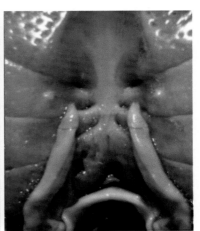

(f)雄性第一腹肢自然位置

图 5.21 平和华溪蟹

缘中部线状凹入,额后叶小包块状隆凸。背眼缘拱起,眼后区凹窝状,眼后隆脊突起。前胃区发达,呈类三角形大隆凸。颈沟深,在中鳃区处与中胃区外侧之间形成蝶翅状隆凸。心区 H 沟深,外侧后胃区隆起包块状,肠区肿胀。外缘窝角三角形,其侧缘具 7 枚颗粒状齿,前鳃齿突出,与外缘窝角侧缘齿之间具缺刻。前侧缘凹沟状,侧缘齿呈排形突出界面,具密集颗粒齿 13~17 枚,齿端稍向前方倾。第三颚足坐节中部沟浅,长节宽度为长度的 1.2 倍,坐节长为宽的 1.6 倍,外肢末端约占长节基部的 1/3~1/4。两螯不对称,掌部背面具皱襞,腹面光滑,大螯掌部长度约为高度的 1.5 倍,与可动指长度相当;合拢时指端交叉,两指间有空隙;指节与可动指内缘各有圆锥形的大齿 5~7 枚和小齿 10 余枚。长节腹面两侧缘各具瘤状齿 6~8 枚;腕节较为粗糙,前缘具大而明显的隆脊,近隆脊处中部内凹,内缘齿三角形,其近侧有一三角形小齿。步足扁平而粗壮,各节均具长短不等的刚毛,前节长为宽的 1.6 倍。胸部腹甲沟中等深度,胸甲缝间隔沟略窄,第 7/8 节的中纵缝稍长,呈裂隙状。雄性第一腹肢末节形状不规则,末第二节内缘方角状,而外缘明显下斜;末节基部隆凸,并向前端趋窄而明显收缩,末节末端中央缺刻状凹入,分为两叶,内侧沟向背侧扭转,背面可辨纵向裂隙沟;末节略弯向背后前方,末端超越第 5/6 胸甲缝,末第二节约末节的 3.4 倍。雄性第二腹肢纤细,末第二节约为末节的 2.6 倍。雄性腹部类三角形,第 6 节基部宽度约为长度的 1.6 倍,尾节舌形,基部宽度约为长度的 1.3 倍。雌性腹部宽卵圆形,末第二节基部宽度约为长度的 2.6 倍;尾节半月形,尾节基部宽度约为长度的 2.5 倍。

(6)漳州华溪蟹(*Sinopotamon zhangzhouense* Cheng, Lin and Li, 2010)

形态描述(图 5.22):正模,雄性:头胸甲长 35.9 mm,宽 42.8 mm,厚 18.6 mm。配模,雌性:头胸甲长 32.1 mm,宽 37.3 mm,厚 17.0 mm。体背甲暗绿黄色,头胸甲分区明显,表面具微细凹点,前鳃区具细皱襞。颈沟宽而深,胃、心区之间的 H 形沟较深,两侧中鳃处各具大小两块翘形隆起,胃、肠区稍隆。额后叶隆起,眼后隆脊略平钝,额向前方倾斜,眼后区稍凹,前缘中部内凹,背眼缘隆起。外眼窝角三角形,其外缘具颗粒齿 8~9 枚,其末齿与前鳃齿之间具缺刻,后者高出于前者;前侧缘隆脊形,具小锯齿 15~17 枚,其中前 8 枚显著大于后 7 枚。第三颚足长节宽度约为长度的 1.1 倍,坐节的长度约为宽度的 1.5 倍,外肢粗壮,具鞭,末端约抵长节基部的 1/3。两螯不对称,长节内侧前缘具一簇突起的 3 枚齿;腕节的表面为纹理样粗糙近方棱形,背面前缘圆隆,隆脊呈包块状显著隆起,中部略凹陷;腕节内末角具一三角形壮刺,其基部邻近有一小刺。大螯掌部长度约为高度的 1.5 倍,约为可动指的 1.1 倍,两螯内缘有不规则颗粒齿,合拢时有空隙。步足扁平而粗壮,末对步足前节的长度约为宽度的 1.5 倍,稍短于指节。雄性腹部第 7/8 节的中纵缝较长,呈缝隙状。雄性第一腹肢末端仅达到第 5/6 胸甲缝,末第二节约为末节的 3.5 倍,末节末部趋扁,末端为两尖形,分左右叶,背、腹面均可辨纵条痕,末节末半部折向腹外方扭转。雄性第二腹肢末第二节约为末节的 2.5 倍。雌性腹部宽卵圆形,第六节的宽度约为长度的 2.8 倍,尾节基部的宽度约为长度的 2.2 倍,生殖孔呈卵圆形。

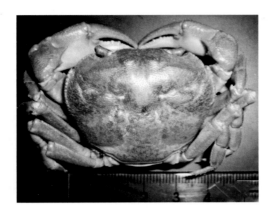 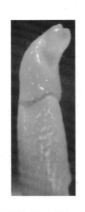 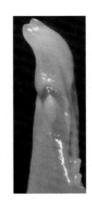

（a）头胸甲背面观　　　　（b）雄性第一腹肢末节　（c）雄性第一腹肢末节背面观

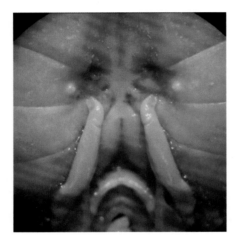 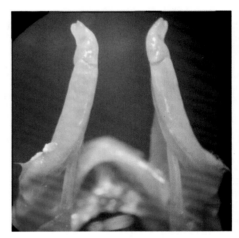

（d）雄性第一腹肢自然位置　　　　　　　　　（e）雄性第一腹肢

图 5.22　漳州华溪蟹

（7）浙江华溪蟹闽东亚种（*Sinopotamon zhejianense mindongense* Cheng，Li and Xu，1998）

形态描述（图 5.23）：正模，雄性，头胸甲长 37.99 mm，宽 47.06 mm；雌性，头胸甲长 30.02 mm，宽38.98 mm。头胸甲稍隆，眼后隆脊平钝，在中鳃区环绕成一翅形隆起，颈沟宽而深，胃、心区处具 H 沟，与中鳃区向上斜行一宽沟环绕成两块隆起。外眼窝角平钝，外侧缘具 6～7 枚细小颗粒齿，前侧缘具细锯齿 14～15 枚。雄性第一腹肢粗壮，末端未抵达第 5/6 节胸甲缝，腹锁突大而突出，末节与末第二节处斜列相接，末节近端稍隆，末部稍扁，末端具小缺刻，末节扭转，指向背外方，末第二节为末节的 3.6 倍。雄性第二腹肢纤细，末第二节约为末节的 2.6 倍。

分类讨论：本蟹种与浙江华溪蟹雄性第一腹肢末节形态较为相近，分类上末端均属有缺刻的外指组，本蟹种的末节折向外方，而浙江华溪蟹末节稍指向背外方或接近属直指组。本蟹种个体明显大于浙江华溪蟹，后者末节末端分两叶缺刻。本蟹种分布于福建东的霞浦、福安、寿宁、枯荣、福鼎，夹在闽、浙交界处，显示生物物种的生殖变异在地理区域上有渐变渐进的顺序与过程。两种蟹的形态鉴别见表 5.1。

表 5.1　浙江华溪蟹闽亚种与浙江华溪蟹形态区别

特征	浙江华溪蟹闽亚种	浙江华溪蟹
头胸甲大小/mm	♂37.99×47.06；♀30.02×38.98	♂24.3×29.8；♀23.0×29.5
外眼窝角	角齿钝；侧缘齿 6～7 枚，细颗粒状	角齿三角形；侧缘齿 4～6 枚，颗粒状
前侧缘齿	具 15 枚小锯齿	具 10～14 枚锯齿
胃、心区	H 形沟浅，蝶形纹显现	H 形沟深
雄性第一腹肢自然位置	末端未抵达 5/6 胸甲缝	末端抵达 5/6 胸甲缝
雄性第一腹肢末节及指向	粗壮，末节与末第二节斜列相接，末节扭转，指向背外方	略细长，稍指向背外方
雄性第二节腹肢末节与末节长度之倍比	2.6	3.2

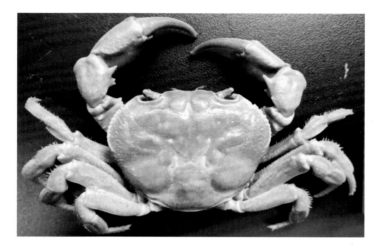

（a）头胸甲背面观

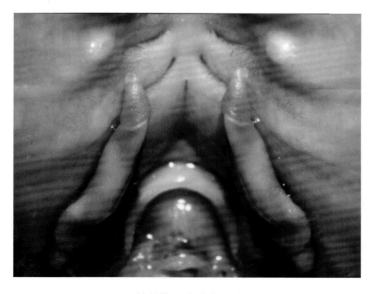

（b）雄性第一腹肢自然位置

图 5.23　浙江华溪蟹闽东亚种

5.6.2 南海溪蟹属（Genus *Nanhuaipottamon* Bott，1968）

Parisi（1916）在中国台湾兴义和南投发现溪蟹一新种，此蟹种曾归隶于泽蟹属（*Geothelphusa*）和石蟹属（*Isolapotamon*），后来 Bott（1968）将之改为南海溪蟹新属。戴爱云于 1975 年 11 月和 1977 年 6 月赴闽考察，首先在莆田南日岛及永春县发现南海溪蟹属在大陆的分布，并将上述两地蟹也定名为台湾南海溪蟹。1991 年 8 月，戴爱云观察存于新加坡大学动物标本馆的台湾南海溪蟹标本，并将在福建莆田南日岛及永春县采集的南海溪蟹与台湾产的台湾南海溪蟹做鉴别比较。它们之间雄性第一腹肢形态存在差异，故将上述两地标本分别更名为南日南海溪蟹与永春南海溪蟹，该属分布于我国东南地区的台湾、福建、广东、浙江以及香港等地，共 10 余种。

该属个体中等大小。头胸甲前后拱隆，鳃区肿，额后叶平钝，眼后隆脊突出，表面光滑。前侧缘隆线形，前鳃齿突出，呈角状。第三颚足外肢有鞭。胸甲缝线之间间隔沟很窄，第 7/8 胸甲的中纵缝中等长度。雄性第一腹肢略显粗壮，末节约为或短于末第二节的 1/2，末部扩张呈扁平的三角形，第二腹肢沟位于中线处腹肢孔位于末节的外末角。雌性生殖孔两孔开口朝向内下方。

（1）华安南海溪蟹（*Nanhaipotamon huananense* Dai，1997）

形态特征（图 5.24）：头胸甲向前拱隆，表面光滑。颈沟浅，不易分辨。胃、心区之间的 H 形沟细而浅。额后叶平钝，眼后隆脊突出稍钝，与前鳃齿相连。额稍弯向下方，前缘中部略凹，背眼缘埂起，外眼窝角三角形。前侧缘隆线形，较光滑，具不明显的颗粒齿。第三颚足长节的长度与宽度相当，坐节的长度是宽度的 1.5 倍，外肢末端约抵长节基部的 1/3，具纤细的短鞭。两螯不甚

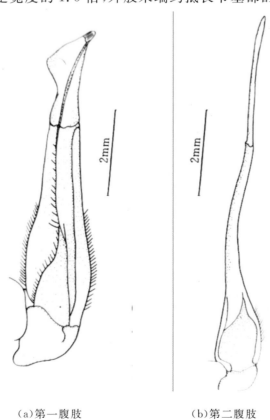

（a）第一腹肢　　　　（b）第二腹肢

图 5.24　华安南海溪蟹线条图

对称,长节三棱形,边缘具锯齿。腕节表面较光滑,内缘具一纵列圆钝突起,内末角具一大刺和一小刺;大螯掌部的长度约为高度的 1.4 倍,稍短于可动指,两指合拢时空隙窄小。步足细长,末对步足前节长度约为宽度的 2.2 倍,明显短于指节。雄性腹部类三角形,末节舌形;第六节基部宽度约为长度的 2.2 倍,尾节宽度约为长度的 1.3 倍。胸部腹甲沟稍深,胸甲缝的间隔沟很窄。第 7/8 节中纵缝较短。第一腹肢抵达第五胸甲腹锁突,末第二节约为末节长度的 2.2 倍,末部内末角类三角形,末缘明显向下倾斜,末缘中部略膨出;第二腹肢末第二节约为末节长的 1.6 倍。雌性腹部宽卵圆形,第六节宽度约为长度的 3.1 倍。末节半圆形,宽度约为长度的 2.4 倍。生殖孔盔状,开口朝向内下方。

(2)平潭南海溪蟹(*Nanhaipotamon pingtanense* Lin,Cheng and Chen,2012)

形态描述(图 5.25):正模雄性,体厚而硕大,头胸甲长 36.1 mm,宽 46.8 mm,厚 26.7 mm;配模雌性,头胸甲长 33.9 mm,宽 42.7 mm,厚 25.4 mm;副模 10 只雄性,3 只雌性,2008 年 4 月 13 日采自福建省平潭县中楼乡冠山村,N26°52′958″,E119°58′722″,海拔 17～35 m。

头胸甲前后拱隆,表面光滑,青黄色,具微细麻点。额部明显弯向下方,额缘稍隆起,额区中央具倒 Y 形凹沟,其两侧具包块状隆起。额后叶较平钝,眼后隆脊不甚突出,与前鳃齿相连。背眼缘埂起,外眼窝角钝三角形,外缘圆拱状,前鳃齿与外眼窝角以 U 形凹沟相隔。前鳃齿钝,前侧缘齿 20～23 枚,细小而低平。胃、心区之间的 H 形沟浅,颈沟宽而浅。第三颚足长节宽度约与长度相等,坐节长度约为宽度的 1.3 倍,外肢末端约达长节基部的 1/4,具短鞭。两螯明显不对称,腕节表面具细鳞状皱襞,内末角具一壮刺,其下方附近有 2～4 枚小刺;大螯掌部的长度为高度的 1.3 倍,略短于可动指,两螯内缘有不规则颗粒齿,两指端合拢时有空隙。步足扁平而细长,末对步足前节的长度为宽度的 1.7 倍,短于指节。雄性腹部三角形,第六节的宽度为长度的 1.7 倍,尾节的宽度为长度的 1.6 倍。第一腹肢末端超过腹锁突,未达第 4/5 胸甲缝,末第二节为末节的 2.3 倍,末节中线为最宽处的 1.8 倍,顶部末缘弧形斜向下方,内末角位于中部,呈方圆形向内侧明显突出,外末角指向腹上方。第二腹肢末第二节为末节的 2 倍。雌性腹部呈宽卵形,第六节宽度为长度的 2.6 倍,尾节宽度为长度的 2 倍。

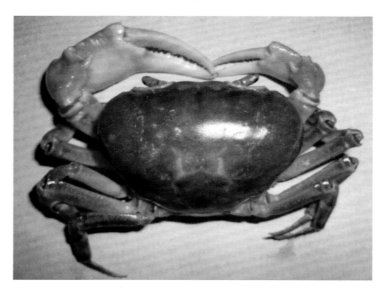

(a)头胸甲背面观

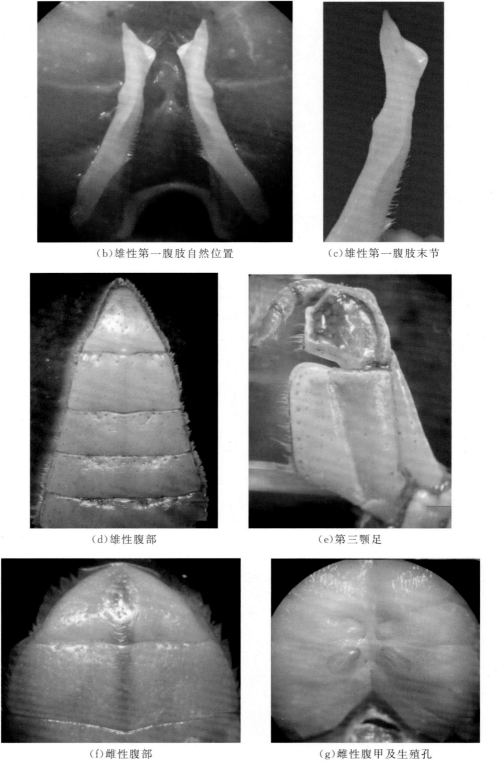

(b)雄性第一腹肢自然位置　　　　　　　(c)雄性第一腹肢末节

(d)雄性腹部　　　　　　　　　　　　(e)第三颚足

(f)雌性腹部　　　　　　　　　　(g)雌性腹甲及生殖孔

图5.25　平潭南海溪蟹

生态环境:中楼乡冠山村位于福建省平潭海岛县,栖息地海拔16～47m 的丘陵耕地水沟、山坑沟。该蟹在耕地水沟或坑沟旁自行打泥洞,或在山坑沟石块下存匿,E26°52′958″,N119°58′722″,水质 pH6.0。本蟹种除分布于平潭本岛外,与平潭岛一海之隔(3.4 千米)的福清及其邻近的长乐、闽侯等地丘陵山地灌溉沟也可采及平潭南海溪蟹,说明平潭海岛县曾与陆地相连。

(3)武平南海溪蟹(*Nanhaipotamon wupingense* Cheng,Yang and Zhou, 2003)

观察标本:正模雄性,头胸甲长 22 mm,宽 27.5 mm;配模雌性,长 20 mm,宽 25 mm,于 1998 年 10 月 23 日采自福建省武平县下坝乡,N116.2,E24.53。

形态特征(图 5.26):头胸甲表面光滑,暗褐黄色,体硕厚,从前至后显著隆起呈弯弓形。额部稍弯向下方,额缘稍隆起,额缘中部稍内陷,额区中央具倒 Y 形凹沟,额后叶及眼后隆脊稍隆起,颈沟不甚明显,胃、心区 H 沟浅,略呈蝶纹状。外眼窝角尖锐,前鳃齿与外眼窝角以 V 形沟相隔。前缘具颗粒齿 10 余枚。螯肢与步足基节腹面以及胃区至第三颚足区间腹甲均呈紫色带,部分浅黄,两螯甚不对称,通常以右螯为大,腕节内末角具一锐刺,背内缘具颗粒。大螯掌部长约为宽的 1.3 倍,约为指节的 1.2 倍,两指合拢时略有空隙。内缘具不规则的齿。步足细长,具短刚毛,腕节内缘及前节后缘均具小刺,后缘的两列由 4 枚组成。第三颚足长节的宽度约与长度相当,坐节的长约为宽的 1.3 倍,外肢有鞭,其末端约抵达长节基部的 1/4 处。雄性第一腹肢粗壮,末端超越第 4/5 胸甲缝,末第二节长约为末节的 2.3 倍,末节的宽度与长度相当,其末部宽大,末缘似山峰样起伏,外末角呈尖指状突起,另一内末缘末侧为半圆形向腹内侧扩展;第二腹肢纤细,末第二节为末节的 1.8 倍。雄性腹部呈类三角形,基部较宽,边缘具短刚毛,第六节基部的宽度约为长度的 2.3 倍,尾节基部的宽度约为长度的 1.3 倍。雌性腹部宽椭圆形,尾节基部宽度约为长度的 2.3 倍。

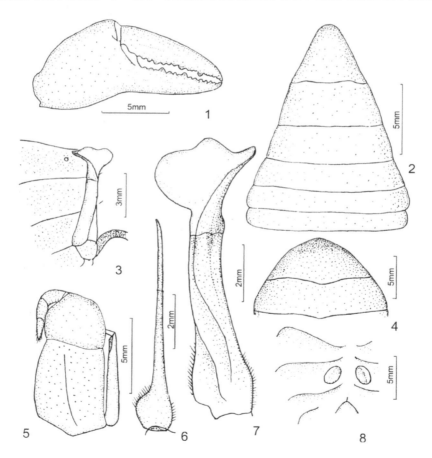

1—螯足;2—雄性腹部;3—雄性第一腹肢自然位置;4—雌性腹部;5—第三颚足;6—雄性第二腹肢;7—雄性第一腹肢;8—雌性腹甲及生殖孔。

图 5.26　武平南海溪蟹线条图

生态环境：下坝乡位于福建省武平县西南部偏远山区,与广东省平远县差干乡湍溪村一溪之隔,栖息地海拔195～260 m,pH6.0,水流清澈的小沟溪床由大小不等的石块与泥沙构成,小溪沟常被丛密灌木和杂草所掩蔽。该蟹与华溪蟹栖息于同一环境,但本新种多生活于沟边浅水区域的石块下,或在溪沟旁泥洞内穴居。

(4)永春南海溪蟹(*Nanhaipotamon yongchuense* Dai,1997)

形态特征(图5.27):头胸甲前后显著拱弯,表面光滑具微麻点,颈沟不明显,胃、心区之间H形沟细而浅。额后叶圆钝,眼后隆脊内侧平钝,外侧锋锐,与前鳃齿相连。额稍弯向下方,中部微凹,背眼缘埂起,外眼窝角呈锐三角形,其外侧缘近光滑,与前鳃之间有较深的缺刻相隔。前鳃齿近角状,前侧缘前半部近隆脊形,具微细不明显的颗粒。鳃区肿胀。第三颚足长节近五角形,宽度约为长度的1.2倍。坐节的长度约为宽度的1.5倍,表面中部有一纵沟,外肢末端约抵达长节基部的1/4,具一短鞭。两螯很不对称,腕节背面具微细颗粒皱襞,内缘具颗粒皱襞,内末角具一壮刺,其基部具一小刺。大螯掌部具麻凹点,背缘具细皱襞,长度约为高度的1.2倍,约为可动指的1.1倍,两指内缘具大小不规则的齿,合拢时空隙很小。步足细长光滑,具短刚毛,末对步足长度约为宽度的1.9倍,短于指节。雄性腹部类三角形,第六节基部的宽度约为长度的2.0倍,尾节的宽度约为长度的1.2倍,胸甲缝的间隔沟窄,第7/8胸甲缝的中纵缝中等长度。第一腹肢稍超过腹锁突,末第二节约为末节长的2.4倍,末节内末角突出呈圆凸形,外末角突出呈角状,第二腹肢沟位于中部,腹肢孔位于外末角末端。第二腹肢末第二节约为末节长的1.9倍。雌性腹部宽卵圆形,第六节基部宽度约为长度的3倍,尾节宽度约为长度的2.3倍,生殖孔方卵形,开孔朝向内下方。雄性头胸甲长22.8 mm,宽28 mm;雌性长25 mm,宽30.7 mm。

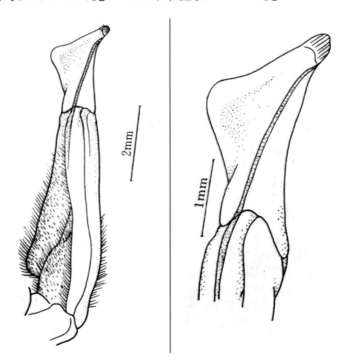

(a)雄性第一腹肢　　　　(b)雄性第一腹肢末节

图5.27　永春南海溪蟹(仿戴爱云)

(5)南日南海溪蟹(*Nanhaipotamon nanriense* Dai,1997)

形态描述(图5.28):头胸甲前后拱隆,表面光滑,具微细麻点。颈沟宽而浅,可辨。胃、心区之间的 H 形沟细而明显。额后叶较平钝,眼后隆脊锋锐,与前鳃齿相连。前鳃齿广角形,前侧缘隆脊形具明显的颗粒齿,末缘弯向背方。额稍弯向下方,前缘中部稍凹,背眼缘埂起,外眼窝角三角形,外缘圆拱状。第三颚足长节宽度约为长度的 1.1 倍,坐节长度约为宽度的 1.5 倍,外肢末端抵达坐节基部的 1/3,具纤细的短鞭。两螯明显不对称,腕节表面具细鳞状颗粒齿,内末角具一壮锐刺及一小突起。大螯掌部的长度约为高度的 1.4 倍,稍长于可动指,两指合并几无空隙。步足细长,末对步足前节的长度约为宽的 1.9 倍,短于指节。雄性腹部类三角形,第六节的宽度约为长度的 1.1 倍。胸部腹甲沟较深,胸甲缝的间隔沟较窄,第7/8节的中纵缝较短。第一腹节末端超越腹锁突,末第二节约为末节的 2.6 倍,末节中线长约为最宽处的 1.8 倍。第二腹肢末第二节约为末节的 1.9 倍。雌性腹部宽卵圆形,生殖孔近瓜子形,开口朝向内下方。雄性头胸甲长 22.8 mm,宽 28.8 mm;雌性长 17.3 mm,宽 20.5 mm。

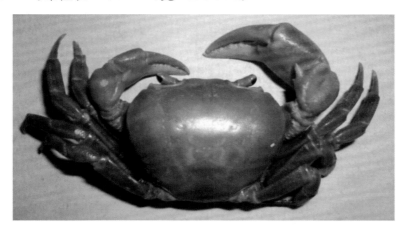

(a)头胸甲背面观

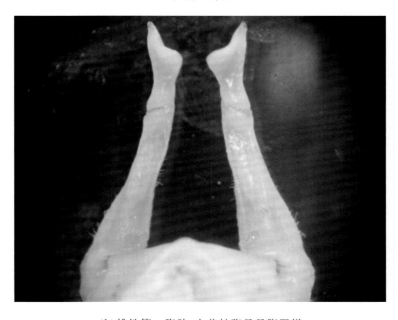

(b)雄性第一腹肢,末节扩张呈足脚跟样

图 5.28　南日南海溪蟹

（6）福建南海溪蟹（*Nanhaipotamon fujianense* Lin，Cheng and Chen，2013）

2008—2011 年，在福建省的永泰、闽清、尤溪、松溪、寿宁等地进行淡水溪蟹类自然资源调查，采得溪蟹归隶于南海溪蟹属，为尚未报告的一新种，命名为福建南海溪蟹，蟹体检出斯氏并殖吸虫囊蚴。

形态描述（图 5.29）：个体中等偏小，表面光滑，具微细麻点，头胸甲从前向后显著隆起，额稍弯向下方，中部倒 Y 形微凹，额后叶隆起，鳃区和肠区肿胀，颈沟浅，胃、心区 H 形沟浅显，蝶纹清晰。背眼缘埂起，外眼窝角三角形，与前鳃之间有较宽的缺刻相隔。前鳃齿略显突出，呈钝角状，前侧缘近隆脊形，具微细的平钝颗粒。第三颚足长节近五角形，宽度约为长度的 1.1 倍，坐节的长度约为宽度的 1.5 倍，表面中部具一纵沟，外肢末端约达长节基部的 1/3～1/4，具一短鞭。两螯明显不对称，腕节内末角具一壮刺，其下方附近有 1～3 枚小刺；大螯掌部的长度为高度的 1.3 倍，

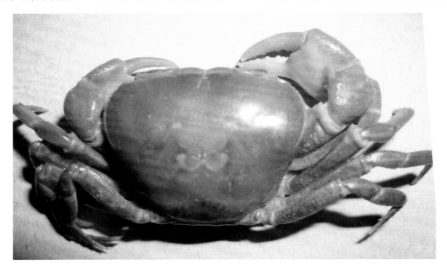

（a）头胸甲背面观

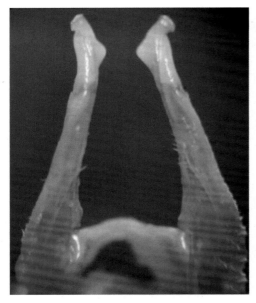

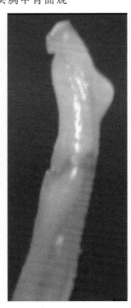

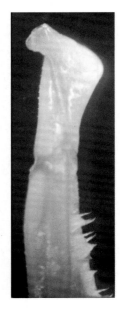

（b）雄性第一腹肢　　　　　（c）雄性第一腹肢末节　　　　（d）雄性第一腹肢末节背面观

图 5.29　福建南海溪蟹

略短于可动指，两螯内缘有不规则颗粒齿，两指端合拢时有空隙。步足扁平而细长，末对步足前节的长度为宽度的 2.2 倍，短于指节。雄性腹部三角形，第六节的宽度为长度的 2.1 倍，尾节的宽度为长度的 1.6 倍，胸甲缝的间隔沟窄，第 7/8 胸甲缝的中纵缝中等长度。雄性第一腹肢略显粗壮，末第二节约为末节的 2.1 倍，末端超过胸锁突，并抵达第 5/6 胸甲缝；末节的内末角呈三角形圆凸，外末角呈足掌样突出，约做 45°折转向腹外方，末部呈斧状扩展；雄性第二腹肢纤细，末第二节约为末节的 1.8 倍，腹部呈三角形，边缘具短刚毛，第六节基部的宽度约为长度的 2.1 倍，尾节基部的宽度约为长度的 1.6 倍。雌性腹部宽椭圆形，第六节基部宽度为长度的 2.8 倍，尾节基部的宽度约为长度的 2.6 倍。生殖孔长卵圆形，内窄外宽。正模雄性，头胸甲长 18.44 mm，宽 23.64 mm，厚 12.61 mm；配模雌性，头胸甲长 18.76 mm，宽 25.25 mm，厚 14.31 mm；副模 7 只雄性，11 只雌性，采自福建省永泰县嵩口镇赤水村，N25°44′778″，E118°32′278″，海拔 232 m，采集日期为 2008 年 12 月 21 日。

与近似种的主要鉴别特征：在南海溪蟹雄性第一腹肢末节外末角末部呈宽形的种类中，福建南海溪蟹与温州南海溪蟹、东引南海溪蟹雄性第一腹肢形态特征的比较见表 5.2。

表 5.2　福建南海溪蟹与近似种南海溪蟹雄性第一腹肢形态特征比较

蟹种	内末角	外末角	末缘	末第二节与末节长之比
福建南海溪蟹	三角形圆凸	斧状扩展	约做 45°轻度弯曲斜列，中部稍隆	2.1 倍
东引南海溪蟹	三角形圆凸	切角形	约做 45°轻度弯曲斜列，近外末角 1/3 处稍隆	2.7 倍
温州南海溪蟹	三角形圆凸	方角形	约做 45°轻度波浪式弯曲斜列，近外末角 1/3 处稍隆	2.4 倍

(7)霞浦南海溪蟹, 新种(*Nanhaipotamon xiapuense* Cheng, Li and Zhang, 2009)

形态描述(图 5.30)：头胸甲表面光滑，青黄色，体硕厚，从前至后显著隆起呈弯弓形，额部稍弯向下方，额缘稍隆起，背面观额缘中部稍内陷，额区中央具倒 Y 形凹沟，额后叶及眼后隆脊稍隆起。颈沟不明显，胃心区略呈蝶纹状，外眼窝角尖锐，前鳃齿与外眼窝角以 U 形凹沟相隔。前侧缘齿细小而低平，具 20 余个。两螯甚不对称，通常以右螯为大，腕节内末角具一大锐刺，背内缘具颗粒。螯肢与步足表面为深青黄色，螯肢与步足基节腹面以及胃区至第三颚足区间腹甲均呈紫色带，部分浅黄，大螯掌部长约为宽的 1.3 倍，约为指节的 1.2 倍；两指合拢，略有空隙，内缘具不规则齿，步足细长，具短刚毛；腕节内缘及前节后缘均具小刺；指节前、后缘各具两列小刺，后缘的两列由 4 枚组成。第三颚足长节宽度约与长度相当，坐节的长约为宽的 1.3 倍，外肢有鞭，其末端约抵长节基部的 1/4。雄性第一腹肢粗壮，末端超过第 4/5 胸甲缝，末第二节约为末节的 3.0 倍；末节的宽度与长度相当；外末角呈尖指状直向前方突起，另一端内末角则为半圆形向腹内侧扩展，末节的宽度与长度相当；第 2 腹肢纤细，末第 2 节约为末节的 1.8 倍。腹部呈三角形，边缘具短刚毛，第 6 节基部的宽度约为长度的 2.3 倍，尾节基部的宽度约为长度的 1.3 倍。雌性腹部宽椭圆形，尾节基部的宽度约为长度的 2.3 倍，生殖孔斜列。

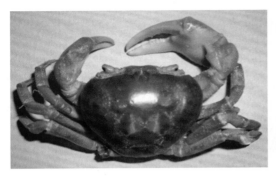
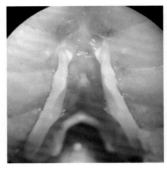
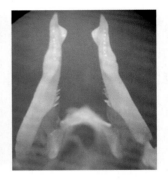

(a)头胸甲背面观　　　　　(b)雄性第一腹肢自然位置　　　　(c)雄性第一腹肢

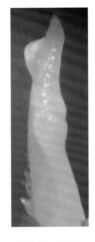
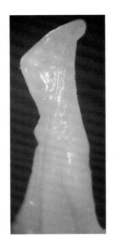
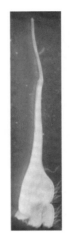
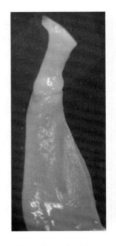
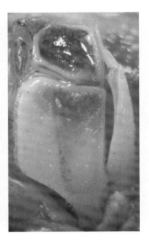

(d)雄性第一腹肢末节　(e)雄性第一腹肢末节背面观　(f)雄性第二腹肢　(g)雄性第一腹肢侧面观　　(h)第三颚足

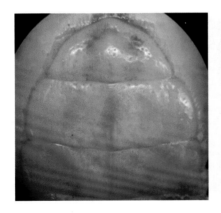
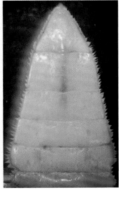
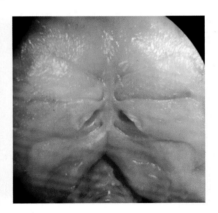

(i)雌性腹部　　　　　　　(j)雄性腹部　　　　　　　(k)雌性生殖孔

图 5.30　霞浦南海溪蟹

观察标本:正模雄性,头胸甲长 28.2 mm,宽 35.6 mm,厚 20.4 mm;配模雌性,头胸甲长 22.6 mm,宽 28.7 mm,厚 16.4 mm;副模 7 只雄性,3 只雌性,2008 年 4 月采自福建省霞浦县松港镇西关村。

5.6.3　华南溪蟹属(Genus *Huananpotamon* Dai and Ng, 1994)

华南溪蟹属(*Huananpotamon*)蟹类原归隶于南海溪蟹属(*Nanhaipotamon* Bott, 1968;1970)。Dai 和 Ng(1994)将福建发现的角肢南海溪蟹、平肢南海溪蟹、钝肢南海溪蟹、权肢南海溪蟹以及武夷山脉江西境内的南城华南溪蟹、中型华南溪蟹和崇仁华南溪蟹等多种小型溪蟹这一类种群,根据其共有形态特征有别于南海溪蟹属,归纳建立华南溪蟹属新属。该属个体中小型,头胸甲略隆,表面前鳃区具微细皱襞,前侧缘隆脊形,具颗粒状小齿。鳃区不甚肿胀。雄性腹部基部半部较窄,呈相对较长的类三角形,第六节相对较长,而尾节相对较窄,第7/8节的中纵缝较短。第一腹肢细长,末节相应较长,多长于末第二节的1/2。外末角瘦长或退化,内末角圆钝,呈不同程度的隆凸。雌性生殖孔靠近,卵圆形或瓜子状。地理分布:武夷山脉及邻近山区。

(1)角肢华南溪蟹(*Huananpotamon angulatum* Dai and Lin,1979)

形态描述(图 5.31):头胸甲前后隆起,表面具微细凹点。前鳃区和额区具分散颗粒及细皱襞。颈沟浅而可辨,胃、心区之间的 H 形沟细而浅。额弯向下方,前缘中部凹入。额后叶突出,眼后隆脊略显锋锐。眼后区凹陷,外眼窝角尖锐,与前鳃齿之间具明显的缺刻。前鳃齿呈锋锐的隆脊状,具颗粒齿18~22 枚。第三颚足长节宽度约为长度的 1.1 倍,坐节的长度约为宽度的 1.4倍,外肢约抵长节基部的1/3,具鞭。两螯不对称,长节的背外侧面具鳞状颗粒;腕节内末角具一三角形刺,基部具一小刺;大螯掌部的长度约为高度的 1.3 倍,长于指节。步足细长,具有较密的短刚毛,末对步足前节的长度大于宽度的 1.9 度,短于指节。雄性腹部窄长,第六节基部宽度约为长度的 1.9 倍。尾节类三角形,宽度约为长度的 1.3 倍。胸部腹甲沟略浅,胸甲缝间隔沟窄。第7/8节中纵缝略短。第一腹肢超越腹锁突,约抵达第 4/5 胸甲缝,末第二节约为末节的 1.3 倍,末节的内末角呈圆钝的足跟状,外末角呈窄长的角状,指向外上方。侧面观呈 S 形,可见内末角。第二腹肢沟中位,腹肢孔位于末端。第二腹肢末第二节长度约为末节长的 1.1 倍。雌性腹部卵圆形,第六节宽度约为长度的 2.9 倍,尾节的宽度约为长度的 2.3 倍,生殖孔半圆形,开口朝向内下方,两孔靠近,胸甲缝中沟窄。雄性头胸甲长 12.5~15.6 mm,宽15.5~18.5 mm;雌性长 17 mm,宽 21.3 mm。

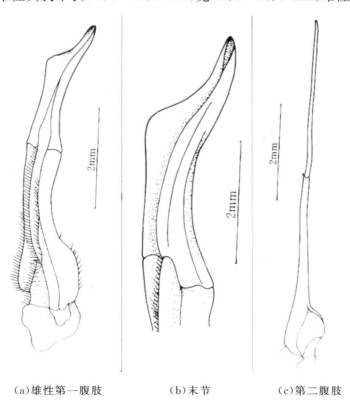

(a)雄性第一腹肢　　　(b)末节　　　(c)第二腹肢

图 5.31　角肢华南溪蟹线条图

（2）权肢华南溪蟹（*Huananpotamon ramipodum* Dai and Chen，1987）

形态特征（图5.32）：头胸甲前后隆起，表面具微细凹点，额区及前鳃区具微细胞皱襞及颗粒，颈沟浅，胃、心区之间H形沟细而明显。叶后叶圆钝隆凸，眼后隆脊突出，眼后区凹入。额弯向下方，中部前缘内凹，背眼缘埂起，外眼窝角锐三角形，外缘具细颗粒齿。前鳃齿圆钝不甚突出，前侧缘呈锋锐隆脊形，末端弯向背方，具圆钝的颗粒齿20枚。第三颚足长节长度大于宽度的1.2倍，坐节长度约为宽度的1.5倍，外肢粗壮，末节约抵长节基部的1/3，外肢具鞭。两螯不甚对称，腕节的背外侧面具鳞状皱襞，内末角具三角形齿，其基部具1枚或2枚小刺；大螯掌部略显膨胀，表面具凹点及短刚毛，长度大于高度的1.5倍，长于指节，两指合拢时略有空隙。步足细长，具较密的短刚毛，末对步足前节长度是宽度的1.8倍，略短于指节的长度。雄性腹部类三角形，第六节的宽度大于长度的2倍，尾节侧缘较拱，其基部宽大于长度的1.3倍。胸部腹甲沟略浅，胸甲缝间隔沟窄。第一腹肢超过腹锁突，抵达第4/5胸甲缝，末第二节约为末节的1.8倍，末节末部扩张成Y形，末缘内凹，内末角突出呈圆叶状，外末角突出呈指状，向腹面弯指。第二腹肢沟位于中部，腹肢孔位于末端。侧面观内末角甚为突出。第二腹肢细长，末第二节约为末节的1.5倍。雄性头胸甲长15.7 mm，宽19 mm。

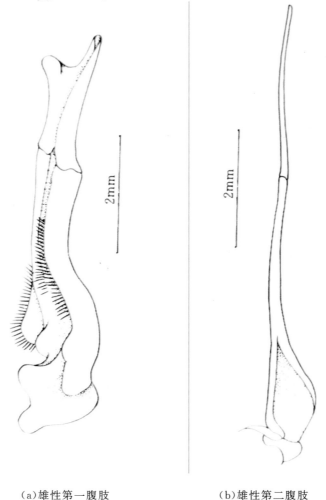

（a）雄性第一腹肢　　　　　（b）雄性第二腹肢

图5.32　权肢华南溪蟹线条图（仿戴爱云）

(3)钝肢华南溪蟹(*Huananpotamon obtusum* Dai and Chen,1979)

形态特征(图 5.33):头胸甲前后隆起,表面具凹点,分区可辨,前鳃区隆起具粗糙颗粒,颈沟浅但明显可辨,在中鳃区环绕两块翼状隆起,胃、心区之间具 H 形沟,由心区至后侧缘具一斜行浅沟。额后叶隆起,眼后隆脊突起,眼后区凹陷。额部弯向下方,额缘中部内凹。外眼窝角呈锐三角形,侧缘向内侧倾斜。前鳃齿小,与外眼窝角处具缺刻。前侧缘呈隆脊状,具颗粒齿 22~24 枚,末部弯向内方。第三颚足长节宽度约为长度的 1.1 倍,坐节的长度约为宽度的 1.4 倍,约抵达长节基部的 1/4,具细鞭。螯足稍不对称,大螯掌部长度约为宽度的 1.2 倍,稍长于指节,两指内缘具小齿,合拢时基部略有空隙。步足细长,具短刚毛,尤以前节及指节的前后缘为多,末对步足的长度是宽度 1.5 倍,短于指节。螯、步足常有淡紫色环状斑纹。雄性腹部类长三角形,第六节基部的宽度约为长度的 2.2 倍,尾节的宽度约为长度的 1.1 倍。胸部腹甲沟较浅,胸甲缝的间隔沟窄,第 7/8 节中纵缝短;第一腹肢末端超越腹锁突,约抵达第 4/5 胸甲缝,末第二节约为末节的 1.8 倍,末节末部扩张成元宝形,内末角较短,近似足跟状,外末角稍长而钝。第二腹肢末第二节约为末节的 1.3 倍。雌性腹部长圆形,第六节宽度约为长度的 3.2 倍,尾节宽度约为长度的 2.2 倍,稍长于第六节,胸甲缝间隔沟窄,生殖孔呈方圆形,两孔靠近。雄性头胸甲长 16.5 mm,宽 20.3 mm;雌性长 14.7 mm,宽 18.5 mm。

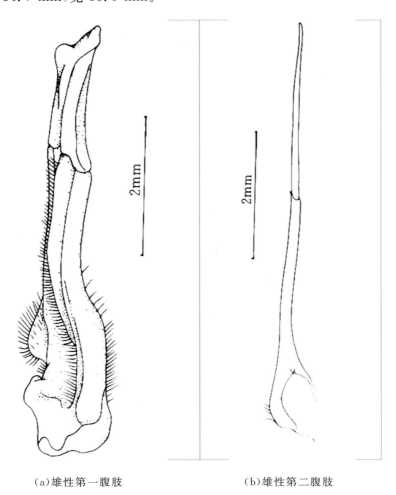

(a)雄性第一腹肢　　　　　　(b)雄性第二腹肢

图 5.33　钝肢华南溪蟹线条图(仿戴爱云)

(4)平肢华南溪蟹(*Huananpotamon planodum* Dai and Chen,1987)

形态描述(图5.34):头胸甲前后稍隆,表面具微细凹点,额区及前鳃区具颗粒,分区可辨,颈沟细而稍深,胃、心区之间 H 形沟细而深,额后叶较隆凸,眼后隆脊圆钝而突出。额弯向下方,额缘中部内凹。背眼缘埂起,外眼缘角呈锐三角形,其外缘具圆钝的颗粒齿 5 枚或 6 枚。前鳃齿呈角状突出,前侧缘呈隆脊状,具颗粒齿 15 枚或 16 枚,末端弯向背方。第三颚足长节的宽度约为长度的 1.2 倍,坐节长度约为宽度的 1.4 倍。外肢具鞭,末端抵达长节基部的 1/3。两螯不对称,表面具凹点及稀疏的短刚毛,大螯掌部长度大于宽度的 1.4 倍,略长于指节,两指略显宽扁,紧闭时稍有空隙,内缘具大小不等三角形钝齿。步足细长,具短刚毛,指节前、后缘各具两列小刺,末对步足长度大于宽度的 2 倍,约与指节等长。雄性腹部三角形,第六节基部的宽度约为长度的1.8倍,尾节侧缘不甚拱,其基部宽度约为长度的 1.4 倍,胸甲缝间隔沟窄,第7/8节中纵缝短。第一腹肢末端超越腹锁突,约抵第 4/5 胸甲缝,末第二节长度约为末节的 2.2 倍。末节末部内凹,外末角均平钝,内侧沟中位,腹肢孔位于末端。第二腹肢细长,末第二节约为末节的 1.5 倍。雄性头胸甲长 14 mm,宽 16.5 mm;雌性长 15.8 mm,宽 18.7 mm。

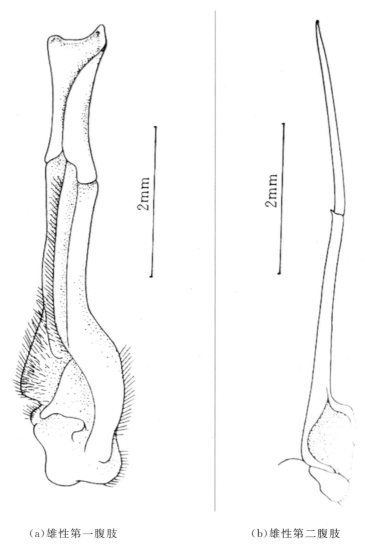

(a)雄性第一腹肢　　　　　　　(b)雄性第二腹肢

图 5.34　平肢华南溪蟹线条图

(5)林氏华南溪蟹(*Huananpotamon lini* Cheng，Li and Lin，2008)

2002年6月，以肺吸虫病例为线索调查松溪县花桥乡肺吸虫疫源地，检查溪蟹，发现蟹体携带斯氏肺吸虫囊蚴，溪蟹分隶于华南溪蟹属，为尚未报告的新种。为感谢厦门大学生命科学学院林宇学教授对我省肺吸虫研究做出的贡献，特以其姓氏将其命名为林氏华南溪蟹。

形态描述(图5.35)：正模雄性，头胸甲长20.5 mm，宽24.3 mm，厚13.1 mm；配模雌性，头胸甲长18.0 mm，宽23.0 mm，厚12.13 mm。体背甲暗黄色，头胸甲稍隆凸，前、后略向下弯，胃、心区稍凹陷。表面具细微的麻凹点，前鳃区具细皱襞，颈沟宽而浅，胃、心区H形沟纵沟深，呈弯弧形。背眼缘埂起，眼后区凹陷，额后叶隆起呈包块状，眼后隆脊不甚突出。外眼窝下缘具低平、长圆形小齿16枚。外眼窝角三角形，侧缘齿具5枚小钝齿，与前鳃齿之间有一宽沟相隔。前侧缘具颗粒齿24枚，其中第1～3枚为丛生一簇，第4～15枚单个分布，第16枚后相连分布且个体较小。第三颚足宽度约为长度的1.1倍，坐节的长度约为宽度的1.4倍，外肢末端约抵达长节基

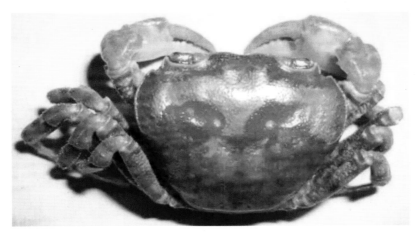

(a)头胸甲背面观

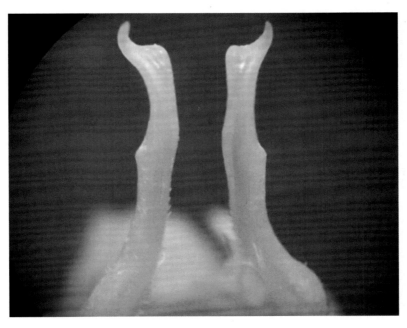

(b)雄性第一腹肢

图5.35　林氏华南溪蟹

部的 1/3 处,具短鞭。两螯明显不对称,长节的外侧面具颗粒及皱襞,腕节背面具鳞状皱襞,内末角具一壮刺,其基部有一小刺;大螯掌部长度为高度的 1.3 倍,约与可动指长度相当,两指内缘具大小不等的三角形齿,合拢时几乎空隙。步足细长,具稀疏的短刚毛,末对步足前节的长度约为宽度的 2.2 倍,稍短于指节。雄性腹部宽三角形,边缘具短刚毛,第六节基部宽度约为长度的 2.1倍,尾节宽度约为长度的 1.5 倍。胸部腹甲沟中等深度,胸甲缝间隔沟中等宽,第 7/8 节的中纵缝沟窄。雄性第一腹肢末节与末第二节相接处外侧稍膨隆,末端超越腹锁突,抵达第 4/5 胸甲缝,末第二节约为末节的 1.3 倍,末节内末角不甚突出,呈圆钝的方角形,外末角呈牛角状弯曲,稍短,末端指向腹外上方;末节外侧面观呈"犁头"形,内侧面观呈螺旋状。雄性第二腹肢纤细,末第二节约为末节的 1.4 倍。雌性腹部宽卵圆形,第六节基部宽度约为长度的 2.8 倍,尾节的末缘中部略隆起,宽度约为长度的 2.0 倍,短于第六节的宽度,生殖孔卵圆形。

(6)沈氏华南溪蟹(*Huananpotamon sheni* Cheng, Li and Lin)

2007 年 12 月,邵武市拿口镇洋坑村开展肺吸虫疫源地调查,发现小型溪蟹,检查蟹体携带斯氏并殖吸虫囊蚴,溪蟹分隶于华南溪蟹属,为尚未报告的新种。为感谢南京医学大学沈一平教授对我国肺吸虫研究做出的贡献,特以其姓氏将其命名为沈氏华南溪蟹。

形态描述(图 5.36):正模雄性,头胸甲长 15.4 mm,宽 18.1 mm,厚 9.6 mm;配模雌性,头胸甲长13.3 mm,宽 16.0 mm,厚 8.6 mm。体背甲暗褐色,头胸甲稍隆凸,额前缘弯向下方,额后叶呈隆包状突起,两隆包相拢。其间隔线细小沟,呈倒 Y 形,表面具微细凹点,前鳃区具颗粒状细皱襞。背眼缘埂起,眼窝下缘椭圆形小齿 23 枚,外眼窝角三角形,侧缘齿具 7 枚小齿。前侧缘隆脊形,具椭圆形颗粒齿 24 枚,斜向前方排列。颈沟浅,不甚明显,颈后缘稍隆。胃、心区 H 形沟细,具明显蝶形图案。第三颚足宽度与长度相当,坐节的长度约为宽度的 1.5 倍,外肢粗壮,末端约抵达长节基部的 1/3 处,具细鞭。两螯淡红色,不对称,长节背外侧面具细皱襞,腕节背面中部稍内凹,内末角具一壮刺,其基部有一小刺;大螯掌部长度为高度的 1.2 倍,与指节长度相当,两指合拢时几乎空隙。步足细长,具稀疏的短刚毛,末对步足前节的长度约为宽度的 1.9 倍,与指节的长度相当。雄性腹部宽三角形,第六节基部宽度约为长度的 2.0 倍,尾节三角形,宽度约为长度的 1.4 倍。胸部腹甲沟浅,胸甲缝间隔沟中等宽窄,第 7/8 节的中纵缝浅。雄性第一腹肢末节较窄小,末端超越腹锁突,抵达第 4/5 胸甲缝,末节内末角呈圆钝形,低平而不甚突出,外末角窄

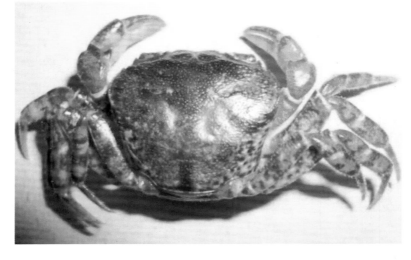

(a)头胸甲背面观

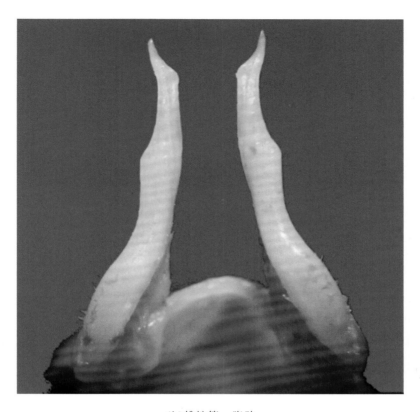

（b）雄性第一腹肢

图 5.36　沈氏华南溪蟹

而尖细,呈长角状;末第二节约为末节的 1.9 倍,末节与末第二节相接处显著膨隆,为末节中段宽的 1.8 倍,末端指向腹外上方;末节侧面观似鹅的头颈形。雄性第二腹肢纤细,末第二节约为末节的 1.5 倍。雌性腹部宽卵圆形,生殖孔椭圆形,两孔较为靠近,第六节基部宽度约为长度的 2.8 倍,尾节宽度约为高度的 2.1 倍,短于第六节的宽度。

（7）铲肢华南溪蟹（*Huananpotamon changzhium* Li and Cheng, 2000）

1996 年 8 月在福州北峰郊区发现一肺吸虫病例,追踪其感染史,捕捉患者发病前吃蟹处的溪蟹检查,蟹体检出卫氏并殖吸虫囊蚴,蟹为尚未描述过的华南属种类,以其雄性第一腹肢末端形态呈铲状之特征,特命名为铲肢华南溪蟹。

形态描述（图 5.37）:头胸甲表面轻度隆起,额区及前鳃区具皱襞及凹点。颈沟分区可辨,胃、心区之间具 H 形沟痕。额部向前下弯,中部内凹,后叶隆起,眼后隆脊突出。眼后区凹陷,外眼窝角呈钝三角形,外缘具细颗粒齿,其与前鳃齿之间具明显的缺刻。前侧缘呈锋锐的隆脊形,具颗粒齿 20 枚,末端弯向背下方。两螯大小不一,大螯掌部略显肿胀,表面具凹点及短刚毛,两指合拢时具较大空隙。大螯掌部长度为宽的 1.4 倍,约为指节的 1.3 倍。步足细长,指节前后具两列小刺及短刚毛。第三颚足长节的宽约为长的 1.3 倍,坐节长约为宽的 1.5 倍,外肢具鞭,末端抵达长节基部的 1/3 处或略超。雄性第一腹肢超过胸甲腹锁突,接近第 4/5 胸甲缝。末节内末角钝圆,外末角呈峰状隆起,为半圆形铲状。末第二节略显弯曲,长为末节的 1.9 倍。第二腹肢细长,末第二节长度约为末节长的 2 倍。雄性腹部类三角形,第六节基部宽度为长度的 2 倍,末节基部宽度为长度的 1.3 倍。雌性腹部宽椭圆形,尾节基部宽度约为长度的 2.1 倍。

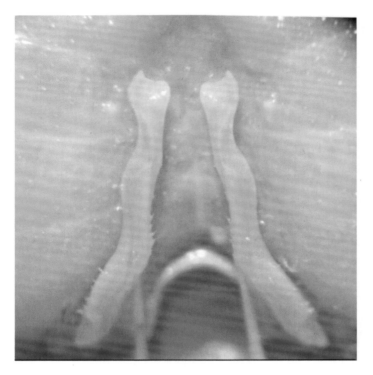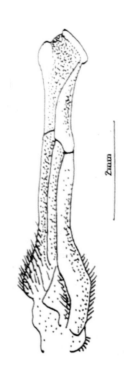

(a)雄性第一腹肢自然位置　　　　　　　　　　(b)雄性第一腹肢线条图

图 5.37　铲肢华南溪蟹

(8)唐氏华南溪蟹(*Huananpotamon tangi* Li, Cheng and Lin, 2008)

2000 年 9 月和 2002 年 12 月在福建省延平区和三元区先后发现几例肺吸虫感染病例,捕捉患者发病前吃生蟹处的溪蟹,发现感染斯氏并殖吸虫囊蚴的溪蟹多种,即福建华溪蟹(*Sinopotamos fujianense*)、角肢华南溪蟹(*Huananpotamon angulatun*)和唐氏华南溪蟹,后者为一新种,为纪念寄生虫学家唐仲璋教授而以他的姓氏命名。

形态特征(图 5.38):正模雄性,头胸甲长 19 mm,宽 21 mm;配模雌性,长 18 mm,宽 20 mm;副模 10 只雄性,12 只雌性。本种特点:头胸甲轻度隆起,分区明显。眼后区凹陷,末端弯向背方,额区及前腮区具皱襞、颗粒及凹点,颈沟及分区可辨,胃、心区之间具 H 形凹痕。额部向前弯,中部内凹,后叶隆起,眼后隆脊突出。外眼窝角呈钝三角形,外眼窝角侧缘具 6 个低平小齿,前侧缘有 30 余个椭圆形小齿,呈串状,由前方逐向后方排列紧密。两螯肢大小不一,大螯掌部略显肿胀,表面具凹点及短刚毛,两指合并时具较大空隙。大螯掌部长为宽的 1.4 倍,约为指节长的 1.3 倍。步足细长,指节前后缘具两列小刺及短刚毛。第三颚足座节的长度约为宽度的 1.5 倍,长节的宽为长度的 1.3

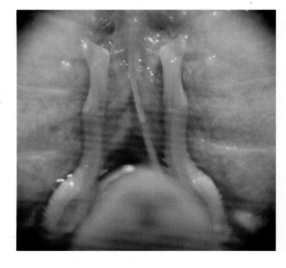

图 5.38　唐氏华南溪蟹雄性第一腹肢自然位置

倍。外肢具鞭,末端抵达或略超过长节基的 1/3 处。雄性第一腹肢末端超过胸甲腹锁突,接近第

4/5 胸甲缝。内侧沟向腹面扭转,末第二节的长度为末节的 1.8 倍,末节外末角为不等边三角形,末节末部呈短足状,掌心底处微凹,内末角上缘边明显长于外末角侧缘边,末端指向背外方,末第二节为末节的 1.9 倍。第二腹肢细长,末第二节的长度为末节的 2 倍。腹部呈三角形。第六节基部的宽度为长度的 2 倍,尾节基部的宽度为长度 1.3 倍。雌性腹部宽椭圆形,尾节基部的宽度约为长度的 2.1 倍。

5.6.4　博特溪蟹属(Genus *Bottapotamon* Tuerkay and Dai,1997; *Parapotamon* Boot, 1967,1970; *Malayopotamon* Dai, Chen, Song, Fan, Lin and Zeng,1979; *Bottapotamon* Tuerkay and Dai, 1993)

戴爱云等(1979)认为,一些蟹类雄性第一腹肢末节为扁平长条形,末节无特殊的突起或扩大特征,与马来溪蟹属近似,但其雄性第一腹肢末节末缘不具刚毛,内侧沟也不向背方扭转,这又与 Bott 对马来溪蟹属特征的描述存在差异,由于其他属难以容纳此种蟹,因此按戴爱云将马来溪蟹属的特征范围稍加扩大的意见,将在广西与福建发现的上述特征溪蟹属归隶于马来溪蟹属(Bott,1968),并命名为福建马来溪蟹(*M. fukienense*)。1997 年,Tuerkay 和 Dai 又将这一类群溪蟹修订为博特溪蟹属(*Bottapotamon*)新属。1991 年,作者根据病例线索在永安采得尚未报告的蟹种,其雄性第一腹肢末节宽大而发达,呈弯弓样隆起,而与博特溪蟹属的雄性第一腹肢末节长条形等描述特征存在差异,报告永安博特溪蟹(*B. yonganense*)新种,并建议将博特蟹属的特征范围稍加扩大。该属个体中小型,头胸甲圆方形,表面稍隆,具细皱襞,外眼窝角呈低平的三角形,前齿不明显。第三颚足外肢具细鞭。雄性腹部三角形,胸甲缝间隔沟稍宽,第 7/8 节中纵缝短。第一腹肢纤细,末节长条形,略扁,末节长于末第二节的 1/2。第二腹肢沟位于中部,腹肢孔位于末端。雌性生殖孔卵形,开口朝向内侧,分布于福建、浙江、江西、广西、湖南、广东等地,以福建省种群分布最为广泛。迄今仅报告福建博特溪蟹(*B. fukienense*)、恩氏博特溪蟹(*B. engelhardti*)、灵川博特溪蟹(*B. lingchuanense*)、南安博特溪蟹(*B. nananense*)、郴州博特溪蟹(*B. chenzhouense*)、芦溪博特溪蟹(*B. luxiense*)、尤溪博特溪蟹(*B. youxiense*)7 种。

(1)福建博特溪蟹(*Boottapotamon fukienense* Dai and Lin, 1979)

形态描述(图 5.39 和图 5.40)：　体小,头胸甲前半部稍隆,后半部平坦,表面光滑,具微细凹点,前鳃区具微细皱襞。颈沟浅而不甚明显,胃、心区 H 形沟前半部清晰。额后叶稍突,眼后隆脊平钝。前鳃区颗粒状,前侧缘隆脊形,具细微颗粒,末部弯向背方。第三颚足长节的宽度约为长度的 1.3 倍,坐节的长度约为宽度的 1.5 倍,外肢末端抵达长节基部的 1/3,具中等长度的细鞭。两螯不对称,腕节表面具微细皱襞,内末角具一钝齿,其基部具一小突起;掌部光滑,大螯掌部长度约为高度的 1.3 倍,约为可动指的 1.4 倍,两指粗壮,合拢时空隙窄小,步足细长。雄性腹部三角形,第六节宽度约为长度的 2.1 倍,尾节宽度约为长度的 1.5 倍。胸部腹甲沟中等深度,胸甲缝间隔沟较宽,第 7/8 节中纵缝短。雄性第一腹肢超越腹锁突,并超过第 4/5 胸甲缝,末第二节约为末节的 2 倍,末节窄长,近末端处收缩。第二腹肢位于中部,腹肢孔位于末端。第二腹肢末第二节约为末节的 1.8 倍。雌性腹部卵圆形,第六节宽度约为长度的 3.3 倍,末节的宽度约为长度的 2.5 倍。生殖孔卵圆形,开孔朝向腹内方。雄性头胸甲长 11.8～14.5 mm,宽 14.7～17.9 mm。

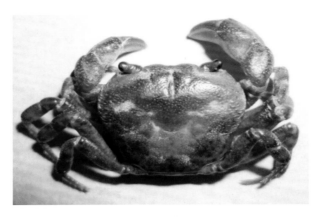

（a）头胸甲背面观

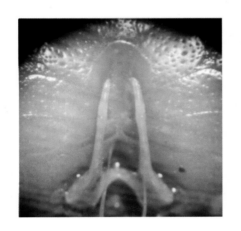

（b）雄性第一腹肢自然位置

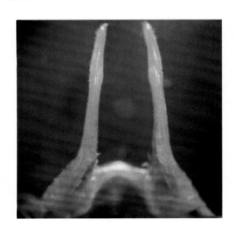

（c）雄性第一腹肢

图 5.39　福建博特溪蟹

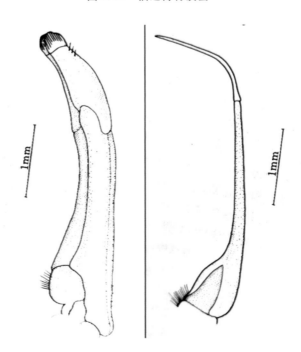

（a）雄性第一腹肢侧面观　　　　（b）雄性第二腹肢

图 5.40　福建博特溪蟹线条图

（2）尤溪博特溪蟹（*Bottapotamon youxiense* Cheng，Lin and Li，2010）

形态描述（图 5.41）：正模，雄性，头胸甲长 5.2 mm，宽 6.8 mm，厚 2.9 mm；配模，雌性，头胸甲长 5.4 mm，宽 7.0 mm，厚 3.1 mm。蟹体型小，通常雌蟹略大于雄蟹，体背甲淡紫褐色，头胸甲稍隆，表面较光滑。前鳃区与前侧缘相邻处具颗粒样粗皱襞。额部稍弯向下方，额后叶隆起，眼后隆脊不甚显著，具数条条纹式低平小脊。额缘中部内凹。颈沟浅显而不甚明显，胃、心区之间的 H 形沟不明显，而蝶形清晰，肠区与鳃区不甚肿胀。外眼窝角侧缘齿具低平、长条状小齿 5 枚或 6 枚，齿间排列紧密。前侧缘短，呈隆脊形，具长椭圆形齿 13 枚或 14 枚，小而低平，齿间排列较为紧密。两螯不对称，雄性尤为显著，多以右螯为大，各节表面具细微凹点，腹面光滑，腕节的表面较为粗糙，前缘具一大而明显的隆脊，内缘有一三角形齿，两指内缘具大小不等的圆钝齿，合拢时两指间略有空隙，指端交叉；大螯掌部的长度约为高度的 1.4 倍，约为指节长的 1.3。足扁平而长，各步足有暗色与浅黄色条纹相间分布。末对步足前节的长度约为宽度的 2.5 倍，稍短于指节；除指节前缘有小刺外，其他各节仅有极为稀疏的短毛。第三颚足长节宽约为长度的 1.3 倍，

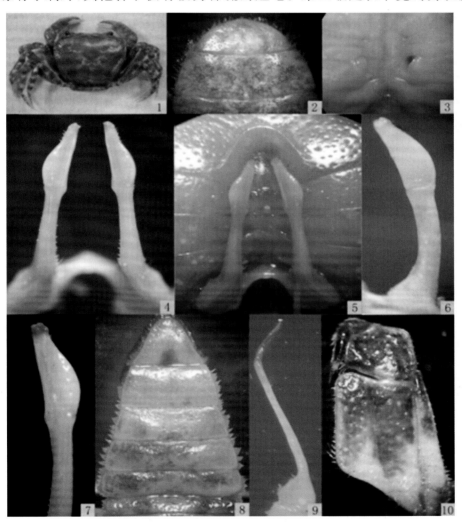

1—头胸甲背面观；2—雌性腹部；3—雌性生殖孔；4—雄性第一腹肢；5—雄性第一腹肢自然位置；6—雄性第一腹肢
背侧面观；7—雄性第一腹肢腹侧面观；8—雄性腹部；9—雄性第二腹肢；10—第三颚足。

图 5.41　尤溪博特溪蟹

坐节长约为宽的 1.4 倍,外肢有鞭,末端约抵长节基部的 1/4。雄性第一腹肢扁平状,末节宽大而发达,呈弯弓样隆起,近末部处收缩,末部呈冒状;第二腹肢沟位于中部,腹肢孔位于前端中部,呈一小凹沟;末第二节长于末节的 1.6 倍,末节长度与宽度的比例为 2.5∶1,宽度与末第二节宽度之比为 1.6∶1;在自然位置中,末端超过第 4/5 胸甲缝,指向内上方。第二腹肢纤细,末第二节约为末节长的 1.3 倍;雄性腹部近三角形,第六节的宽度约为长度的 2.3 倍,尾节舌形,尾节宽度约为长度的 1.5 倍。胸部腹甲沟中等深度,胸甲线的间隔沟较宽,第 7/8 节中纵缝短。雌性生殖孔近圆形,腹部呈卵圆形,第六节的宽度为长度 3.1 倍,尾节的宽度约为长度的 2.4 倍。

生态环境:溪尾乡半岭村位于福建中部尤溪县的偏远山区,周围为茂密的森林区。尤溪博特溪蟹栖息在海拔 233 m 的山溪小沟,N26°10′558″,E118°22′012″,水质 pH6.0,溪宽 0.3~0.8 m,水深 10~30 cm,水温 20~25℃(9 月份),水流细小而缓慢,水质清澈见底,溪床底质由大小不等的卵石或风化石构成,溪流常被纵横交错的溪边灌木、苇草掩覆而荫蔽,溪边常有大大小小的石块分布,水中一块石下通常只有 1 只蟹,但常集中分布在一定的区域。在小溪的石块、枯枝叶上同时孳生拟钉螺。

(3)永安博特溪蟹(*Bottapotamon yonganense* Cheng, Lin and Luo, 1993)

形态描述(图 5.42):个体中等,为本属中体型偏大的蟹种。体呈紫褐色或暗红色,与各步足底节相连的胸甲上均有深紫色的环斑,在腹面各胸甲片中部侧缘上亦有紫红色条纹。头胸甲稍隆起,甲壳面略显得凹凸不平,鳃区略显肿胀,表面具麻凹点,前鳃区具细皱襞。颈沟及胃、心区 H 沟均较深,之间有些相连接。额后叶稍隆,眼后隆脊圆钝。额稍弯向下方,前缘中部有明显凹沟。眼背眼缘埂起,光滑,外眼缘角呈低平三角形,其外侧缘无明显锯齿。前鳃齿不突出,前侧缘隆脊形,末部延伸向背方,具平钝的颗粒齿。第三颚足长节宽度约为长度的 1.1 倍,坐节长度约

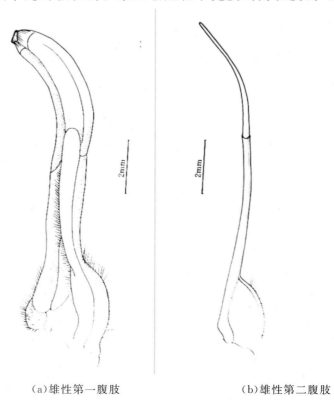

(a)雄性第一腹肢　　　　　　　　　(b)雄性第二腹肢

图 5.42　永安博特溪蟹

为宽度的 1.4 倍,外肢开端抵达长节基部的 1/4 处,具鞭。两螯明显对称,腕节前缘肿胀隆起,表面具细网纹皱襞,内末角刺短而粗,其基部具一小突起;大螯掌部长度约为高度的 1.7 倍,约为可动指的 1.3 倍,两指内缘具较大的圆钝齿,合拢时略有空隙,步足细长,末对步足前节长度约为宽度的 1.6 倍,稍短于或等于指节的长度。雄性腹部呈窄三角形,第六节宽度约为长度的 1.9 倍,尾节舌形,宽度约为长度的 1.3 倍。胸部腹甲沟中等深度,胸甲缝间隔沟稍宽,第 7/8 节中纵缝中等长度。雄性第一腹肢纤细,末端明显超越腹锁突,并超过第 4/5 胸甲缝,末第二节约为末节长的 1.5 倍,末节长而扁平,呈弧状向内方弯曲,长度约为宽度的 3.7 倍。第二腹肢沟位于中部,腹肢孔位于末端。第二腹肢末第二节约为末节的 1.8 倍。雌性腹部卵圆形,尾节基部的宽度约为长度的 1.9 倍,与第六节的长度相当。模式种雄性头胸甲长 29.2 mm,宽 38.5 mm。

(4) 恩氏博特溪(*Boottapotamon engelhardti* Bott,1967)

形态描述(图 5.43):个体小型,头胸甲前后隆起,表面光滑,具微细凹点,前鳃区具细皱襞。颈沟浅不甚清晰,胃、心区 H 沟前半部较为明显。额后叶及眼后隆脊圆钝。外眼缘角低齿平钝,前鳃齿不突出,前侧缘隆脊形,具微细的颗粒。第三颚足长节宽度约为长度的 1.2 倍,坐节长度约为宽度的 1.5 倍,外肢开端抵达长节基部的 1/3 处,具细鞭。两螯对称,腕节前缘具细微凹点及皱襞,内末角具一短刺,其基部有一小突起;大螯掌部长度约为高度的 1.4 倍,约为可动指的 1.2倍,两指合拢时几无空隙,步足细长。雄性腹部三角形,第六节宽度约为长度的 2.2 倍,尾节宽度约为长度的 1.3 倍。胸部腹甲沟中等深度,胸甲缝间隔沟稍宽,第 7/8 节中纵缝短。雄性第一腹肢细长呈均匀的窄长形,弯向内方,超越腹锁突,并超过第 4/5 胸甲缝,末第二节约为末节长的 1.5 倍。第二腹肢沟位于中部,腹肢孔位于末端。第二腹肢末第二节约为末节的 1.6 倍。雌性腹部卵形,第六节基部宽度约为长度的 3.1 倍,尾节的宽度约为长度的 2 倍,生殖孔纵卵形,开孔朝向腹内方。雄性头胸甲长 13.5 mm,宽 16.7 mm;雌性长 15~19.6 mm,宽 20~25.2 mm。

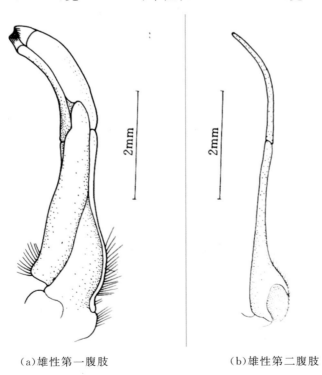

(a)雄性第一腹肢　　　　　　　　(b)雄性第二腹肢

图 5.43　恩氏博特溪蟹

5.7　华南溪蟹—新种——漳州华南溪蟹(*Huananpotamon zhangzhouense* sp. nov.)^{*}

(1)**标本观察**　正模雄性(6133.1),头胸甲长 15.05 mm,宽 17.67 mm;配模雌性(6133.2),头胸甲长 14.48 mm,宽 17.66 mm。副模 5 只雄性(6133.3~7),4 只雌性(6133.8~11),采自福建省华县高安乡邦都村,N25°00′026″,E117°32′669″,海拔 144 m,日期为 2015 年 6 月 14 日,采集人程由注。

(2)**形态描述**　个体小型(图 5.44),背甲呈暗黄灰色,表面具微细麻凹点,头胸甲向体前及额区隆起,眼后隆脊突出,而额区前缘下弯显著。额前缘间隔线隙状小沟略显倒 Y 形,其两侧各有一隆凸,近三角形小包块状。胃区及颈沟前部呈 V 形隆凸。胃、心区之间凹沟状,蝶纹显现,心区及其后缘略隆。前鳃区具细皱襞。颈沟宽、浅。背眼缘埂起,眼后区凹陷,眼窝下缘有椭圆形小齿 24 枚。外眼窝角呈三角形,其下缘前鳃齿有 5~7 枚小钝齿,与前鳃齿之间呈一缺刻状浅沟。前侧缘呈脊状,具长椭圆形颗粒小齿 24~27 枚,其中第 1 枚稍大,或与第 2 枚为双生簇,其

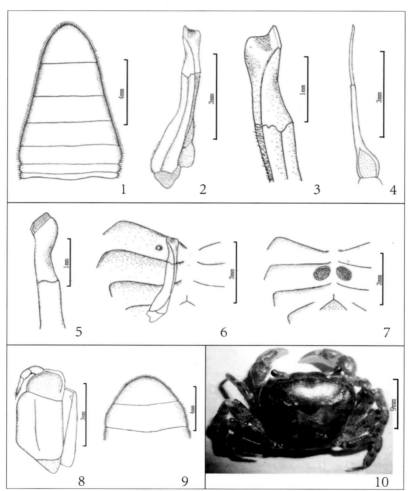

1—雄性腹部;2—雄性第一腹肢;3—雄性第一腹肢末节;4—雄性第二腹肢;5—雄性第一腹肢外侧面观;6—雄性第一腹肢自然位置;7—雌性生殖孔;8—第三颚足;9—雌性腹部;10—头胸甲背面观。

图 5.44　新种,漳州华南溪蟹

*　作者:漳州市疾病预防控制中心罗鋆、蔡茂荣、陈锦钟;福建省疾病预防控制中心程由注。本研究由福建省漳州市自然科学基金(ZZ2017J09)、漳州市重大科技计划项目(ZZ2017ZD05)资助。

余小齿从前趋后个体趋小分布。第三颚足长节的宽度约为长度的 1.2 倍,坐节的长度约为宽度的 1.4 倍,外肢末端约抵长节基部的 1/3,具短鞭。两螯不对称,掌部和长节的外侧面具麻凹点及皱襞;腕节背面具鳞状突起及皱襞,内末角具一壮刺,其基部具双生型小刺;大螯掌部的长度为高度的 1.2 倍,长度约与可动指相近,两指内缘具大小不等的半圆形齿,两指合并时略有空隙,指端交叉。步足细长,具浅灰与淡紫色相间的横条纹和稀疏的短刚毛,末对步足前节的长度为宽度的 1.93 倍,略短于指节。雄性腹部呈窄长三角形,边缘具短刚毛,第六节基部的宽度为长度的 2.1 倍,尾节三角形,其宽度约为长度的 1.4 倍。胸部腹甲沟中等深度,胸甲缝间隔沟中等深度,第 7/8 节的中纵缝甚窄。雄性第一腹肢末端超越腹锁突,抵达第 4/5 胸甲缝,末第二节约为末节长的 2.1 倍;末节末部向前方扩展,未中部呈掌心样凹窝,内末角不甚突出,呈圆钝的方形,外末角侧缘为宽边形,向腹面卷起,近垂直,前缘三角状。外侧面观,末节未缘边宽而平直,末部膨隆,末节中段呈缩腰状。第二腹肢纤细,末第二节约为末节的 1.4 倍。雌性腹部宽卵圆形,第六节的基部宽度为高度的 2.9 倍,尾节宽度约为高度的 2.3 倍,短于第六节宽度。

● 参考文献

[1] BOTT R. Potamiden aus sud-Asien (Crustacea, Decapoda)[J]. Senck. Biol, 1968, 49(2): 119-130.

[2] DAI A Y, HOU X M, PEND W D. On seven new species of freshwater crabs of the genus *Huananpotamon* Dai & Ng, 1994(Crustactacea, Decapoda, Brachyura, Potamidae) from Jiangxi province, Southern China[J]. Raffles Bull Zool, 1995, 43(2): 417-433.

[3] DAI A Y, NG P K L. Estaablishment of a new of freshwater crab, *Huananpotamon*[J]. Raffles Bull Zool, 1994, 42(3): 657-661.

[4] ZHOU X M, PEND W D. Genus *Huananpotamon* in Jianxi province[J]. Foreign Med Sci Clin Biochem Lab Med, 1996, 17(suppl): 222-224.

[5] 程由注, 李莉莎, 林陈鑫, 等. 斯氏并殖吸虫第二中间宿主华南溪蟹属(*Huananpotamon*)两新种记述(十足目:溪蟹科)[J]. 中国人兽共患病学报, 2008, 24(9): 885-889.

[6] 程由注, 林国华, 李友松. 并殖吸虫淡水蟹类两新种记述(十足目:溪蟹科)[J]. 中国寄生虫学与寄生虫病杂志, 2010, 28(4): 241-245.

[7] 沈一平. 实用肺吸虫病学[M]. 2版. 北京:人民卫生出版社, 2008: 34-57.

[8] 戴爱云, 陈国孝, 宋玉枝, 等. 携带肺吸虫囊蚴的淡水蟹类新种记述[J]. 动物分类学报, 1979, 4(2): 122-131.

[9] 戴爱云, 陈国孝. 福建省淡水蟹类的调查研究[J]. 动物学报, 1979, 25(3): 243-249.

[10] 戴爱云, 冯钟琪, 陈国孝, 等. 中国医学甲壳动物[M]. 北京:科学出版社, 1984: 74-113.

[11] 戴爱云. 中国动物志(节肢动物门,甲壳动物亚门,软甲纲,十足目,束腹蟹科,溪蟹科)[M]. 北京:科学出版社, 1999: 199-415.

[12] 李友松, 程由注, 林陈鑫, 等. 感染并殖吸虫囊蚴唐氏华南溪蟹新种(*Huananpotamon tangi* sp. nov)(十足目,溪蟹科)[J]. 中国人兽共患病学报, 2008, 24(2): 125-127.

[13] 李友松, 程由注. 携带并殖吸虫囊蚴华南溪蟹属一新种(十足目:溪蟹科)[J]. 中国人兽共患病学报, 2000, 16(1): 48-50.

[14] 林国华, 郑瑞丹, 吴宝财, 等. 福建省华安县斯氏并殖吸虫病疫源地淡水蟹类调查[J]. 国际医学寄生虫病杂志, 2013, 40(5): 241-256.

5.8 华南溪蟹一新种——尤溪华南溪蟹(*Huananpotamon youxiense* sp. nov.)*

(1)标本观察 正模雄性(FJ6134.1),头胸甲长13.79 mm,宽16.58 mm;配模雌性(FJ6134.2),头胸甲长13.81 mm,宽16.74 mm。副模6只雄性(FJ6134.3~8),3只雌性(FJ6314.9~11)。采自福建省尤溪县溪尾乡溪尾村,N26°11′359″,E118°22′568″,日期为2015年12月21日,采集人程由注。

(2)形态描述 个体小型(图5.45),背甲暗褐色,前部宽,后部略窄小。头胸甲前部稍隆,额区锋锐,前缘弯向下方,其间隔线隙状小沟,呈倒Y字形。表面具微细凹点,前鳃区具粗皱襞。背眼缘埂起,眼后隆脊不甚突出,始于额后叶两隆包间隔线隙呈倒Y形小沟,两侧各一小隆凸。眼后区浅凹。外眼窝角呈锐三角形,侧缘向内侧倾斜。前鳃齿细小,有5~7枚。前侧缘隆脊形之间具一凹沟。前侧缘第1~4枚齿丛生,向前鳃区斜列分布,粗壮,呈钝三角齿,与前鳃齿之间有一V形窄沟相隔,其余前侧缘颗粒齿21~24枚,指向背前方。颈沟浅,胃、心区之间的沟细,具明显蝶形图案,心区及其后缘略低平。第三颚足长节的宽度约为长度的1.2倍,坐节的长度约为宽度的1.3倍,外肢粗壮,末端约抵长节基部的1/3,具细鞭。两螯不对称,掌部具微细麻点,长节背外侧面具细皱襞;腕节背面中部稍凹,内末角具一壮刺,其基部具3小刺;大螯掌部的长度约为高度的1.4倍,长度略长于可动指,两指合并时略有空隙,指端交叉。步足细长,具稀疏的短刚毛,具浅黄与暗色相间条纹,末对步足前节的长度约为宽度的1.8倍,短于指节的长度。雄性腹部三角形,第六节基部的宽度约为长度的2.0倍,尾节三角形,宽度约为长度的1.4倍。胸部腹甲沟中等深度,胸甲缝间隔沟窄,第7/8节的中纵缝较短。雄性第一腹肢末端抵达第4/5胸甲缝,末第二节为末节长的1.9倍,末节末部呈矩形扩展,内末角近圆形,向内方略显突出,外末角侧缘为宽边形,斜列,向腹面卷起,末中部凹窝随外末角侧缘边斜列,内侧缘边与外侧缘边前端方角状;外侧面观,末节末部扩展,近长方形,末缘宽而平直。第二腹肢纤细,腹肢孔位于末端,末第二节约为末节长的1.50倍。雌性腹部卵圆形,第六节的宽度约为长度的3.0倍,尾节宽约为长度的2.3倍,与第六节的长度相当。生殖孔椭圆形,两孔略靠近。

* 作者:厦门大学生命科学学院卢明科;漳州市疾病预防控制中心罗鋆、蔡茂荣;福建省疾病预防控制中心程由注。本研究由福建省漳州市自然科学基金(ZZ2017J09)、漳州市重大科技计划项目(ZZ2017ZD05)资助。

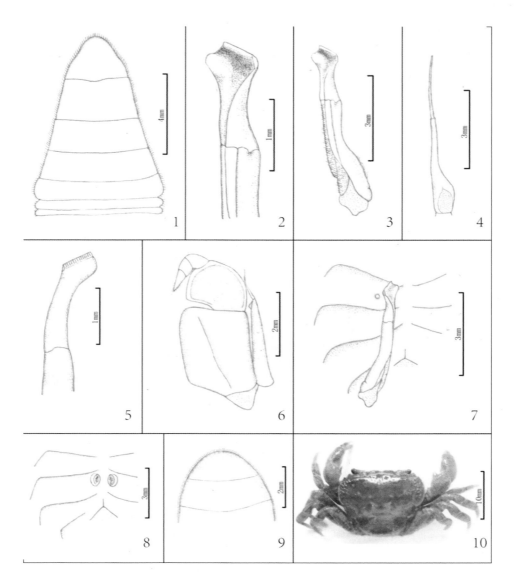

1—雄性腹部；2—雄性第一腹肢末节；3—雄性第一腹肢；4—雄性第二腹肢；5—雄性第一腹肢外侧面观；6—第三颚足；7—雄性第一腹肢自然位置；8—雌性生殖孔；9—雌性腹部；10—头胸甲背面观。

图5.45 新种,尤溪华南溪蟹

● 参考文献

[1]BOTT R. Potamiden aus sud-Asien (Crustacea，Decapoda)[J]. Senck. Biol. 1968，49(2):119-130.

[2]DAI A Y，HOU X M，PEND W D. On seven new species of freshwater crabs of the genus *Huananpotamon* Dai & Ng，1994 (Crustactacea，Decapoda，Brachyura，Potamidae) from Jiangxi province，Southern China[J]. Raffles Bull Zool，1995，43(2):417-433.

[3]DAI A Y，NG P K L. Estaablishment of a new of freshwater crab，*Huananpotamon*[J]. Raffles Bull Zool，1994，42(3):657-661.

[4]ZHOU X M，PEND W D. Genus *Huananpotamon* in Jianxi province[J]. Foreign Med Sci Clin Biochem Lab Med,1996,17(suppl):222-224.

［5］程由注，李莉莎，林陈鑫，等.斯氏并殖吸虫第二中间宿主华南溪蟹属（*Huananpotamon*）两新种记述（十足目：溪蟹科）［J］.中国人兽共患病学报，2008，24（9）：885-889.

［6］戴爱云，冯钟琪，陈国孝，等.中国医学甲壳动物［M］.北京：科学出版社，1984：74-113.

［7］戴爱云.中国动物志（节肢动物门，甲壳动物亚门，软甲纲，十足目，束腹蟹科，溪蟹科）［M］.北京：科学出版社，1999：199-415.

［8］李友松，程由注，林陈鑫，等.感染并殖吸虫囊蚴唐氏华南溪蟹新种（*Huananpotamon tangi* sp. nov）记述（十足目，溪蟹科）［J］.中国人兽共患病学报，2008，24（2）：125-127.

［9］李友松，程由注.携带并殖吸虫囊蚴华南溪蟹属一新种（十足目：溪蟹科）［J］.中国人兽共患病学报，2000，16（1）：48-50

5.9　华溪蟹分子分类学研究 [*]

戴爱云(1979)对从全国各地所采大量溪蟹标本进行了形态学比较,发现可将蟹的雄性第一腹肢形态特征作为分类的主要依据。而早年 Rathbun(1904)曾将我国广大区域(福建、江西、陕西、四川、湖北、上海)的溪蟹统称为锯齿华溪蟹。由于当时未曾注意雄性第一腹肢在淡水蟹类分类中的重要性,导致 1979 年之前国内几乎所有的并殖吸虫病流行病学调查蟹类宿主资料中均误将锯齿华溪蟹当作当地蟹种报告。同样的,1979 年戴爱云首次在福建北部报告福建华溪蟹新种之后,福建省各地几乎所有的并殖吸虫病流行病学调查资料中均将当地第二中间宿主华溪蟹误称为福建华溪蟹。省外河南等地的早期资料也有类似情况。多位作者先后在肺吸虫病流调资料中报告漳州地区存在福建华溪蟹。而我们对历次漳州及相邻地区资料中福建华溪蟹分布的漳州云霄县下河、南靖县南坑和华安县高安,以及漳平山羊隔、永定湖坑和龙岩龙门等调查点进行重新调查,均未发现福建华溪蟹种,为此,在根据形态学对上述各地历史蟹种分布进行修正的基础上,进行了分子分类学研究。

5.9.1　福建省 4 种华溪蟹的分子分类学研究

福建省漳州及相邻地区先后报告了将乐华溪蟹、平和华溪蟹、漳州华溪蟹和福建华溪蟹。为明确该地区华溪蟹属物种的独立性及地域种群的客观存在,同时探讨蟹雄性第一腹肢等形态学差异在物种识别中的准确性和分类重要依据,本研究对将乐华溪蟹、平和华溪蟹、漳州华溪蟹和福建华溪蟹进行种间及种内形态学差异分析,并使用 CO1 基因片段作为 DNA 条形码验证上述结论。

(1)标本采集及形态分类鉴定　2015 年 8 月－2017 年 10 月,在福建西南部的龙海市程溪乡东码村等 10 地采集华溪蟹活体标本,同时采集政和县岭腰乡前坑村福建华溪蟹作为对照实验样本,每调查点采 10 只,带回实验室,在镜下进行其雄性第一腹肢的形态学观察,分类鉴定后分别装入预先备用 95％乙醇的瓶内固定,记录采集信息,包括地点、时间、经纬度、海拔高度、采集人等。

(2)样本取材与 DNA 提取　实验样本固定于 95％乙醇固定液,24 小时左右再用 95％乙醇更换固定液,重复两三次,以保证样本充分固定。取样本螯肢及步足肌肉约 50 mg,室温下置于 EP管中约 12 小时,待酒精挥发。使用 D3373 试剂盒(美国 Omega),提取总 DNA,使用 ND2000 超微量紫外分光光度计(美国 Themo Fisher Scientific)检测 DNA 样本浓度及纯度,琼脂糖凝胶电泳。

(3)福建西南部华溪蟹种群形态特征比较观察　福建西南部有福建华溪蟹、将乐华溪蟹、平和华溪蟹、漳州华溪蟹和福建华溪蟹 4 种,采自龙海市程溪乡东码村、华安县华丰镇岩坪村、华安县高安乡邦都村和龙岩市龙门镇五星村的鉴定为将乐华溪蟹,前 3 者与后者的雄性第一腹肢末节存在细微差别。采自平和县山格镇黄土岭村、平和县九峰镇双溪仔村和武平县下坝乡下坝村的鉴定为平和华溪蟹,前两者与后者的雄性第一腹肢末节存在差别。采自永安市大湖镇元沙村

---

* 作者:福建省疾病预防控制中心程由注、李友松;漳州市疾病预防控制中心蔡茂荣、罗鋆;南昌大学邹节新。

的福建华溪蟹与福建北部政和县岭腰乡前坑村蟹标本形态特征相一致。平和华溪蟹与漳州华溪蟹雄性第一腹肢末节末部均有缺刻状两叶,以及背面均可辨纵裂痕略有近似,但漳州华溪蟹雄性第一腹肢末节末半部趋扁而宽大,呈掌心样内凹,并明显向外方扭转。平和华溪蟹雄性第一腹肢末节末半部至末端明显收缩,末部缺刻状分两叶,与福建华溪蟹和将乐华溪蟹雄性第一腹肢末节相区别。而福建华溪蟹与将乐华溪蟹及其地域种之间,它们的雄性第一腹肢末节形态特征较为相近。

(4)遗传距离与系统发生树构建 使用 DAMBE 软件检验数据集碱基替换是否达到饱和,ISS<ISS.C,且 $P=0$(极其显著),序列碱基替换未饱和可用于构建系统发生树。在鱼类相关研究中,物种鉴定的最小种间遗传距离为 0.02。基于以上遗传距离标准,结合系统发生树(表 5.3)拓扑结构及遗传距离(图 5.46):本研究涉及的平和华溪蟹、漳州华溪蟹、将乐华溪蟹及福建华溪蟹均形成独立分支,支持形态学分类体系;分布于福建省的将乐华溪蟹、漳州华溪蟹及福建华溪蟹亲缘关系较近,而平和华溪蟹与上述三者的亲缘关系相对较远。在平和华溪蟹分支中,采集于龙岩市武平县的标本瓶 ZZh04 号与采集于漳州市(平和县、南靖县)的 ZZh01、ZZh02 及 ZZh03 号分为两支,且两支间的遗传距离为 0.025~0.029,略大于 0.02,而采集于漳州市(平和县和南靖县)的平和华溪蟹的样本间遗传距离极小。结合形态学差异,初步认为地理隔离导致平和华溪蟹地域种群间基因交流较少。除平和华溪蟹外,漳州华溪蟹、福建华溪蟹和将乐华溪蟹共同组成一个分支。产于福建西南部永安市的福建华溪蟹的 ZZh10 号与产于福建北部政和县的福建华溪蟹的 ZZh11 号,虽两地间隔较远,且以丘陵山地为主,但两样本显示出极小的遗传差异,可能与同属闽江流域(沙溪水系支流和建溪水系支流)有关。采集于龙岩市龙门镇的 ZZh06 号将乐华溪蟹与采集于漳州市的 ZZh05、ZZh07 及 ZZh08 号将乐华溪蟹形成两个分支,两支间的遗传距离介于 0.019~0.024 之间,远大于后一分支内部的遗传距离(0.003~0.008),两地将乐华溪蟹种内遗传距离的增加提示其迁移受山岭的阻隔等地形因素的影响较大,该现象与平和华溪蟹相似。

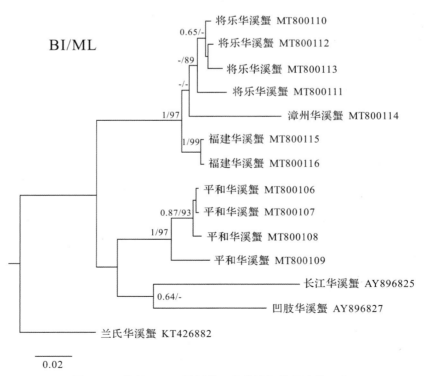

图 5.46 基于 K-2-P 模型的 7 种华溪蟹种间遗传距离

表 5.3　基于 BI/ML 法构建的华溪蟹系统发生树

	1	2	3	4	5	6	7	8	9	10	11	12	13	14
1　平和华溪蟹　MT800106														
2　平和华溪蟹　MT800107	0.000													
3　平和华溪蟹　MT800108	0.003	0.003												
4　平和华溪蟹　MT800109	0.025	0.025	0.029											
5　将乐华溪蟹　MT800110	0.068	0.068	0.068	0.069										
6　将乐华溪蟹　MT800111	0.073	0.073	0.073	0.074	0.019									
7　将乐华溪蟹　MT800112	0.068	0.068	0.068	0.069	0.003	0.019								
8　将乐华溪蟹　MT800113	0.066	0.066	0.066	0.074	0.008	0.024	0.008							
9　漳州华溪蟹　MT800114	0.083	0.083	0.083	0.086	0.042	0.047	0.046	0.051						
10　福建华溪蟹　MT800115	0.066	0.066	0.069	0.064	0.015	0.024	0.015	0.020	0.047					
11　福建华溪蟹　MT800116	0.066	0.066	0.069	0.064	0.015	0.024	0.015	0.020	0.047	0.000				
12　凹肢华溪蟹　AY896827	0.074	0.074	0.076	0.076	0.078	0.078	0.074	0.079	0.095	0.074	0.074			
13　长江华溪蟹　AY896825	0.088	0.088	0.090	0.090	0.095	0.103	0.095	0.096	0.103	0.095	0.095	0.090		
14　兰氏华溪蟹　KT426882	0.076	0.076	0.078	0.083	0.088	0.086	0.084	0.091	0.103	0.088	0.088	0.096	0.098	

(5)福建省 4 种常见华溪蟹形态与 DNA 条形码分析　淡水蟹因主动扩散能力有限、生殖力较低和窄幅居住,其生物多样性受制于山脉和水系的阻隔,呈明显的地理和环境局域性。福建西南地区地处玳瑁山脉博平岭山脉,为沿海山区丘陵地貌,崇山峻岭。溪蟹孳生于山峦起伏山谷溪坑中,虽然采集地海拔在 $200\sim400$ m,但山峰的海拔多在 1000 m 以上,长期地理生殖隔离,造成物种多样性分化。因此,实验表明利用 CO1 基因可以明确鉴别长江华溪蟹、兰氏华溪蟹、凹肢华溪蟹及本文采集的福建华溪蟹、平和华溪蟹、将乐华溪蟹和漳州华溪蟹,在分子生物学水平证实以上物种的有效性与独立性。同时,采集于武平县的平和华溪蟹与来自另外 3 个地点的平和华溪蟹地域种群遗传距离较远,来自龙岩市的将乐华溪蟹地域种群也有类似现象,地理地貌隔离导致地域种群形成,才出现遗传分化情况。而这种遗传分化在本研究中采用 CO1 基因条形码进行了验证。ZZh09 号(漳州华溪蟹)和 ZZh03 号(平和华溪蟹)标本虽然同时采于同一地的溪坑,但分子生物学实验检测结果显示上述两种华溪蟹生殖具独立性,不相互交叉,这一点也被 CO1 基因条形码所验证。

华溪蟹等淡水蟹类具有分类意义的形态结构,主要以个体成熟的雄性第一腹肢(G1)形态特征为最主要的分类鉴别依据,具有观察直观、操作简易之优点。在本次观察的 4 种华溪蟹中,漳州华溪蟹的雄性第一腹肢末节末半部趋扁而宽大,呈掌心样内凹,并明显向外方扭转以及末端为指状分为两叶等最显眼,可明显与福建华溪蟹、将乐华溪蟹、平和华溪蟹等其他 3 种相鉴别。平和华溪蟹雄性第一腹肢末节末半部至末端明显收缩并趋窄小,末部缺刻状分两叶,而与福建华溪蟹和将乐华溪蟹相区别。福建华溪蟹和将乐华溪蟹两者的雄性第一腹肢末节的形态较为近似,包括与地域种群之间也只有细微的形态差异。戴爱云在《中国动物志·溪蟹科》一书中记述将乐华溪蟹雄性第一腹肢存在地域差异,书中雄性第一腹肢形态与采自龙岩龙门的标本相同,虽与采自漳州程溪等地的标本仅存在微小形态差异,但从分子标记中予以佐证其遗传分化明显;平和华溪蟹与采自龙岩下坝的平和华溪蟹标本存在形态差异,与 DNA 条形码实验结果相互印证。

5.9.2 关于新建立的龙溪蟹属(*Longpotamon*)的看法与建议

Shih 等(2016)在戴爱云等报告蟹种形态学基础上,采用 16S rRNA 和 CO1 基因建立系统发育树,并结合形态学特征雄性第一腹肢末节粗壮,末端超越腹锁突,并抵达或超过第 4/5 胸甲缝,把采自中国西南地区四川盆地及周边的 12 种华溪蟹[赤水华溪蟹(*S. chishuiense*)、光泽华溪蟹(*S. davidi*)、复兴华溪蟹(*S. fuxingense*)、匙指华溪蟹(*S. cochlearidigitum*)、凹指华溪蟹(*S. introdigitum*)、灌县华溪蟹(*S. kwanhsiense*)、峨眉华溪蟹(*S. emeiense*)、宜昌华溪蟹(*S. yichangense*)、雅安华溪蟹溪蟹(*S. yaanense*)、威远华溪蟹(*S. weiyuanense*)、屏山华溪蟹(*S. pingshanense*)、峨边华溪蟹(*S. ebianense*)]以光泽华溪蟹为模式种,保留在华溪属内,而将其他 70 余种原隶属于华溪蟹属的蟹另外归属并建立龙溪蟹新属。

我们认为这种做法在科学上非常不严谨,存在明显的缺陷,且该文作者中的个人及人为因素痕迹明显,亟待进一步研究来纠正。首先截至 2016 年年底,原华溪蟹属共发表 85 个种,是中国淡水蟹中物种多样性最丰富的属,而该文中 3 位作者均非来自中国大陆,也无法取得全部 85 个种标本用于研究。例如,河南华溪蟹(*S. honanense*)、小华溪蟹(*S. parvum*)、长安华溪蟹(*S. changanense*)、兰氏华溪蟹(*S. lansi*)等在形态学特征上雄性第一腹肢末端也抵达或超越腹锁突,与龙溪蟹属的特征不一致。其次,纪永坤等(2016)对采获的华溪蟹属中 68 个种,联合 2 条线粒体基因和 2 条核基因标记建立系统发育树,通过分子系统发育研究指出华溪蟹属的进化趋势是走出四川,研究成果发表早于 Shih 等。最后,在新属的命名原则上,Shih 等(2016)没有遵循动物分类命名谨慎的原则,而将原属中较大类群中的 70 余种归属于新属,只保留 12 个种在原华溪蟹属的做法是非常不严谨的。

我们认为,华溪蟹属是 Bott 于 1967 年命名的新属,是中国特有物种,应该继续沿用戴爱云(1999)提出的华溪蟹属分类系统。为消除其对淡水蟹类形态分类和分子分类长远的不良影响,应对所有记载龙溪蟹属(*Longpotamon*)的文献资料予以及时纠正。为避免混淆,建议相关文献资料中不再引用龙溪蟹属。

5.10　淡水蟹类的并殖吸虫感染在流行病学中的意义 *

　　并殖吸虫病是一种由食蟹引起的人兽共患的自然疫源性疾病,该病主要分布于山区、林区,因山区、林区的小溪沟内常孳生大量螺蛳和蟹类,后者正是容易被哺乳类动物捕获的对象。上述的生态关系决定了并殖吸虫种群的主体上在"螺—蟹—野兽"之间传递。检查当地溪蟹的并殖吸虫感染情况,可反映当地并殖吸虫虫相和种群数量,并直接反映当地并殖吸虫流行强度,因此,蟹类宿主调查常常更能说明实际情况。蟹体内并殖吸虫囊蚴的感染度因虫种不同而异,如一只蟹的三平正并殖吸虫囊蚴常只有数个,10 个以上者较为少见;斯氏并殖吸虫一只感染蟹多见数个或至数十个囊蚴,也可有数百甚至上千个囊蚴寄居蟹体内。一个适合卫氏并殖吸虫传播的生态环境,一只感染蟹通常有数百个囊蚴,最多的在福建省闽清县采得一只重 33 g 福建华溪蟹体内检出 5145 个囊蚴(福建省寄生虫病研究所,1980)。通常以每克蟹重的平均感染数来表达第二中间宿主的感染度较为确切。樊培方(1980)提出以蟹体内囊蚴感染率及感染度计算其感染指数来划分并殖吸虫病疫区等级,即感染率(i)×每只感染蟹平均囊蚴数(cm)×每克蟹重平均囊蚴数(gm)的百分比=囊蚴感染指数。按指数的大小,分为四个等级:≥100 为 Ⅰ 级(超高度疫源地);1~99 为 Ⅱ 级(高度疫源地);0.01~0.99 为 Ⅲ 级(中度疫源地);<0.01 为 Ⅳ 级(轻度疫源地)。所以,如果某些可寄生于人体的并殖吸虫中的种类的种群优势,那么人可能被感染的机会就会较多,这在流行病学中具有意义。

---

　　*　作者:龙海市疾病预防控制中心黄明松、林国华;漳州市疾病预防控制中心罗鋆、陈丹红。

5.11 淡水蟹类的携带、保存及人工饲养

淡水蟹类通常采自交通不便的山区,由于途中携带不当,带回实验室的标本有的死亡,有的分体断肢,因此蟹种的鉴定和并殖吸虫囊蚴的活力会受到影响。而笼内或袋内溪蟹的拥挤和气温较高是造成溪蟹死亡或蟹体断肢的主要原因,针对这一情况应采取相应预防措施。刚捕捉的溪蟹即装入用于装鱼的小竹笼内或编织袋。在蟹笼(袋)内同时装有杂草,杂草起缓冲作用,可避免笼内蟹互相斗殴以及减轻来自外力的震动,同时有利于保持湿度(每隔数小时浇上一次水)。对捕获的少量溪蟹标本,也可临时用可乐瓶、矿泉水空瓶(在其后部剪一裂口)装之,气温低于25℃时也可存活2~3天。带回实验室的活蟹,如果不马上分离囊蚴,塑料袋内放些杂草与塑料泡沫,封装好(不能用破裂的袋子,因水分可从破口蒸发从而影响蟹的活鲜保存),然后置于保鲜层上层8℃冰箱内或放于冰箱门斗内;每隔一周,从冰箱内取出,将袋内杂草连同蟹冲水后,湿草与蟹再装入原袋装继续冷存,一个多月后取出的蟹仍多为活蟹。在气温25℃以下进行人工实验饲养的蟹通常能存活1~3个月,如用玻璃缸(养金鱼的玻璃器皿),面积较大的更合适,底层铺上沙土,然后放上石块,将部分石块重叠接触,以留有空隙,利于蟹白天的存匿,沙土方便蟹打洞穴居。缸内水切勿过多,以大部分石块、沙土表面露出水面为宜。溪蟹在实验室越冬:将蟹置于养金鱼的玻璃缸底,在其上垫上沙土、烂树叶片垫层,树叶保持时干时湿,蟹常以洞穴居冬眠。总之,室内人工延长蟹的寿命,有利于活体囊蚴实验材料备用(图5.47)。

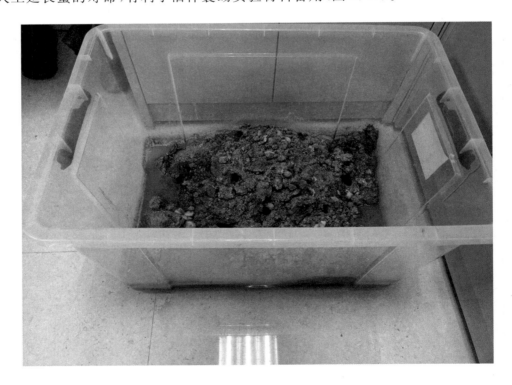

图5.47 室内人工养殖淡水蟹环境

●参考文献

[1]BOTT R. Potamiden aus sud-Asien (Crustacea,Decapoda)[J]. Sencken Biol,1968,49(2):119-130.

[2]BOTT R. Flusskrabben aus Asien und ihre classification (Crustacea,Decapoda)[J]. Sencken Biol,1969,50:359-366.

[3]TüRKY M，DAI AY. Revison of the freshwater Crabs in the genus *Malaopotamon* Bott 1986. (Crustacea, Decapods, Brachyura, Potamidae)［J］International Senckenberg Symposium Crustacea Decapoda,1993:67-68.

[4]BOTT R. Parathelphusiden aus Hinterindien (Crustacea, Decapoda, Parathelphuside)［J］. Senckenberginan Boil,1968,49(5):405-422.

[5]DAI AY, ZHOU XM, PENG WD. On seven new Species of freshwater crabs of the genus *Huananpotamon* Dai&.Ng. 1994. (Crustactacea, Decapoda, Brachyura, Potamidae)from Jiangxi Province, Southern China[J]. Raffles Buil Zool,1995,43(2):417-433.

[6]DAI A Y,NG P K L. Estaablishment of a new of freshwater crab,Huananpotamon[J]. Raffles Bulletin of Zoology,1994,42(3):657-661.

[7]DAI A Y. A Revision of Freshwater Crabs of the Genus Nanhaipotamon Bott,1968 From China (Crustacea,Decapoda,Brachyura,Potamidae)[8]. Raffles Bulletin of Zoology. 1997,45(2):209-235.

[9]DAI A Y. Study on Freshwater Crabs of a New Genus Hainanpotamon from Hainan Island, China(Crustacea, Decapoda, Brachyura, Potamidae)［J］. Acta Zootaxonomica Sinica,1995,20(4):391-397.

[10]DAI A Y,TUERKAY M. Revision of The Chinese Freshwater Crabs Previously Placed in The Genus Isolapotamon Bott,1968(Crustacea,Decapoda,Brachyura,Potamidae)[J]. Raffles Bulletin of Zoology,1997,45(2):237-264.

[11]DAI A Y, PENG W D and ZHOU X M. Study on the Freshwater Crabs Genus Somanniathelphusa Bott, 1968 of Jiangxi Province (Crustacea, Decapoda, Brachyura, Parhelphusidae)[J]. Acta Zootaxonomica Sinica,1994,19(2):151-163.

[12]TUERKAY M,DAI A Y. Revison of the Freshwater Crabs in genus Malayopotmon Bott,1968 (Crustacea, Decapoda, Brachyura, Potamidae) ［J］. International Senckenberg Symposium Crustocea Decapoda,1993:67-68.

[13]SHIH H T,HUANG C,NG P K L. A re-appraisal of the widely-distributed freshwater crab genus *Sinopotamom* bott,1967,from China with establishment of a new genus (Crustacea, Decapoda,Potamidae)[J]. Zootaxa,2016(2):309-331.

[14]ZHOU J X, TOHRU N, ZHOU X M. On a new species of freshwater crab of genus Sinopotamon(Decapoda, Brachyura, Potamidae)from Wuyi mountain, Southeastern, China［J］. Crustaceana,2008,81(11):1381-1387.

[15]ZHOU X M,PENG W D. Genus Huananpotamon in Jianxi Province[J]. Foreign Med Sci Clin Biochem Lab Med,1996,17(suppl):222-224.

[16]ZHOU X M,ZHU C C,TOHRU N. Bottapotamon nanan,a new species of freshwater crab (Decapoda,Brachyura,Potamidae)from Fujian Provice,China[J]. Crustaceana,2008,81(11):1389-1396.

[17]蔡茂荣,林国华,陈锦钟,等.福建省六斗山自然保护区平和华溪蟹感染三平正并殖吸虫囊蚴情况及其形态学研究[J].中国寄生虫学与寄生虫病杂志,2017,35(5):478-481,494.

[18]蔡茂荣,林国华,陈锦钟,等.福建省漳州及相关地区华溪蟹种类及形态学研究[J].热带医学杂志,2018,18(2):112-115.

[19]程由注,Toure A H,张溪河,等.平和华溪蟹肺吸虫囊蚴的感染及其生态习性观察[J].中国血吸虫病防治杂志,2001,13(1):35-37.

[20]程由注,李友松,张溪河.并殖吸虫第二中间宿主一新种——平和华溪蟹(十足目:短尾派)[J].武夷科学,1998,14:18-20.

[21]程由注,林国华,李友松.并殖吸虫宿主淡水蟹类两新种记述(十足目:溪蟹科)[J].中国寄生虫学与寄生虫病杂志,2010,28(4):241-245.

[22]程由注,李莉莎,林陈鑫,等.斯氏并殖吸虫第二中间宿主华南溪蟹属(Huananpotamon)两新种记述(十足目:溪蟹科)[J].中国人兽共患病学报,2008,24(9):885-889.

[23]程由注,李莉莎,张仪.福建省霞浦县发现南海溪蟹属一新种(十足目:溪蟹科)[J].中国寄生虫学与寄生虫病杂志,2009,27(4):368-369.

[24]程由注,林国华,李友松.并殖吸虫淡水蟹类两新种记述(十足目:溪蟹科)[J].中国寄生虫学与寄生虫病杂志,2010,28(4):241-245.

[25]程由注、李友松、许耀文.携带并殖吸虫囊蚴的华溪蟹新亚种报告[J].武夷科学,1998,14:21-23.

[26]程由注、林金祥、罗信驱.马来溪蟹属一新种(十足目:石蟹科)[J].动物分类学报,1993,18(4):412-416.

[27]程由注,杨文川,钟耀豪,等.南海溪蟹属一新种记述[J].厦门大学学报,2003,(42)5:676-679.

[28]程由注.并殖吸虫中间宿主感染与其生态环境关系[J].中国寄生虫学与寄生虫病杂志,1999,17(4):212-214.

[29]戴爱云,陈国孝,宋玉枝.携带肺吸虫囊蚴淡水蟹类新种记述[J].动物分类学报,1979,4(2):122.

[30]戴爱云,陈国孝.福建省淡水蟹类的调查研究[J].动物学报,1979,25(3):243.

[31]戴爱云,陈国孝.南海溪蟹属的研究[J].动物分类学报,1987,12(1):30.

[32]戴爱云,冯钟琪,陈国孝,等.中国医学甲壳动物[M].北京:科学出版社,1984.

[33]戴爱云,宋玉枝,贺联印,等.我国肺吸虫中间宿主——淡水蟹类新种描述[J].动物学报,1975,21(2):175.

[34]戴爱云.中国动物志(节肢动物门,甲壳纲,十足目,束腹蟹科、溪蟹科)[M].北京:科学出版社,1999:199-415.

[35]樊培方,刘家荣,陈黛霞,等.安徽南部卫氏并殖吸虫分布[J].蚌埠医学院,1980,5(2):1-6.

[36]林国华,郑瑞丹,吴宝财,等.福建省华安县斯氏并殖吸虫病疫源地淡水蟹类调查[J].国际医学寄生虫病杂志,2013,40(5):251-256.

[37]李永煌,林陈鑫,李友松,等.三平正并殖吸虫为主要病原的福建省漳平市肺吸虫病调查——纪念陈心陶教授百年诞辰暨三平正并殖吸虫命名40周年[J].热带医学杂志,2005,5(2):158-162.

[38]李友松.福建省淡水蟹类的分布及地理区划[J].武夷科学,1993,10:64-69.

[39]李友松,程由注,林陈鑫,等.感染并殖吸虫囊蚴唐氏华南溪蟹属一新种(十足目:溪蟹科)[J].中国人兽共患病学报,2008,24(2):125-127.

[40]李友松,程由注.携带并殖吸虫囊蚴华南溪蟹属一新种(十足目:溪蟹科)[J].中国人兽共患病学报,2000,16(1):48-50.

[41]林国华,程由注,陈韶红.南海溪蟹属一新种记述(十足目:溪蟹科)[J].中国寄生虫学与寄生虫病杂志,2012,30(6):434-437.

[42]林国华,程由注,陈韶红.斯氏并殖吸虫宿主南海溪蟹属一新种记述(十足目:溪蟹科)[J].中国寄生虫学与寄生虫病杂志,2013,31(1):39-42.

[43]林国华,黄明松,罗鋆,等.福建省龙海市并殖吸虫宿主淡水蟹调查[J].热带医学杂志,2018,18(12):1630-1634.

[44]吴文勇,林国华,庄培勇,等.福建省云霄县淡水蟹种类及其感染并殖吸虫囊蚴调查[J].热带医学杂志,2013(7):894-897.

[45]张世阳,许龙善,李友松,等.福建省淡水溪蟹种类、地理分布及其携带并殖吸虫囊蚴[J].中国人兽共患病学报,2007,23(4):340-344.

[46]郑惠能,程由注,许国防.福建省平和县顶楼村溪蟹携带肺吸虫囊蚴的动态观察[J].热带病与寄生虫学,2003,1(3):171-173.

第6章　并殖吸虫分类方法与应用

6.1　并殖吸虫成虫形态是分类的基础 *

虫种是肺吸虫与肺吸虫病调查研究的基础。虫种报告的混淆在国内外引起过长久的争鸣与辨异。福建省的虫种也曾在一些种类的鉴定问题上有过建议,如在福建省也曾报告发现了扁囊并殖吸虫和泡囊并殖吸虫,但经对卫氏并殖吸虫囊蚴形态的大量分析比较,发现所谓扁囊并殖吸虫其实是卫氏并殖吸虫重度感染的溪蟹中的个别未成熟的畸形者,以这类囊蚴感染猫或狗可获得形态正常的卫氏并殖吸虫成虫;而泡囊并殖吸虫也是在严重感染斯氏并殖吸虫囊蚴的溪蟹中未成熟或者畸形者,因个体大和囊内蚴虫呈泡状而命名,实际上是斯氏并殖吸虫的误认。

陈心陶(1977)曾指出:并殖吸虫卵巢、睾丸的分叶数目可有很大的差异,卫氏并殖吸虫即如此。Dissanake 等(1962)对斯里兰卡结实并殖吸虫标本的观察结果也是这样。因此,Miyazaki 和Wykoff(1965)曾于泰国报告一种似结实并殖吸虫,其卵巢为 6 叶,和 Vevers 报告的分 5 叶的卵巢的特点有所不同,但将其定为两个不同种是值得商榷的。对 Miyazaki、Ishii（1968）和Miyazaki 等(1969)分别报告两个新种墨西哥并殖吸虫和秘鲁并殖吸虫,其区别也只在卵巢与睾丸分支的疏密,认为有必要结合其他特征加以全面考虑。后来,虫种报告者承认秘鲁并殖吸虫是墨西哥并殖吸虫的同物异名。陈氏还认为卡里并殖吸虫同墨西哥并殖吸虫的关系也有必要澄清。由于卫氏并殖吸虫分布广泛,又是人体致病的主要虫种,所以对其生物学及致病性等的研究也比较深入。至今,卫氏并殖吸虫已报告的亚种达 5 个以上。早先是钟惠澜等于 1962 年报告了卫氏并殖吸虫四川变种;继后,日本学者在韩国也发现了类似情况;再后是钟惠澜等(1978)在东北发现的卫氏并殖吸虫伊春亚种。接着,Miyazaki（1979）将前一年在菲律宾发现并报告的菲律宾并殖吸虫（*P. felipinus*,Miyazaki,1978)改为卫氏并殖吸虫莱特亚种。对这些报告的虫种仍有不同的意见。虫种辨异的争鸣促进了研究的深入与新技术的应用。迄今,虫种的命名仍以成虫的形态特点为主要依据。对此,许多学者进行过探索。陈心陶(1964)以在我国发现的一些虫种为基础,加上若干国外报告的虫种,将并殖科（Family Paragonimidae Dollfus,1939)分设两亚科三属五亚属,即正并殖亚科（Subfamily Euparagoniminae Chen, 1963）正并殖属（Genus *Euparagonimus* Chen,1963）以容三平正并殖吸虫;另一亚科为并殖亚科（Subfamily Paragoniminae Chen,1963),下分两属,即并殖属（Genus *Paragonimus* Braun,1899)和狸殖属

---

　　* 作者单位:福建省疾病预防控制中心李友松、林陈鑫、李燕榕、张智芳;宁波大学医学院柳建发。

(Genus *Pagumogonimus* Chen，1963）。并殖属下再分三个亚属，即并殖亚属（Subgenus *Paragonimus* Braun，1899）、鼠殖亚属（Subgenus *Rodentiogonimus* Chen，1963）和大殖亚属（Subgenus *Megagonimus* Chen，1963）。这种分类在一定程度上也反映出一些虫种特点的分组与归属。但是有人认为这种分类法虽细却过繁，反而带来不便，且有时并不能显示某个虫种的特点。

在《动物志》中，陈氏又将并殖科修订为两亚科三属，即并殖亚科的并殖属和狸殖属，并殖亚科的正并殖属，也说明了并殖吸虫的归属是经常修订更改的。基于并殖吸虫形态结构等的共同点和相似之处，为方便起见，概称之为并殖吸虫似更为恰当。以斯氏并殖吸虫为例，陈心陶在最初报告该虫种时将其命名为斯氏并殖吸虫，至 1963 年始更名为斯氏狸殖吸虫。

钟惠澜等（1974）在四川肺吸虫形态学与生活史进一步研究的报告中，同意日本学者宫崎一郎（1961，1962）提出的以皮棘的单生或群生和卵巢的分支多寡作为各种并殖吸虫在这方面发展水平排序的依据，即由卫氏并殖吸虫（体棘单生，卵巢简单分支）到克氏、宫崎并殖吸虫（体棘单生，偶有裂隙，卵巢分支较多），再到大平、怡乐村并殖吸虫（体棘群生，卵巢分支极多），并提出四川并殖吸虫以其混生型体棘以及比卫氏并殖吸虫等复杂而又比大平、怡乐村并殖吸虫简单的卵巢，使之属于卫氏、克氏、宫崎与大平、怡乐村并殖吸虫的中间型或过渡型的虫种。

以卵巢分支与体棘组成为根据，可将一些并殖吸虫分型分组，也可以反映出一些虫种的特征，在某些虫种分类与识别上是有价值的，但难以应用于所有的虫种。例如，斯氏并殖吸虫的卵巢复杂于卫氏、克氏、宫崎并殖吸虫而其体棘却是单生的；卵巢分支达 3～4 级复杂水平的江苏并殖吸虫的体棘也是单生的。曼谷并殖吸虫的卵巢并不复杂但体棘却是群生型的，所以宫崎一郎报告的曼谷并殖吸虫的卵巢并不复杂，但体棘却是群生的这个虫种则不便以此分型，从而限制了这种分组法的广泛开展应用。

陈心陶（1964）还提出，并殖吸虫成虫除虫种形态外，尚有如下一些特征可作为分类的依据：①口、腹吸盘相对大小及其位置；②体棘的形态和排列；③卵巢的形态和相对位置；④睾丸的大小及相对位置。这些要点确实是并殖吸虫分类的重要依据，结合并殖吸虫对人体致病性等提出综合判断的设想，这些条件包括：①成虫；②囊蚴；③虫卵；④子雷蚴；⑤生活史及各阶段宿主的选择性；⑥新技术的应用。

总之，并殖吸虫分类主要依靠虫体的形态，而种种新技术，包括分子生物学方法等，只能是在形态学的基础上作为辅助或补充，而且这些辅助作用之检测手段还需不断探索与完善。毋庸讳言，有朝一日可能会实现某种检测的准确、微量、简便，只是要达到这一天尚需做更多努力。

6.2　并殖吸虫的形态分组归类 *

染色体、同工酶、DNA 等检查在分类上已广泛开展,取得了一定结果,但成虫的形态与体棘仍是分类定种的基本依据。特以之为据,将并殖吸虫从以下几个角度进行归类:

①以虫体形态将并殖吸虫分为椭圆形、长梭形、钝梭形三组。

②以虫体的体棘组成分为单生型、混生型、群(丛)生型三组。

③以体态及体棘为经纬将虫种以椭圆形、长梭形、钝梭形,辅以体棘单生型、混生型、群生型组分为 9 组。

④以对人体致病与否分为对人体致病(肺型)组、对人体致病(肺外型或皮下结节)组和对人体不致病组,并以之为据编制并殖吸虫成虫种的检索表。

6.2.1　以虫体形态分为椭圆形、长梭形与钝梭形三组

成虫的形态是识别虫种的重要标志,而形态主要由虫体的宽长比例所决定。将虫体宽长比例不超过 1∶20 体态椭圆形者列为一组。以卫氏并殖吸虫为例,陈观今(1980)曾检查、比较了全国 8 省的不同寄主的 118 个标本,其宽长比例除个别为 1∶2.10 外,大都不超过 1∶2.0。属于这一组的虫种有卫氏并殖吸虫、林氏并殖吸虫、大平并殖吸虫、怡乐村并殖吸虫、团山并殖吸虫、福建并殖吸虫 6 种。长梭形组的虫体宽长比例为 1∶2.4 及其以上者,除斯氏并殖吸虫在早年的报告中由于检测计算或其他原因的错误将宽长比例写为 1∶2.2 外,以后的报告则均在 1∶2.4 以上,大至 1∶3.7,呈两端尖、前中部膨大的长梭形。属于这一组的虫种还有云南并殖吸虫、巨睾并殖吸虫、陈氏并殖吸虫、勐腊并殖吸虫、曼谷并殖吸虫、泡囊并殖吸虫、江苏并殖吸虫、异睾并殖吸虫、象山并殖吸虫,共 10 种,为最多者。还有一些虫体的宽长比例大于 1∶20 而又小于 1∶2.4,即介于上述椭圆形与长梭形之间,如三平正并殖吸虫、小睾并殖吸虫、闽清并殖吸虫、与沈氏并殖吸虫的宽长均为 1∶2.27 左右,因此有必要另立一组容之,由于其体态倾向于长梭形组,故称之为钝梭形组。

对于并殖吸虫体态在分类上的意义,徐秉锟等在做巨睾并殖吸虫、斯氏并殖吸虫、四川并殖吸虫、卫氏并殖吸虫、大平并殖吸虫、怡乐村并殖吸虫 6 种并殖吸虫的主分量分析结果时亦表明了这一点,同时指出虫体的宽长比例、腹吸盘位置、虫体最宽处这三者决定了虫体的体形,认为决定并殖吸虫体态的最主要者为其宽长比例,并影响或决定虫体内一些组织器官如腹吸盘、卵巢的位置与虫体最宽处,如椭圆形组虫体的腹吸盘位于虫体的中部或稍前;长梭形组的腹吸盘位置则位于体前 1/3,为虫体最宽处;而钝梭形组类似长梭形组,但稍向虫体中部靠近,故其虫体最宽处既有像长梭形组一样在虫体前 1/3 者,亦有与椭圆形组一样在虫体中部者。

卵巢位置在不同体态的虫种中亦有区别,椭圆形组除福建并殖吸虫、团山并殖吸虫的卵巢与腹吸盘稍有距离外。其他各种均与腹吸盘在同一水平且靠近,例如,卫氏并殖吸虫多有个别分支伸到腹吸盘者。而长梭形组的大部分虫种的卵巢不与腹吸盘平行或靠近,而位于腹吸盘的下方,两者间有一定的距离,从而表现出分类上又一标志。

---

　　* 作者:福建省疾病预防控制中心李友松、张智芳、李燕榕。

6.2.2 以虫体体棘将虫种分为单生型、混生型和群生型三组

不同类型的体棘是并殖吸虫除体态之外便于比较分组的又一特征。对体棘在分类上的价值虽然有过相差很大的见解,如 Vevers(1923)、陈心陶(1940)和唐仲璋等(1962)都认为体棘是虫体身上较为坚硬的部分,是有效的分类依据,但是 Ameel(1934)和吴光(1939)则认为体棘变化大,作为虫种的鉴定不可靠。董苌安等(1965)认为并殖吸虫的体棘变化与虫龄有密切关系。基于这种变异,陈心陶(1964)提出并殖吸虫三个位置比较稳定可作为分类根据的体棘,即①口、腹吸盘之间的中部;②腹吸盘侧,包括内、中、外三部分;③两睾丸之间。

根据上述意见与实际观察,我们认为并殖吸虫各个虫种的体棘有其基本形态与排列,如卫氏并殖吸虫的单生型体棘;大平并殖吸虫、怡乐村并殖吸虫的群生型体棘。但又可发生变化,变化的最主要原因和虫龄与宿主有关,而且主要表现在单生型体棘的虫种由腹吸盘前的单生向腹吸盘后的混生的过渡上,这种变化以发生在长梭形组的虫体为著。从体棘的发育过程看,所有并殖吸虫的后尾蚴的体棘都是细长的尖刀形,童虫大多亦如此,随着虫体的成熟才表现出不同虫种的特有的体棘类型分化,这是固有的特征。其可变性表现在随着虫龄的增长,虫体中部及其前后剧烈活动,特别是虫体中部伸缩活动变化比两端大,所以体棘的变化可自单生至棘的短小裂隙,进而长而多的裂隙,终致裂隙到顶而表现为双生、三生等丛(群)生现象,这种情况多发生在野生或家养动物自然感染的虫体中。相反,同一虫体,在不适宜宿主体内,即使是混生型或是群生型体棘的虫种,都长期处于滞育的童虫状态,其体棘同适宜宿主内的虫体并不相同。徐秉锟等(1981)在对 6 种并殖吸虫成虫的数量分类时亦认为:单生棘的卫氏并殖吸虫、斯氏并殖吸虫不与群生型的巨睾并殖吸虫、怡乐村并殖吸虫、大平并殖吸虫相混,但混生型体棘变异性很大,此型有四川并殖吸虫、斯氏并殖吸虫与巨睾并殖吸虫,因此应特别注意单生型体棘的变化。樊培方(1984)曾对采自福建豹体的卫氏并殖吸虫进行扫描电镜观察,发现其体棘除单生外,有的部位为 3～5 裂隙。根据体棘的不同类型将虫种分为三组:一是单生型组,即虫体全身体棘基本都是单个分散排列的,这一组的虫种有卫氏并殖吸虫、林氏并殖吸虫、团山并殖吸虫、斯氏并殖吸虫、云南并殖吸虫、闽清并殖吸虫、江苏并殖吸虫,共 7 种;二是混生型组,即既有单生体棘又有双生、三生乃至多生的群棘,通常是腹吸盘前为单生体棘,腹吸盘后为群生体棘,这一组的虫种有福建并殖吸虫、陈氏并殖吸虫、巨睾并殖吸虫、泡囊并殖吸虫、小睾并殖吸虫、异睾并殖吸虫,共 6 种;三是群生型体棘组,即虫体全身都是由多支棘组成的群生棘排列。这一组的虫种有大平并殖吸虫、怡乐村并殖吸虫、勐腊并殖吸虫、曼谷并殖吸虫、三平正并殖吸虫,共 5 种。白水河并殖吸虫与河口并殖吸虫未获成虫,暂不以体棘分型。

6.2.3 虫体形态和体棘分型

以虫体形态与体棘类型为经纬将虫种分为 9 组,见表 6.1。

表 6.1　中国并殖吸虫成虫的形态、体棘分组

体型分组	单生体棘组	混生体棘组	群生体棘组
椭圆形组	林氏并殖吸虫	卫氏并殖吸虫伊春亚种	大平并殖吸虫
	卫氏并殖吸虫	福建并殖吸虫	怡乐村并殖吸虫
	异盘并殖吸虫	卫氏并殖吸虫皿川变种	丰宫并殖吸虫
	团山并殖吸虫		
长梭形组	斯氏并殖吸虫	四川并殖吸虫	曼谷并殖吸虫
	会同并殖吸虫	陈氏并殖吸虫	勐腊并殖吸虫
	云南并殖吸虫	巨睾并殖吸虫	
	岐囊并殖吸虫	异睾并殖吸虫	
	江苏并殖吸虫	泡囊并殖吸虫	
钝椭圆形组	闽清并殖吸虫	小睾并殖吸虫	三平正并殖吸虫

6.3 染色体技术在并殖吸虫分类的应用与研究 *

并殖吸虫的分类与命名一直存在较多的研究和争议。早期一般以形态学分类为主,但由于寄生的宿主及分布地域、孳生环境的不同致使成虫在形态上也有差异,因此部分研究人员开始从细胞遗传学角度探讨虫种间差异,现代染色体技术的应用为并殖吸虫的分类开辟了新的领域。

6.3.1 并殖吸虫染色体技术

(1)并殖吸虫染色体标本的制作 Terasaki 改良的单一虫体生殖细胞培养法以及空气干燥法可获得分散较好的中期分裂象。国内外许多学者在该法的基础上不断加以改良,推动了并殖吸虫染色体的研究工作,主要方法如下:①取新鲜虫体,用生理盐水冲洗,在解剖镜下分离出卵巢和睾丸。以一只虫体的生殖腺为单位,加入细胞培养基 RPMI-1640(秋水仙素浓度为 0.08~0.1 $\mu g/mL$),于 37℃ 培养 3.5~4.5 h。陈韶红等(2002)报道将所获成虫置于浓度为 0.01% 的秋水仙胺溶液中 37℃ 培养 2 h,再取出睾丸,中期分裂相明显增多;②将每一个卵巢或睾丸置于一张载玻片上,滴数滴 0.6% 枸橼酸钠或 0.075 mol/L 的 KCl 溶液,37℃ 低渗处理 30 min;③一个生殖腺置于一片洁净的载玻片上,以冰醋酸、甲醇、蒸馏水(1:1:1)固定液处理,用解剖针撕破生殖腺膜,让生殖细胞均匀散开,空气干燥;④10% 吉氏染色 20 min 后干燥,镜检观察。

(2)并殖吸虫染色体分带技术 并殖吸虫染色体分带技术是使用特殊的染色方法,使染色体产生明显染色的带纹(暗带)和不明显染色的带纹(明带),这样明暗相间的带型形成了鲜明的染色体个性,可作为鉴别单个染色体和染色体组的一种手段,对不同物种的染色体鉴别、染色体组型的建立和染色体模式图的绘制以及亲缘关系的细胞学鉴定都有很高的价值。染色体分带技术如下:①C 显带技术,用空气干燥法制作染色体标本,将染色体标本在 0.2 mol/L 盐酸内处理 5~10 min,蒸馏水冲洗,置入 65℃ 的 5% 饱和氢氧化钡溶液中处理 5~10 min,双蒸水漂洗四五次。移入 65℃ 预温的 2×SSC 溶液 0.5~1 h,双蒸水漂洗,自然干燥,10% 吉氏染色 0.5~1 h(37℃,pH6.8~7.0)。镜下观察 C 带标本,选择分散良好、长度适宜、带型清晰的有丝分裂中期相,显微摄像,放大相片后进行分析,做出染色体 C 带核型,结合染色体普通核型的测量统计数据,做出 C 带核型模式图;②G 显带技术,用空气干燥法制作染色体标本,在室温下放置数日,分带前先置于 60℃ 烤箱内烘烤 2~3 h,待其自然冷却,经 0.025% 胰蛋白酶处理 10~12 s,清水冲洗,空气干燥,镜检。

陈韶红在制备 C 带、G 带时,低渗液、双蒸馏水和胰酶液都以 37℃ 水浴预温,玻片清晰度高;在制备 G 带时,在胰酶液中加入 0.4% 酚红、3% Tris 液调节 pH 至 6.8~7.0,使显带更加清晰。

6.3.2 卫氏并殖吸虫染色体的研究

陈品芝在 20 世纪 30 年代就已对并殖吸虫的染色体进行了观察,此后对并殖吸虫染色体的研究开始逐渐增多,在 20 世纪八九十年代进入顶峰。染色体研究的兴起为并殖吸虫分类提供了

* 作者:河南省疾病预防控制中心邓艳,龙海市疾病预防控制中心林国华、颜翠兰、黄明松;漳州市疾病预防控制中心罗鋆;福建省疾病预防控制中心程由注。

帮助。研究表明,除卫氏并殖吸虫中有少数的多倍体存在外,大多数并殖吸虫均为二倍体,$2n=22$,说明了大多数并殖吸虫遗传物质染色体数目的同一性(1987)。有人认为,染色体核型和带型的差异可作为并殖吸虫虫种的分类依据之一。进入 21 世纪,随着分子生物学研究方法的广泛应用,对并殖吸虫染色体的研究逐渐减少。

(1)染色体数目的研究 Sakaguchi 和 Terasaki 首先报告了卫氏并殖吸虫的染色体数量为 $3n=33$ 的三倍体。Miyazaki(1978)经过对卫氏并殖吸虫的睾丸和卵巢进行连续切片观察,发现卫氏并殖吸虫的染色体数目可分为两种,一种是 $2n=22$ 的二倍体,其受精囊内的精子形成旺盛,囊内充满精子,称为基本型,进行有性生殖,是真正的卫氏并殖吸虫(*Paragonimus westermani*);另一类是 $3n=33$ 的三倍体,受精囊内无精子,称为无精子型,进行孤雌生殖,属肺生并殖吸虫(*Paragonimus pulmonalis*)。贺联印(1982)报告在我国的卫氏并殖吸虫同时存在二倍体和三倍体型,且三倍体型在临床上有典型的肺吸虫症状,而二倍体型临床症状不明显。其后,国内外学者就两型并殖吸虫的亲缘关系及分类地位进行了探讨。

孙秀琴(1985)的研究结果与贺联印一致,即引起不明显症状的黑龙江省绥芬河流域肺吸虫受精囊内有大量精子,染色体数目为 $2n=22$,$n=11$;临床症状典型的宽甸县肺吸虫无成熟精子,染色体数为 $3n=33$。

洪加林(2003)发现浙江省永嘉县分布的并殖吸虫为卫氏并殖吸虫二倍体型,但也能导致明显的肺部损害。邵向云等(2006)随后也证实二倍体型卫氏并殖吸虫同样可以引起肺型并殖吸虫病,至于其在不同地区的致病性不同,有待于进一步深入探讨。

除了二倍体和三倍体,Kawashima(1989)、Agatsuma 等(1992)在我国东北地区发现有 $4n=44$ 的四倍体型卫氏并殖吸虫,受精囊内有大量精子,有减数分裂现象。袁建华等(1985、1987)在辽宁宽甸的卫氏并殖吸虫中又发现一种新的类型——嵌合体型,生殖细胞染色体数目为 22/33。之后,姚丽君(1990)在福建邵武,段芸芬(1994)在浙江省海宁县的并殖吸虫中都发现有嵌合体类型存在。

(2)染色体核型的研究 Sakaguchi(1980)把染色体分为三组:第一组为 1 号染色体,大型;第 2 组为 2~5 号染色体,中型;第三组为 6~11 号染色体,小型。二倍体型染色体数目为 22,核型由 1 对中部着丝点(m)、4 对中型亚端部着丝点(st)、4 对小型亚中部着丝点(sm)以及 2 对小型亚端部或中部着丝点组成。三倍体型染色体数目为 33,核型由 3 个中部着丝点(m)、12 个中型亚端部着丝点(st)、12 个小型亚中部着丝点(sm)和 6 个小型亚端部或中部着丝点组成。两型卫氏并殖吸虫的核型很相似,染色体相对臂长及臂比率基本相似,着丝点部位相同,但第四对染色体的相对臂长和第 8、第 10 对染色体臂比率的均值有统计学差异。我国学者对黑龙江省绥芬河流域,辽宁省宽甸县,浙江绍兴、乐清、临安,福建省邵武、闽清以及湖北等并殖吸虫流行区的卫氏并殖吸虫染色体核型的研究结果基本相同。

(3)染色体带型的研究 为了进一步分析卫氏并殖吸虫二倍体型与三倍体型的亲缘关系,Hirai(1991)对朝鲜及日本的 6 种并殖吸虫染色体 C 带进行了研究,发现三倍体型卫氏并殖吸虫染色体 C 带 2 号、4 号、5 号和 7 号染色体上与二倍体型明显存在异质性,认为三倍体型是二倍体的异源多倍体,与 Terasaki(1980)同源多倍体的说法不一致。

赵吉滨等对黑龙江省阿城县的二倍体型并殖吸虫和辽宁宽甸的三倍体型并殖吸虫的染色体 C 带的研究结果与 Hirai 近似,即三倍体型卫氏并殖吸虫的每 3 条同源染色体中有两条与二倍体极为相似,而另一条则具有不同的带型,这种异质性主要表现在 2 号、3 号、5 号、6 号和 7 号染色体上,推测三倍体型卫氏并殖吸虫可能是二倍体型卫氏并殖吸虫与另一种并殖吸虫杂交而产生的。谭奇伟等(1990)对辽宁宽甸及吉林桦甸的二倍体型卫氏并殖吸虫和辽宁宽甸的三倍体型卫氏并殖吸虫的染色体 C 带进行比较分析,结果显示二倍体型和三倍体型染色体 C 带的带型特征无差异,2 号、4～7 号染色体具有一致的 C 带多态性,提出三倍体具有多态性的染色体的组合有多种,并且二倍体中全部具有,提示三倍体型的染色体组可完全由二倍体型得来,因此推测三倍体型卫氏并殖吸虫是二倍体型卫氏并殖吸虫的同源三倍体。

6.3.3　斯氏并殖吸虫染色体的研究

刘纪伯等(1982),李树华等(1983)先后分析了四川地区的斯氏并殖吸虫染色体的数目和核型,认为其染色体为 $2n=22$,根据 11 个细胞染色体大小及着丝点位置的不同可分为 4 组:第一组 1 对大的中部着丝点(m),第二组 4 对中等大小的亚端部着丝点(st),第三组 4 对小的亚端部着丝点(st)及 2 对小的亚中部着丝点(sm)。

杨连第等比较了湖北地区卫氏并殖吸虫和斯氏并殖吸虫的染色体核型,两者含 22 个染色体的细胞分别占 66% 和 68%,因此认为湖北卫氏、斯氏两种并殖吸虫染色体数目皆为 $2n=22$,且核型基本相似,只有第 3 对染色体的相对长度与第 1 对染色体的臂比值有显著性差异。与四川的斯氏并殖吸虫相比较,其染色体数目相同,核型相似,染色体分组、着丝点位置及排列顺序均相同,仅第 2 对、第 10 对染色体相对长度,第 5 对、第 7 对染色体臂比值的差异有统计学意义。但同时他也指出第 2～10 对同种间核型也有差异,但无统计学意义,分析可能和各研究者在同源染色体配对时及实验技术上可能出现的误差有关,并指出第 1 对染色体因个体最大不会错配,其差异对并殖吸虫的种型鉴定更有意义。

肖建华等(1993)对湖南的卫氏并殖吸虫和斯氏并殖吸虫染色体 C 带的带型进行了比较研究,发现两种并殖吸虫染色体 C 带的带型存在明显差异,除 2 号、7 号染色体长臂和 3 号、5 号、8 号染色体短臂的带型相同外,其余带数和带型均不同。

6.2.4　其他并殖吸虫染色体的研究

(1)日本学者对多种并殖吸虫的染色体研究　Sakaguchi、Terasaki 相继报道了日本的几种并殖吸虫,即大平并殖吸虫(*P. ohirai*)、宫崎并殖吸虫(*P. miyazakii*)、佐渡并殖吸虫(*P. sadoensis*)、怡乐村并殖吸虫(*P. iloktsuenensis*)、秘鲁并殖吸虫(*P. peruvianus*)、卫氏并殖吸虫(*P. westermani*)、肺并殖吸虫(*P. pulmonalis*)等并殖吸虫的染色体核型。其中除肺并殖吸虫为三倍体外,其余均为 $2n=22,n=11$。大平并殖吸虫和宫崎并殖吸虫的核型与染色体不易区别,怡乐村并殖吸虫和佐渡并殖吸虫染色体也很相似。秘鲁并殖吸虫染色体相对臂长和臂比率的均值与其余六种相比均有差异。

(2)我国学者对多种并殖吸虫染色体的研究　雷昌球等(1985)报道了浙江遂昌三平正并殖吸虫的染色体由 11 对染色体组成,其中第 1 对最大,为中部着丝点染色体(m);4 对中等大小亚端部着丝点染色体(st);另 6 对较小,包括第 8 号、第 11 号两对中部着丝点染色体(m)及第 6 对、第 7 对、第 9 对、第 10 对四对亚中部着丝点染色体(sm)。与卫氏并殖吸虫、宫崎并殖吸虫、佐渡并殖吸虫、怡乐村并殖吸虫、秘鲁并殖吸虫和斯氏并殖吸虫染色体相比,第 1 对和第 6 对染色体的臂比值数有显著差异。

张克(1987)报告了四川并殖吸虫有 11 对染色体,包括 1 对大的中部着丝点染色体(m),4 对中等大小的亚端部着丝点染色体(st),6 对小的染色体中 3 对为亚中部着丝点染色体(sm),2 对为中部着丝点(m),1 对亚中部着丝点(sm)或中部着丝点(m)。与卫氏并殖吸虫相比,第 1 对、第 5 对染色体的相对臂长有显著差异;与三平正并殖吸虫相比,第 5、第 9 和第 11 对染色体的相对臂长有显著差异。在常规染色基础上进行 C 带分析显示,第 1 对染色体中部有深染的结构异染色质 CHC,长臂末端可见到两个点状深染的 CHC,3 号、4 号和 5 号染色体的中部和近端部也可见结构异染色质。

周世祜等(1992)报道了广西那坡的异盘并殖吸虫($P.$ $heterotremus$)的染色体有 11 对,包括 1 对大型中部着丝点染色体(m),4 对中等大小亚端部着丝点染色体(st)和 6 对小型染色体,其中 4 对为亚中部着丝点(sm),2 对为中部着丝点(m)。与四川斯氏并殖吸虫、浙江遂昌三平正并殖吸虫、浙江乐清卫氏并殖吸虫的染色体做 t 检验比较,第 1 对染色体的相对长度和臂比值有显著差异。

王文林等(2001)报道丰宫并殖吸虫染色体数目为 $2n=22$,染色体核型由 1 对大型和 2 对小型的中部着丝点染色体(m)、4 对大型和 4 对小型的亚端着丝粒染色体(st)组成。其核型与克氏、大平并殖吸虫差异较大。其与斯氏并殖吸虫较为接近,都具有 1 对较大的和 2 对小的中着丝粒染色体和 4 对大的亚端着丝粒染色体,不同之处在于丰宫并殖吸虫有 4 对小的亚端着丝粒染色体,斯氏并殖吸虫则为 4 对小的亚中着丝粒染色体。

各种并殖吸虫染色体核型特点见表 6.2。

表 6.2　各种并殖吸虫染色体核型特点

虫种	染色体核型			
	数目	大型	中型	小型
卫氏并殖吸虫 (Paragonimus westermani)	$2n=22$	1 对 m	4 对 st	4 对 sm 2 对 st
肺生并殖吸虫 (Paragonimus pulmonalis)	$3n=33$	3 个 m	12 个 st	12 对 sm 6 对 st
大平并殖吸虫 (Paragonimus ohirai)	$2n=22$	1 对 m	4 对 st	4 对 sm 2 对 m
宫崎并殖吸虫 (Paragonimus miyazaki)	$2n=22$	1 对 m	4 对 st	4 对 sm 2 对 st
怡乐村并殖吸虫 (Paragonimus iloktsuenensis)	$2n=22$	1 对 m	4 对 st	4 对 sm 2 对 st
佐渡并殖吸虫 (Paragonimus sadoensis)	$2n=22$	1 对 m	4 对 st	4 对 sm 2 对 st
秘鲁并殖吸虫 (Paragonimus peruvianus)	$2n=22$	1 对 m	4 对 st	3 对 m 3 对 sm 或 st
斯氏并殖吸虫 (Paragonimus skrjabini)	$2n=22$	1 对 m	4 对 st	4 对 st 2 对 sm
三平正并殖吸虫 (Euparagonimus cenocopiosus)	$2n=22$	1 对 m	4 对 st	4 对 sm 2 对 st
克氏并殖吸虫 (Paragonimus keilicotti)	$2n=22$	2 对 sm	1 对 st 2 对 m	4 对 sm 2 对 m
四川并殖吸虫 (Paragonimus szechuanensis)	$2n=22$	1 对 m	4 对 st	3 对 sm 2 对 m 1 对 m 或 sm

续表

虫种	染色体核型			
	数目	大型	中型	小型
异盘并殖吸虫 （*Paragonimus heterotremus*）	2*n*=22	1 对 m	4 对 st	4 对 sm 2 对 m
会同并殖吸虫 （*Paragonimus hueitungensis*）	2*n*=22	1 对 m	4 对 st	6 对 sm 或 m 或 st
曼谷并殖吸虫 （*Paragonimus bangkokensis*）	2*n*=22	1 对 m	3 对 st 1 对 sm	6 对 sm 或 m 或 st
云南并殖吸虫 （*Paragonimus yunnanensis*）	2*n*=26	1 对 m	4 对 sm 1 对 st	7 对
丰宫并殖吸虫 （*Paragonimus proliferus*）	2*n*=22	1 对 m	4 对 st	4 对 st 2 对 m

注：m=中部着丝点染色体；sm=亚中部着丝点染色体；st=亚端部着丝点染色体。

6.3.5　福建省宁化、诏安两地卫氏并殖吸虫染色体检测

（1）实验材料来源　分别采集宁化县石陂乡隆陂村和诏安县官陂乡母奄村两地溪蟹，蟹的卫氏并殖吸虫囊蚴感染率分别为 88.23％（15/17）与 57.81％（37/64）。其中，宁化县卫氏并殖吸虫囊蚴大小为 250～340 μm，根据其全部为小型囊蚴，判断该县为二倍体型卫氏并殖吸虫病疫区；诏安县卫氏并殖吸虫囊蚴大小为 298～405 μm，卫氏并殖吸虫囊蚴大于 380 μm 的约占 10％，推测诏安县以二倍体型卫氏并殖吸虫为主，存在二、三倍体两型卫氏并殖吸虫混合感染疫源地。以宁化县卫氏并殖吸虫囊蚴和诏安县卫氏并殖吸虫小于 350 μm 的囊蚴和大于 380 μm 的囊蚴各 60 个分别感染 3 只小狗（1～3 号），感染 80 天后粪检，均检及并殖吸虫卵。1、2、3 号犬虫卵大小分别平均为 70.39 μm×43.44 μm、75.31 μm×44.19 μm 和 82.69 μm×48.88 μm。感染 90 天解剖，1、2、3 号犬分别检获成虫 4 条、6 条、4 条，分别做虫体大小及发育情况观察。

（2）实验方法试剂　无菌生理盐水（1000 mL）、0.01％秋水仙胺溶液（0.1 mg/mL，100 mL）、0.075 mol/L KCl 溶液（100 mL）、固定液（3∶1 甲醇-冰乙酸混合）、60％冰乙酸、双蒸水（1000 mL）、10％吉氏液。从感染的犬肺中取 14 条成虫，用无菌生理盐水洗涤，置 37℃预温秋水仙胺和 KCl 溶液中；56℃预温氢氧化钡、双蒸水和 SSC 液；65℃预温双蒸水。将部分成虫置于含 0.01％秋水仙胺溶液的离心管（平皿）中，37℃处理 2 h，解剖剥离出虫体睾丸和卵巢。将睾丸转置于含 0.075 mol/L KCl 溶液的离心管（平皿）中，37℃低渗处理 45 min。直接加入新鲜固定液预固定，再置于新鲜固定液平皿中，室温放置 15 min，反复两次。将经低渗处理的睾丸置于 EP 管内，加入 60％冰乙酸 1 滴软化 2 min，滴加固定液后研磨破碎制成细胞悬浮液，取出浸泡在 20％酒精内的玻片，吸管吸取悬浮液，自玻片上 15 cm 处滴下，每片滴 3 滴，过火焰干燥备用。经 10％吉氏液染色 10 min，水洗、干燥后镜检。选取分裂相分散较好的细胞进行染色体计数。C 带处理：将制好的玻片放置 3～5 天；0.2 mol/L HCl 处理 5～10 min；37℃预温蒸馏水漂洗 2 次；56℃预温饱和氢氧化钡处理 5～10 min；60℃热水慢慢倒入染色缸中，使氢氧化钡慢慢溢出，直到被置换出来，再用 37℃预温蒸馏水漂洗 2 次，65℃预温的 2×SSC 处理 1 h；用 37℃预温蒸馏水漂洗 2 次，晾干；用 10％吉氏液染色 20 min；水洗，干燥，镜检。G 带处理：将制好的玻片放置 3～5 天；60℃烤箱烘烤 2～3 h；37℃预温 0.025％胰酶溶液＋0.4％酚红（2 滴）＋3％ Tris 液调 pH 6.8～7.0 处理 1～5 min；迅速在 pH6.8 的 PBS 中漂洗 2 次；再用 10％吉士染液染色 8～10 min，

水洗干燥后镜检。

(3)结果与分析 显微镜下观察 1、2、3 号犬虫体的睾丸染色体制片,均观察到被染成紫红色的精子(图 6.1)。制成的片子中细胞分布不甚均匀,中期分裂相不多,只在 3 号标本中发现了分散较好的分裂中期染色体,可查出染色体的数目为 22(图 6.2),其全部染色体可配成 11 对同源染色体。

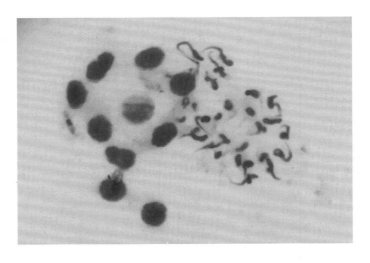

图 6.1 睾丸染色体制片中被染成紫红色的精子

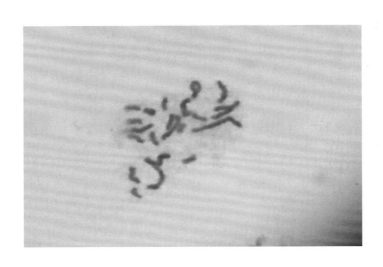

图 6.2 分裂中期相中染色体数目为 22

　　真核细胞染色体的数目、形态结构、带型等是细胞重要的生物学指标。研究染色体对判断种群的关系(2001)、弄清致病作用的机制及基因组定位都有重要意义。此次采用陈韶红(2002)改良后的染色体制备技术对诏安县疑似存在并殖吸虫三倍体的染色体情况进行了初步测试分析。由于并殖吸虫染色体测试分析程序复杂,加上缺乏经验,染色体制备的效果不甚理想,但还是有了初步的发现:在 3 份实验材料虫体的染色体制片中均发现了精子,而卫氏并殖吸虫三倍体被普遍认为受精囊内无精子,进行孤雌生殖,表明宁化、诏安两地为二倍体型卫氏并殖吸虫病疫源地。3 号实验材料系诏安 380 μm 以上的卫氏并殖吸虫囊蚴所感染,但实验结果显示了分散较好的染色体数目为 22 条,因此至少说明了 380 μm 以上的卫氏并殖吸虫囊蚴不完全是三倍体型卫氏并殖吸虫,或有可能本次实验三倍体囊蚴感染狗未获得成虫。所以,在目前有限的观察中并未发现当地并殖吸虫是三倍体的证据,进一步确定还需更多实验论证。

　　并殖吸虫染色体制备虽已经过多人操作和改良,方法已较为成熟,但由于步骤较为烦琐,对刚刚涉足这一工作的人还是有较高难度,如解剖镜下对并殖吸虫成虫睾丸、卵巢的快速准确剥离,睾丸等组织充分碎解避免细胞成团,玻片过火时间和程度的把握,每一步时间的准确控制等对个人的熟练操作和经验都有很高的要求。为避免预实验中细胞和染色体分散不好的问题,本次将解剖出的经低渗处理的睾丸和卵巢置于 EP 管内,滴加固定液后研磨破碎制成细胞悬浮液,并将玻片事先浸泡在 20% 酒精内,用吸管吸取悬浮液自玻片上 15 cm 处滴下,但结果还是不太理想。秋水仙胺有一定毒性,黄利红等(2007)在制备血吸虫染色体时发现,对离体的血吸虫作用时间太长易造成虫体死亡,太短则使中期分裂相减少。本次虽然采用陈韶红的方法将虫体培养于秋水仙胺溶液中,但有些虫体取出时已明显发白,提示可能已死亡,且最终中期分裂相还是非常罕见。本次实验因分散好的染色体太少,未能进一步做 C 带和 G 带的核型分析。分析实验失败的原因,除了实验者本人缺乏染色体制备相关工作经验的主观因素外,实验流程复杂、虫体相对老化等也是客观存在的问题。随着分子生物学技术的迅猛发展,加之染色体制备技术本身的局限性,21 世纪后已鲜有学者再应用染色体分析进行虫种的鉴定,但作为并殖吸虫早期虫种的研究以及并殖吸虫二倍体和三倍体的鉴定分析,该项技术的存在和传承仍有着积极的意义。

● 参考文献

[1] AGATSUMA T，HO L，JIAN H，et al. Electrophoretic evidence of a hybrid origin for tetraploid *Paragonimus westermani* discovered in northeastern China[J]. Parasitol Res. 1992，78(6):537-538.

[2] HE L Y，ZHONG H L，GAO P Z H，et al. Preliminary studies on chromosomes of 9 species and subspecies of lung fluke in China[J]. Chinese Med. J，1982，95(6):404.

[3] HIRAI H，et al. C-banding analysis of six of lung flukes，*Paragonimus spp.*（trematode，platyelminthes），from Japan and Korea. Z. *Paragonimus westermani*[J]. Parasitology Today，1991，7(1):19.

[4] KAWASHIMA K. *Paragonimus* in Asia Biology，Genetic Bariation and Speciation[J]. *Paragonimus* Research Report，1989，2:25.

[5] MIYAZAKI I. A newly introduced guestion on *Paragonimus westermani*[J]. Jap. Med. J，1978，28(19):43.

[6] SAKAGUCHI Y，TADA I. A comparative karyotype Study of lung flukes，*Paragonimus ohriai* and *P. miyazakii*[J]. JAP. J. Parasit，1976，25:5-7.

[7] SAKAGUCHI Y，TADA I. Karyotypic studies of lung flukes，*Paragonimus iloktsuenensis*，*P. sadoensis* and *P. westermani*，with special reference togametogenesis in *P. westermani*[J]. Japanese Journal of Parasitology，1980，29:251-256.

[8] TERASAKI K，et al. Comparative studies on the kayotypes of. *Paragonimus westermani*（s. str）and *P. pulmonalis*[J]. Jap. J. Parasitology，1980，29(4):239-243.

［9］TERASAKI K. Chromosome analysis on a South American lung fluke，*Paragonimus peruvianus*［J］.Jap. J. Parasit,1978,27(1):51-55.

［10］TERASAKI K. Studies on Chromosomes of the Lung Flukes in Japan［J］. JAP. J. Parasit, 1977, 26(4):222-229.

［11］陈韶红,常正山,陈名刚,等.卫氏并殖吸虫染色体制备方法的改进［J］.中国寄生虫学与寄生虫病杂志,2002,20(3):155-157.

［12］段芸芬,宋昌存,寿干城,等.嵌合体型卫氏并殖吸虫在浙江的发现［J］.中国人兽共患病学报,1994,10(4):23-25.

［13］洪加林,陈名刚,常正山,等.浙江省永嘉县并殖吸虫DNA序列分析、形态及核型研究［J］.中国寄生虫病防治杂志,2003,16(2):101-104.

［14］黄利红,诸葛洪祥,周洪福.日本血吸虫生殖细胞染色体制备及G带带型分析［J］.中国人兽共患病学报,2007,23(12):1252-1254.

［15］雷昌球,宋昌存.三平正并殖吸虫染色体核型的初步研究［J］.中国寄生虫学与寄生虫病杂志,1985,3:32-34.

［16］李树华,郑增淳,等.斯氏并殖吸虫染色体核型分析［J］.动物学报,1983,29(4):310-318.

［17］刘纪伯,罗兴仁,顾国庆,等.斯氏并殖吸虫染色体的初步观察［J］.四川动物,1982,1(2):24-26.

［18］邵向云,刘明达,陈名刚,等.并殖吸虫病临床类型与并殖吸虫染色体核型关系的研究［J］.中国人兽共患病杂志,2006,22(7):696.

［19］孙秀琴,黄舜毅,赵素云.黑龙江省绥芬河流域卫氏并殖吸虫生殖细胞发育的观察［J］.哈尔滨医科大学学报,1985,19(4):11-13.

［20］谭奇伟,李得垣.卫氏并殖吸虫二倍体型与三倍体型染色体C显带的研究［J］.中国寄生虫学与寄生虫病杂志,1990,8(1):35-37.

［21］王文林,雷霖,周本江.丰宫并殖吸虫染色体核型的研究［J］.地方病通报,2001,16(3):73-75.

［22］肖建华,等.卫氏并殖吸虫和斯氏并殖吸虫染色体G带带型的比较研究［J］.现代寄生虫学研究,1993,11-13(增刊):20.

［23］杨连第,等.湖北地区卫氏、斯氏两种并殖吸虫染色体组型分析［J］.四川动物,1987,6(3):8-10.

［24］姚丽君,林建银,魏雪英,等.福建龙湖伐木场卫氏并殖吸虫类型的研究［J］.中国寄生虫病防治杂志,1990,3(1):57-58.

［25］袁建华,李得垣.卫氏并殖吸虫嵌合体的发现于卫氏并殖吸虫三种类型在哺乳动物体内的自然混合寄生［J］.中国人兽共患病学报,1987,3(2):2-4.

［26］袁建华.卫氏并殖吸虫一种新的类型:嵌合体的发现［J］.中国医科大学学报,1985,14(4):291.

［27］张克.我国几种常见并殖吸虫的分类学探讨——染色体及其核型的比较研究［J］.中国医科大学学报,1987,16(3):181-186.

［28］赵吉滨.卫氏并殖吸虫二倍体型与三倍体型染色体C带带型的比较研究［J］.中国寄生虫学与寄生虫病杂志,1989,7(2):103.

［29］周世祜,胡文庆,赵忻.广西那坡异盘并殖吸虫染色体核型的初步研究［J］.广西医学院学报,1992,9(2):14-17.

6.4　并殖吸虫分子分类鉴定的研究方法与应用 *

并殖吸虫分布于亚洲、非洲和美洲的 20 多个国家,我国是并殖吸虫的主要分布国,有 27 个省(市、自治区、直辖市)均有人体感染的报道(2018)。据世界卫生组织统计,全球有 2.93 亿人存在并殖吸虫感染的风险;全球有近 2000 万名并殖吸虫病患者,我国约有 1000 万名并殖吸虫病患者。

20 世纪 90 年代以后,在形态学分类基础上,对并殖吸虫的分类研究引入了分子生物学方法,常用方法有 DNA 序列分析、聚合酶链式反应连接的限制性酶切长度多态性分析(polymerase chain reaction linked restriction fragment length polymorphism,PCR-RFLP)、PCR 随机扩增多态性(PCR-based random amplified polymorphic,PCR-RAPD)、微卫星锚定 PCR(simple sequence repeats-PCR,SSR-PCR)、简单重复序列间 PCR(inter simple sequence repeat-PCR,ISSR-PCR)、实时荧光定量 PCR(quantitative real-time PCR,qRT-PCR)和环介导等温扩增技术(loop-mediated isothermal amplification,LAMP)等方法。本章节主要介绍并殖吸虫分子分类的研究方法和应用。

在并殖吸虫分类学研究中,主要分析核糖体基因第 2 间隔区(ribosomal second internal transcribed spacer,ITS2)和部分线粒体细胞色素 C 氧化酶单位 Ⅰ 基因(partial mitochondrial cytochorome c oxidase subunit 1,CO1)以及烟酰胺腺嘌呤二核苷酸脱氢酶 Ⅰ 基因(nicotinamide adenine dinucleotide dehydrogenase subunit 1,ND1)。ITS2 基因属于核基因组,相对保守,适用于并殖吸虫种间差异的分析;CO1、ND1 基因属于线粒体基因组,进化速率较快,适用于种内遗传差异的分析。

6.4.1　聚合酶链式反应(polymerase chain reaction,PCR)

聚合酶链式反应(polymerase chain reaction,PCR)是体外酶促合成特异 DNA 片段的一种方法。它不仅可用于基因扩增、克隆和核酸序列分析等基础研究,还可用于任何有关 DNA、RNA 的检测和疾病的诊断。

在并殖吸虫的基因扩增研究中,常选用的目的基因为线粒体基因和核糖体基因。线粒体细胞色素 C 氧化酶亚基 Ⅰ(cytochrome C oxidase subunit 1,CO1)和烟酰胺脱氢酶亚基 Ⅰ(NADH dehydrogenase subunit 1,ND1)基因属于线粒体基因组,进化速度较快,适用于种内遗传差异的研究;核糖体 DNA 内转录间隔区 2(second internal transcribed spacers,ITS2)基因属于核基因组,相对保守,适用于并殖吸虫种间差异的研究(2009)。

陆予云等对广东省 5 个地区人工感染获得的卫氏并殖吸虫成虫样本进行 CO1、ITS2 基因 PCR 扩增与测序。测序结果与 GenBank 检索到的卫氏并殖吸虫 CO1、ITS2 基因序列经 BLAST 比对,同源性均在 98%～99%。此研究确定了广东省新发现 5 处并殖吸虫疫源地虫种为卫氏并殖吸虫,且与 GenBank 中检索到的基因序列无明显差异。Ryu 等(2000)对来自安徽省旌德和休宁县的 7 株卫氏并殖吸虫成虫线粒体 CO1、ND1 和核糖体 ITS2 进行了检测,结果显示来自休宁

---

* 作者:中国疾病预防控制中心寄生虫病预防控制所艾琳、胡坤敏、陈木新、郑彬、陈韶红、陈家旭。

的并殖吸虫为卫氏并殖吸虫，来自旌德的为大平并殖吸虫。基因片段扩增长度为 230 bp。两种并殖吸虫只有 6 个碱基位点的差异。

6.4.2 PCR 衍生技术

(1)聚合酶链式反应-限制性片段长度多态性（PCR-restriction fragment length polymorphism，PCR-RFLP）技术　PCR-RFLP 利用 PCR 扩增目的 DNA，其产物经一种或数种特异性内切酶消化、切割成不同大小的片段，可通过凝胶电泳区分。该方法可在基因组上寻找多态性位点，以揭示物种间遗传变异及评估种间亲缘关系。该方法无须标记和放射性探针，不受生物发育时期、组织器官和基因产物的影响，具有较好的稳定性，但受种属特异性限制，样品纯度要求较高。

王恩荣等（1991）利用该技术对东北地区两型（二倍体和三倍体）卫氏并殖吸虫进行研究，发现两型间 Pst Ⅰ、Dde Ⅰ、Hae Ⅲ 及 Hpa Ⅱ 4 种酶的酶切产物重复 DNA 片段显示差异，尤其 Pst Ⅰ 6.6 kb 片段不但在二倍体群体组 DNA 中存在，而且在全部被测单个虫体中也存在，与张克新等（1994）对辽宁省、吉林省及浙江省的 5 个地理群中两型卫氏并殖吸虫的研究一致，充分显示了该片段的特异性，对两型并殖吸虫的分类研究具有一定的意义。

肖建华等（1993）运用 PCR-RFLP 技术比较分析了湖南和广东某些地区的卫氏并殖吸虫和斯氏并殖吸虫，筛选到 3 种酶可用于区分两种并殖吸虫。钱宝珍等（2006）对浙江省和泰国的哈氏并殖吸虫（*P. harinasutai*）种群进行 PCR-RFLP 分析，发现二者存在一定的遗传差异。Sugiyama（2002）等通过 PCR-RFLP 技术分析，较好地区分了卫氏并殖吸虫和宫崎并殖吸虫（*P. miyazakii*）。

(2)随机扩增多态性 DNA 标记（PCR-random amplified polymorphic DNA，PCR-RAPD）　PCR-RAPD 是以 8～10 bp 的随机寡核苷酸片段作为引物，对基因组 DNA 进行随机扩增，从而得到多态性图谱作为遗传标记的方法。与 RFLP 相比，RAPD 的优点是对 DNA 质量要求不高，需要量极少，操作简单易行，不需要接触放射性引物，可用于不同生物的基因组分析，检测整个基因组，两条引物配对使用，能产生新的带型。RAPD 标记一般为重复序列，若不是重复系列，也可将其转化为 RFLP 标记，进一步检测 RAPD 分析的结果。PCR-RAPD 具有快速、敏感、重复性好、可比性强的特点，特别适用于生物种群间遗传变异和种群分子标志的研究。

钱宝珍等应用该技术对浙江省宁海县小汀村和西溪村的卫氏并殖吸虫进行研究，发现随机引物 B17、A9 可扩增获得特异性 DNA 片段，用于区分不同卫氏并殖吸虫种群。Intapan 等（2004）通过 PCR-RAPD 技术，发现泰国境内存在异盘并殖吸虫、哈氏并殖吸虫、暹罗并殖吸虫（*P. siamensis*）、曼谷并殖吸虫（*P. bankokensis*）和卫氏并殖吸虫 5 种并殖吸虫。刘超群等（2008）利用 PCR-RAPD 技术对湖北、浙江、江西 3 省 9 地 11 个地域株的并殖吸虫进行研究，发现浙江省、江西省和湖北省均存在卫氏并殖吸虫，湖北还存在斯氏并殖吸虫和 1 种未定种的湖北神农架并殖吸虫。

(3)简单重复序列标记（simple sequence repeat-PCR，SSR-PCR）和简单重复序列区间（inter-simple sequence repeat-PCR，ISSR-PCR）　SSR-PCR 和 ISSR-PCR 是应用最广的第二代共显性分子遗传标记。根据微卫星重复序列两端的特定短序列设计引物，通过 PCR 反应扩增出微卫星片段，使卫星 DNA 以 PCR 形式从基因组中被选择性扩增出来，根据其扩增条带的多态性鉴定物种基因型。SSR-PCR 既有 PCR-RFLP 标记的稳定性、位置确定、共显性等优点，同时具有 PCR-

RAPD 标记的成本低、技术简单等特点，被广泛用于基因定位等方面。但由于该技术需要通过克隆、测序研究物种的微卫星位点以设计相应引物，因此也存在费时、费力和成本高等不足。

单小云等（2011）利用 SSR-PCR 技术对浙江省和福建省的 5 种不同的并殖吸虫进行研究，电泳结果显示 18 条不同条带，每个并殖吸虫标本条带数量为 3～6 条，长度为 200～1000 bp，表明并殖吸虫的 SSR-PCR 产物呈多态性，各虫种存在明显差异。Van 等（1999）使用 SSR-PCR 技术对中国、韩国、日本的卫氏并殖吸虫三倍体进行分析，结果显示 3 个国家的卫氏并殖吸虫三倍体呈现多态性差异，其中韩国与中国的三倍体基因多态性相差较小，与日本单倍体基因多态性相差较大，与运用 PCR-RFLP 技术获得的研究结果一致。

ISSR-PCR 结合了 PCR-RAPD 和 SSR-PCR 技术的优点，对反向排列的间隔重复序列间基因片段进行 PCR 扩增。陈彦等（2008）采用随机引物 UBC835 和 UBC873 对我国 11 株并殖吸虫进行 ISSR-PCR 扩增，扩增获得的条带均呈现多态性。ISSR-PCR 技术通常用于物种遗传变异的研究，但其研究结果对并殖吸虫分类具有参考意义。

（4）实时荧光定量 PCR（quantitative real-time PCR，qRT-PCR）　实时荧光定量 PCR，是在 PCR 反应体系中加入荧光基团，利用荧光信号积累实时监测整个 PCR 扩增过程，最后通过标准曲线对未知模板进行定量分析的方法。

赵昕等（2008）采用 qRT-PCR 技术对卫氏并殖吸虫的 ITS2 基因序列进行特异性扩增，仅卫氏并殖吸虫成虫和虫卵的基因出现了明显的荧光扩增曲线，其他并殖吸虫均未出现，灵敏度可达到 0.1 pg/μL，比传统 PCR 方法的灵敏度高出 10^3 倍。Chairal Tantrawatpan 等（2016）采用 qRT-PCR 技术对吸虫 28S rDNA 基因序列进行扩增，可有效区分形态学非常相似的异盘并殖吸虫、马来棘口吸虫（*Echinostoma malaynum*）和巨片吸虫（*Fasciola gigantica*）。

（5）环介导等温扩增技术（loop-mediated isothermal amplification，LAMP）　环介导等温扩增技术是一种恒温核酸扩增方法，能在等温（60～65℃）条件下，短时间（通常是 1 h 内）进行核酸扩增，是一种简便、快速、低价的基因扩增方法。与常规 PCR 相比，可不不依赖任何专门的仪器设备进行现场快速检测，不需要模板的热变性、温度循环、电泳及紫外观察等过程。LAMP 法的特征是针对靶基因上的 6 个区域设计 4 条引物。利用链置换型 DNA 聚合酶在恒温条件下进行扩增反应。可在 15～60 min 内实现 10^9～10^{10} 倍的扩增，反应能产生大量的扩增产物，即焦磷酸镁白色沉淀。可以通过肉眼观察白色沉淀的有无来判断靶基因是否存在，是一种适合现场、基层快速检测的方法。但该方法不适用于长链 DNA 扩增，目的基因长度以 300 bp 内为最佳。此外，LAMP 技术不易鉴别非特异性扩增，且易受到污染而产生假阳性结果。

Chen 等（2011）采用环介导等温技术对卫氏并殖吸虫的成虫、囊蚴和虫卵进行检测。该方法仅需在 45℃ 恒温加热条件下对含有特异引物和样本的混合物加热 1 h，检测结果便可用肉眼观察。该实验设计的特异引物不能扩增片形吸虫、华支睾吸虫、麝猫后睾吸虫、曼氏血吸虫和日本血吸虫 DNA。LAMP 方法检测卫氏并殖吸虫比常规的 PCR 技术敏感 100 倍，此方法能对卫氏并殖吸虫的成虫进行扩增，可用作卫氏并殖吸虫的快速检测，尤其是对来自淡水虾蟹中的囊蚴和痰液中的虫卵更为适用。

（6）DNA 序列分析　DNA 序列分析是进行基因的精细结构和功能分析、绘制基因图谱等的重要手段，它可从基因水平上反应物种的遗传信息、种间差异，在物种的系统发育、亲缘关系及分类学鉴定上均起到重要作用。

Blair(1999)等通过对 ITS2、CO1 基因扩增产物进行序列分析,发现斯氏并殖吸虫属于狸殖属,三平正并殖吸虫属于并殖属,首次在基因水平上对并殖吸虫进行了分类。随后,DNA 序列分析对并殖吸虫同物异名的研究不断涌现,特别是并殖吸虫同种异名的鉴定。Lenis 等(2018)通过对卡利并殖吸虫(*P. caliensis*)和墨西哥并殖吸虫(*P. mexicanus*)的 ITS2 和部分 CO1 的 DNA 序列分析,发现它们的 ITS2 基因序列有 38 个位点的差异,CO1 基因序列有 57 个位点的差异,二者在进化树上各聚一支,表明卡利并殖吸虫是独立于墨西哥并殖吸虫的虫种,解决了形态学上二者是否为同一虫种的争议。Pham 等(2018)提取中间宿主螺内并殖吸虫尾蚴的 DNA,分析其 ITS2 和 CO1 基因序列,区分了卫氏并殖吸虫、异盘并殖吸虫和丰宫并殖吸虫。安徽省旌德县并殖吸虫成虫 ITS2 序列分析结果显示,当地存在卫氏并殖吸虫和大平并殖吸虫分布,为进一步确定大平并殖吸虫,Rue 等(2000)又对来自旌德县的大平并殖吸虫成虫的 CO1、ND1 基因进行检测,CO1 和 ND1 基因序列与 EMBL 数据库中大平并殖吸虫的相似性分别为 99.7% 和 99.5%。

(7)DNA 焦磷酸测序技术(pyrosequencing) DNA 焦磷酸测序技术是新一代 DNA 序列分析技术,无须荧光标记和电泳,操作十分简便。该方法适用于对已知的短序列的测序分析,其可重复性和精确性能与 SangerDNA 测序法相媲美,而速度却大大提高。

Tantrawatpan 等(2013)利用 DNA 焦磷酸测序技术对泰国并殖吸虫的 ITS2 基因序列进行测定,有效鉴别了曼谷并殖吸虫、哈氏并殖吸虫、异盘并殖吸虫、巨睾并殖吸虫、暹罗并殖吸虫和卫氏并殖吸虫。

并殖吸虫种类多、宿主广,种间和种内存在不同程度的变异,成虫、虫卵、囊蚴等形态特征特异性不强,鉴别方法不够完善,导致并殖吸虫从首次发现至今 160 多年来,虫种分类依然未得到统一。并殖吸虫的分类和流行病学研究大多依靠形态学检测方法。但是,宿主的不同、虫体发育阶段不同以及所处地域差异,导致传统的方法难以对并殖吸虫进行准确的区分和检测。随着分子生物学技术的发展,在并殖吸虫的分类、种群进化和个体变异等方面。分子方法能从基因层面为鉴定和区分该虫种提供更为有效的手段。

以上综述表明,并殖吸虫分子检测和遗传进化研究已取得一定进展。随着分子生物学技术的不断发展,对并殖吸虫分子检测和遗传变异的研究将会越来越深入,将会有越来越多的并殖吸虫关键基因的功能被阐明。这些研究可帮助人们全面了解并殖吸虫的生物学特征及其与宿主之间的关系,提供新的诊断方法,筛选新的药物靶点和疫苗候选分子,为控制并殖吸虫病开辟新途径。

● 参考文献

[1]BLAIR D，WU B，CHANG Z S，et al. A molecular perspective on the genera *Paragonimus* Braun,*Euparagonimus* Chen *and Paramogonimus* Chen［J］. J Helminthol,1999,73(4):295-299.

[2]CHEN M X，A I L，ZHANG R L，et al. Sensitive and rapid detection of *Paragonimus westermani* infection in humans and animals by loop-mediated isothermal amplification (LAMP)［J］. Parasitol Res,2011,108(5):1193-1198.

[3]DOANH P N，TU L A，VAN H H，et al. First intermediate hosts of *Paragonimus* spp. in Vietnam and identification of intramolluscan stages of different *Paragonimus* species［J］. Parasit Vectors,2018,11(1):328.

[4]INTAPAN P M，KOSUWAN T，WONGKHAM C，et al. Genomic characterization of lung flukes，*Paragonimus heterotremus*，*P. siamensis*，*P. harinasutai*，*P. westermani* and P. *bangkokensis* by RAPD markers [J]. Vet Parasitol，2004，24(1-2)：55-64.

[5]LENIS C，GALIANO A，et al. Morphological and molecular characterization of *Paragonimus caliensis* Little，1968（Trematoda，Paragonimidae）from Medellin and Pichinde，Colombia [J]. Acta Trop，2018，183：95-102.

[6]PAIBOON S，BANCHOB S，SASITHORN K，et al. Food-borne Trematodes [J]. Manson′s Tropical Infection Diseases，2014，23：726-736.

[7]RYU J S，HWANG U W，MIN D Y，et al. Molecular identification of *Paragonimus ohirai* and *P. westermani* from Anhui Province，China[J]. Parasite，2000，7(4)：305-309.

[8]SUGIYAMA H，MORISHIMA Y，KAMEOKA Y，et al. Polymerase chain reaction（PCR）-based molecular discrimination between *Paragonimus westermani* and *P. miyazakii* at the metacercarial stage [J]. Mol Cell Probes，2002，16(3)：231-236.

[9]TANTRAWATPAN C，INTAPAN P M，JANWAN P，et al. Molecular identification of *Paragonimus* species by DNA pyrosequencing technology [J]. Parasitol Int，2013，62(3)：341-345.

[10]TANTRAWATPAN C，SAIJUNTHA W，MANOCHANTR S，et al. A singleplex real-time fluorescence resonance energy transfer PCR with melting curve analysis for the differential detection of *Paragonimus heterotremus*，*Echinostoma malayanum* and *Fasciola gigantica* eggs in faeces [J]. Trans R Soc Trop Med Hyg，2016，110(1)：74-83.

[11]VAN H L，BLAIR D，AGATSUMA T. Intra - and interindividual variation in ITS1 of *Paragonimus westermani*（Trematoda，digenea）and related species；implications for phylogenetic studies [J]. Mol Phylogenet Evol，1999，12(1)：67-73.

[12]World Health Organization. Control of foodborne trematode infections [R]. 1995：1-157.

[13]陈彦，牛安欧，刘超群，等. 应用 ISSR-PCR 技术对我国 11 株并殖吸虫遗传变异的研究 [J]. 中国病原生物学杂志，2008，3(11)：828-831，837.

[14]单小云，楼宏强，胡野，等. SSR-PCR 和常规 PCR 检测不同地区并殖吸虫遗传变异的比较研究 [J]. 中国人兽共患病学报，2011，27(11)：1001-1004.

[15]刘超群，关飞，陈彦，等. 应用 RAPD 技术对我国 11 个地域株并殖吸虫遗传变异的初步探讨 [J]. 中国人兽共患病学报，2008(11)：1041-1044.

[16]陆予云，刘巧，唐高兴. 等. 广东省部分地区卫氏并殖吸虫分布与 DNA 序列分析 [J]. 中国血吸虫病防治杂志，2013，25(3)：275-279，283.

[17]钱宝珍，SUGIYAMA H，WAIKAGU J，等. 哈氏并殖吸虫 ITS2 基因和 CO1 基因序列分析 [J]. 中国寄生虫学与寄生虫病杂志，2006，24(2)：119-121.

[18]钱宝珍，沈琦. 卫氏并殖吸虫致病种系 PCR－RAPD 分子标记的初步研究[J]. 中国人兽共患病学报，2006，22(3)：249-251.

[19]王恩荣，郑韧坚，CAIN G D. 二倍体型及三倍体型卫氏并殖吸虫的 DNA 重复顺序的比较研究 [J]. 中国寄生虫学与寄生虫病杂志，1991，9(1)：46-49.

[20]肖建华,陈翠娥,张悟澄,等.六地并殖吸虫及斯氏狸殖吸虫种间和种内虫体重复DNA序列的比较[J].中国寄生虫学与寄生虫病杂志,1993,11(4):279-281.

[21]张晨昊,杨毅梅.分子标记技术在寄生虫分类鉴定中的应用[J].中国寄生虫学与寄生虫病杂志,2009,27(3):261-266.

[22]张克新,王恩荣,王继春.两类型卫氏并殖吸虫DNA重复顺序的进一步比较观察[J].中国寄生虫病防治杂志,1994,7(3):186-189.

[23]赵昕,郑秋月,曹际娟,等.卫氏并殖吸虫PCR和实时荧光PCR快速检测方法的建立[J].生物技术通报,2008(S1):358-361.

[24]诸欣平,苏川.人体寄生虫学[M].9版.北京:人民卫生出版社,2018:102-105.

6.5　组织化学、电镜、电子计算机等技术的应用 *

组织化学等技术在并殖吸虫分类上应用已有过诸多的尝试，也取得了长足的进步，区分了许多微细的差异，使许多扑朔迷离得以分辨与澄清。组织化学研究在分类上取得了许多有价值的结果，例如大平并殖吸虫、怡乐村并殖吸虫的囊蚴与成虫相似，曾被疑为同物异名，后来虽然也发现了其间的若干差异，如怡乐村并殖吸虫的囊蚴仅一层壁而大平并殖吸虫为两层，后者尾蚴的焰细胞数目为 20，少于前者的 60；囊蚴排泄囊具有怡乐村并殖吸虫所没有的粉红色颗粒等，但这些差别作为虫种鉴定尚嫌不足。应用组织化学的研究比较了两者尾蚴粘腺的组化成分，发现怡乐村并殖吸虫具 5 对粘腺，与有 6 对粘腺的大平并殖吸虫不同，从而为两虫种的鉴别提供了一个易于区别的特征。

电镜于并殖吸虫分类学的研究多用来扫描观察体棘的形态，使之获得更清楚的认识。例如，怡乐村并殖吸虫与大平并殖吸虫均以多支为一丛组成的丛生型体棘，通过电镜观察，发现组成两者的棘条数并不相同，大平并殖吸虫的体棘支数多以 10～20 支为一丛，较怡乐村并殖吸虫的腹吸盘前 3～5 支为一丛，腹吸盘后 3～15 支为一丛为多，从而为两者的区分提供了又一根据。但是，DNA 检测分析又认为两者遗传信息无明显差别，故为同物。

应用电子计算机对某些虫种的形态结构特征的检测数据进行分析，以期概括这些虫种的特点并判断其归属。例如，徐秉馄等（1982—1983）对巨睾并殖吸虫、斯氏并殖吸虫、四川并殖吸虫、卫氏并殖吸虫、大平并殖吸虫、怡乐村并殖吸虫 6 种并殖吸虫分别做数量分析、成虫结构特征排序以及聚类分析等研究。在其结构特征排序时发现斯氏并殖吸虫与四川并殖吸虫；大平并殖吸虫与怡乐村并殖吸虫具相连续性而不能分开，从而说明斯氏并殖吸虫和四川并殖吸虫、大平并殖吸虫与怡乐村并殖吸虫为同物异名。而对来自我国 7 个不同地区的标本，根据成虫 6 项结构特征及体棘特征进行聚类分析，可鉴定出各地的虫种，但未能支持湖南省会同地区的虫种为新种，换言之，会同并殖吸虫为斯氏并殖吸虫的同物异名。

但是，这些技术和手段毕竟都是辅助性的，都只是以虫体形态特征为主要根据的补充，希望有更准确、更有说服力的方法出现。

---

　　*　作者：南平市疾病预防控制中心张芝平；福建省疾病预防控制中心李友松、林陈鑫。

6.6 对人体致病性分型 *

以对人体致病分为致病的肺型、皮肤型与不致病三组。

早在1940年,唐仲璋曾将在福建省发现的两种并殖吸虫分为林氏型和啮齿型。所谓林氏型,即林氏双口吸虫,后被认为是卫氏并殖吸虫的同物异名者,而啮齿型即当时发现于鼠体的并殖吸虫,至1962年重新检定命名的福建并殖吸虫。唐氏比较了两种虫体器官结构的形态差异及其生活史各阶段宿主的不同。几乎与此同时,陈心陶也针对在广东发现的并殖吸虫分布地理不同将之分为平原型与丘陵型,前者包括在平原沿海发现的怡乐村并殖吸虫和大平并殖吸虫;而后者包括在山丘地区发现的卫氏并殖吸虫和当时国外报告的克氏并殖吸虫。唐、陈两者的分型有异曲同工之妙,至今对不同虫种的地理分布、宿主特异性以及对人体致病性与否的研究仍具重要参考价值。至20世纪60年代,钟惠澜等更具体而明确地提出应以并殖吸虫对人体的致病性作为并殖吸虫分类的主要根据。为此,我们对已知对人体致病的虫种与对人体不致病的虫种进行形态生活史等比较,发现两者在形态上难以区别,但其差异在分布地区、各阶段宿主的选择与适应上却是明显的。

并殖吸虫对人体的致病情况可分为致病与不致病。后者多为寄生于鼠类的虫种,如怡乐村并殖吸虫、大平并殖吸虫、福建并殖吸虫等。而对人体致病的并殖吸虫,又根据不同的临床表现分为两类;一类是引起肺脏病变为主的呼吸系统症状者,被称为肺型并殖吸虫,以林氏并殖吸虫为代表;另一类是以游走性皮下结节为主要表现的,通称为肺外型或皮下结节型或皮肤型并殖吸虫,以斯氏并殖吸虫为代表。对人体致病与否的虫种中最重要的不同是虫种对终宿主的选择性与适应性,据此可作为一种并殖吸虫对人体致病性的实验。例如,林宇光等(1980)和邱德黎等(1983)曾报告三平正并殖吸虫在猫、狗体内发育良好,而在豚鼠、大白鼠体内则不能发育为成虫,因而认为三平正并殖吸虫对人体具有致病的可能性。同样的道理,我们推测一些虫种,如巨睾并殖吸虫、云南并殖吸虫、勐腊并殖吸虫、闽清并殖吸虫、江苏并殖吸虫、沈氏并殖吸虫等对人体可能具致病性,有待进一步的研究证实。

---

* 作者:福建省疾病预防控制中心李友松、林陈鑫。

第7章　肺吸虫病流行病学调查方法[*]

由于肺吸虫病是一种地方性自然疫源性兽主人次的流行病,因此本病的流行病学调查,应准确了解人群和动物的感染与发病,虫种及其中间宿主、转续宿主与终宿主的存在与发育情况,同时还要了解影响本病的自然因素与社会因素,力图全面反映流行情况,为防治工作提供依据,调查内容与方法分述如下。

7.1　人群肺吸虫感染调查

人群感染调查一般进行肺吸虫成虫抗原皮内试验(以下简称皮试),皮试仍是迄今为止本病流行病学调查过筛人群感染的简单而有效的手段,其制备与使用方法见有关章节。皮试方法操作简便,适用于人群调查初筛。皮试阳性者,在排除假阳性后,结合病史及流行病学资料等基本上可判定为感染者。人群的发病调查,应在此基础上,进一步结合临床症状体征、X线胸透、白细胞、嗜酸性粒细胞检查、痰液或粪便虫卵检查,切除皮下结节做虫体检查以及免疫学等检查结果综合判断之。

7.2　人群发病情况调查

肺吸虫的感染与发病呈不平行关系,绝大多数感染者不发病甚至无自觉症状。其发病与否主要取决于感染数量与机体的免疫水平。人群的发病,在皮试阳性及询问病史的基础上,着重了解有无咳嗽、咳痰(特别是血痰或铁锈色痰)、胸痛、胸闷、皮下结节等。实验室检查血象(白细胞与嗜酸性粒细胞)、X线胸透或拍片、痰检虫卵,以及血清免疫学等检查以做综合判断。一些虫种,如斯氏并殖吸虫,因人体不是它的正常宿主,感染后可在皮下形成游走性的包块或结节。一般采用局部麻醉手术后切开取虫。若结节陈旧,虫体往往已游离他处,此时可重点检查虫道和夏科-雷登氏晶体与嗜酸性粒细胞浸润等病理变化。对有肺部症状者应做痰液或粪便检查,力图发现肺吸虫虫卵。检查痰或粪便中有无肺吸虫虫卵和夏雷氏晶体及嗜酸性粒细胞。痰液标本一般取 24 小时咳出量,以清晨第一口痰最为重要。由于肺吸虫种类繁多,有的在人体不能发育至成

---

* 作者:漳州市疾病预防控制中心蔡茂荣;南平市疾病预防控制中心张芝平;福建省疾病预防控制中心李友松。

虫,痰液检查结果往往阴性,所以仍需借助其他检查方法才能准确诊断。虫卵检查方法:粪便检查虫卵多针对儿童有吞咽痰的习惯而进行,方法按常规。

7.3 动物终末宿主和转续宿主的检查

肺吸虫的动物宿主包括终宿主与转续宿主。前者可分为家养动物,如猫、狗,与野生的兽类食肉目动物,如虎、豹、狐、狸、野猫等。转续宿主是指肺吸虫感染后既不发育(或很少发育)也不死亡,而以幼虫形式在其体内长期存活者。根据波部重久(1978)和董苌安等报道,可作为卫氏并殖吸虫转续宿主,有大白鼠、小白鼠、田鼠、豚鼠、家兔、家猪、野猪、鸡等。动物宿主感染的调查方法有以下3种:

(1)粪便检查 取动物粪便20~25 g,按血吸虫虫卵重力沉淀取沉渣镜检的方法进行。对于狗、猫等家养动物,其在野外排便不易发现,尤其是家猫排便后往往自己抓土掩埋,粪便更难检获,即使发现也难以判断是哪只狗猫排出的。因此,对狗猫粪便的采集需要在主人帮助下,用特制狗套将其固定进行灌肠收集粪液。对于野生动物粪便,可在野兽出没处收集粪便并初步分辨为何种动物粪便。猫科动物,粪中有毛发、小骨或蟹壳等混杂,其虫卵检出率高。此在野生动物难以捕获的情况下,收集野生动物粪便,检查虫卵是了解肺吸虫病流行传染源的重要工作。

(2)动物解剖检查 检取动物体内虫体可了解自然感染或人工感染的虫种发育情况与感染度。方法:杀死动物,剖开胸腔,摘出肺脏和气管等组织,认真检查有无虫囊。发现时将囊包提起用眼科剪刀或手术刀小心切一小口后,用两指轻轻挤压囊包,虫体从切口处挤出。每个囊包多有虫体2条,个别为1条。陈旧性囊包,虫体已移至他处。检查显露在肺部表面的囊包后,再查深部肺组织的囊包,然后切开气管和支气管,检查游离该处的虫体。囊包检查后,将肺组织剪成薄片,每片厚度2~3 mm,置烧杯中的生理盐水于37℃温箱2小时或更久,过滤肺脏残渣,可收集大量肺吸虫卵和自动逸出的童虫。

(3)转续宿主调查 作为肺吸虫转续宿主的动物种类多、分布广,往往又是大型猫科动物(虎、豹)的猎食对象,因而可使后者的肺吸虫感染愈加严重。Kwo(1968)报告在印尼苏门答腊捕获的10头老虎全部感染肺吸虫,最多的一头虎肺中检出虫体1596条。转续宿主的检查:采取肌肉标本。如野猪与家猪,童虫寄居最多的部位是四肢、颈部、背部及胸壁的肌肉。将各部肌肉切成3~4 mm的薄片,分别置于贴有标签的盆内,加入生理盐水或林格氏液,于37℃温箱1~2小时,组织中的童虫可自动游离出来。对于其他脏器,尤其是肝脏与肺脏,亦可按上述方法检查。为了判明这些虫体的种属,可将童虫直接包埋在适宜的终宿主皮下,外用胶布封口或口饲感染,3个月后解剖检取虫体。

7.4 中间宿主感染调查

并殖吸虫生活史必须通过中间宿主才能完成循环。作为终宿主的感染方式通常是捕食溪蟹、蝲蛄,引起人兽共患的自然疫源性疾病。该病主要分布于山区、林区,而山区、林区的小溪沟内常孳生大量螺蛳和蟹类,后者正是容易被哺乳类动物捕获的对象。上述的生态关系决定了并殖吸虫种群的主体在螺—蟹—野兽之间传递。检查当地溪蟹的并殖吸虫感染情况,可反映当地并殖吸虫和种群数量,并直接反映当地并殖吸虫流行强度和当地实际情况。因此,中间宿主调查是肺吸虫病疫源地调查的主要内容,是流行病学调查的重要环节和防治工作基础。

7.4.1　第一中间宿主调查(种类、生长环境、捕捉、检查见有关章节)

黑螺科螺蛳:主要孳生在溪水清澈见底、流速缓慢的山涧溪流中,多附着在石块上,或石块底下或缓流处,收拣不难。

拟钉螺、洱海螺:多生长在坑沟边,大多是草木葱茏、终年荫蔽处。这些螺蛳主要附着在枯枝烂叶或小石上,密度高。捕捉时可收拣有螺附着的枯枝烂叶于桶内,带回实验室用水冲洗使螺蛳沉留桶底而收集之。

某些鼠类的并殖吸虫第一中间宿主多栖息在河流、灌溉沟、池塘及河流入海的淡咸水交汇处沿岸或潮湿环境的草丛中。

7.4.2　螺类感染肺吸虫的检查

可将一定数量的螺蛳养于平皿内(加罩纱网),在解剖镜下观察并殖吸虫尾蚴的逸出情况,阳性者再行个别解剖,既省时又准确。洗涤待检的螺类标本,个体较大的如黑螺科螺蛳,可用铁钳或小铁锤钳(敲)破开并用小镊子清除外壳。以竹筷将螺体的尾部(肝脏)捣碎,加水调成匀浆在镜下检查,操作时应避免污染。由于并殖吸虫幼虫在螺体肝脏中寄生,而肝脏又位于螺的壳顶,所以刘锐中等提出对放逸短沟蜷的检查无须敲碎整个螺体,而用钳子剪断螺的尾部螺壳,然后分离组织,有寄生虫感染的螺蛳肝脏多有肿大,呈橙黄色,分离之在镜下区别真伪。此法可避免分离、检查整个螺体的麻烦,使检查更简单、准确。这种方法适用于个体较大、较长的螺类。对于拟钉螺、洱海螺和拟沼螺科的螺蛳,由于其壳薄、个体小,可直接放在载片上间隔排列 2~5 个,用另一载片把它压碎,滴加清水,移到镜下检查。

检查螺蛳还可用饲养逸蚴法。将野外捕捉的螺蛳置室内清水或生理盐水中饲养,阳性者可自然逸出尾蚴。因螺蛳在夜晚活跃,故尾蚴逸出观察通常应过夜,为避免螺的爬行与逃逸,应加盖罩。为判别阳性螺蛳的个体,可应用小平皿分别饲养观察。由于夏季气温高,室内螺蛳寿命短,因此应注意室内气温及饲养盆中水温的调节。这种方法适用于大、小型螺类。并殖吸虫尾蚴的特征为体大,尾部短,体前端背面有一大锥刺。螺体并殖吸虫尾蚴检查及其形态鉴别见有关章节。

7.4.3　第二中间宿主调查

种类、生长环境、捕捉、检查见有关章节。

7.5 中间宿主实验动物的人工感染

7.5.1 人工感染拟钉螺

取感染了斯氏并殖吸虫的动物粪便（或解剖动物从肺脏囊包取得虫卵），经清洗过筛沉淀收集，置三角烧瓶于 27℃温箱孵化 2～3 周，孵育期间每 2～3 天以清洁的溪水换水一次，毛蚴在 2 周后陆续孵出，3 周左右达到高峰，收集此时的毛蚴作为感染螺蛳之用。毛蚴与螺蛳的感染比例，一般按 20∶1。螺蛳必须是来自非疫区的阴性螺，感染前挑选健康活动的成螺于平皿内，然后加入清水至平皿高 2/3 处。每个直径 33 cm 的平皿可投放螺蛳 50～100 个。为增加毛蚴接触螺蛳的机会，应将离开水面的螺蛳拨回。接触时间以 18～24 h 为宜。螺蛳经人工感染毛蚴后，饲养于有砂石和枯枝烂叶与清水不断滴注的环境中，水温在 20℃上下为宜，避免阳光直接照射。

7.5.2 人工感染黑螺科螺蛳

黑螺科的螺蛳适宜卫氏并殖吸虫等毛蚴的感染，由于它个体大，毛蚴与螺蛳的感染比例可按 50∶1 计算。本科的螺蛳在室内静水中很难养活，因此人工感染的螺蛳最好选择自然的山涧溪流，用网围住以防逃逸。吉田幸雄（1978）报告，用地下水饲养，其水温保持在 20℃左右，每升水放入 5 个左右的螺蛳和少量藻类，即使在静水中也能长期饲养。

7.5.3 宿主蟹与实验动物的人工感染

蟹对外界环境适应能力强，在室内人工饲养并不困难。饲养环境可模仿其现场生态场所。一般用水泥制成方盘，具进出水口，底部放大小不等的卵石，然后加入流动清水（水流量不宜大），室温在 20℃左右，每隔 10 天投放少量切碎的鱼虾等食物。盘内蟹不可投放太多，宜单一蟹种，大小相近，以免互相斗殴致死，并加盆罩以防猫、鼠。用作人工感染的蟹，要求来自非疫区并通过抽查证实为阴性蟹或室内从小养育大的蟹。感染方式：一般用尖头吸管吸取尾蚴混悬液，慢慢从口器中部滴入，或与阳性螺共养于一池。

并殖吸虫终宿主的人工感染，是进行并殖吸虫的生长发育研究、抗原制备和种属鉴定的必要手段。感染方法有喂饲法、腹腔注射法、皮下或肌肉接种法等。实验室最常用的动物有犬、猫、鼠等。犬以 5～8 kg，猫以 1 kg 以上为宜。实验动物必须来自非疫区且粪便检查结果阴性。作为感染的囊蚴，必须新鲜。每只犬可感染囊蚴 100～200 个，猫 30～50 个。

①喂饲法：将并殖吸虫囊蚴包在已冷却的饭团或鱼、肉内，让动物自行吞食。须注意一些刚刚买来的犬猫，由于环境改变往往拒食，饥饿 1～2 天后，再投以囊蚴。

②腹腔注射法：将感染动物腹部朝上固定剃毛消毒，用卡介苗注射器接大号针头吸取已计数的囊蚴生理盐水混悬液注入腹腔。为了克服囊蚴粘着在针管与针头接触处或注入后粘留在注射筒壁和针头，可再吸取无菌生理盐水边回抽边注射，力求将囊蚴全部注入。

③皮下或肌肉接种法：根据波部重久（1978）报告，以此法用于犬猫，同样可以获得理想的结果。接种部位以大腿肌肉和背部皮下为首选。如感染成功，将陆续发现虫卵。如做虫种鉴定，则应在感染后 3～4 个月解剖，时间过长，虫体肥大，卵黄腺过于发达，体棘形态多变，会影响制片和

内部器官观察。动物人工感染 50 天后,应进行粪便检查虫卵。

7.6　标本的制作与保存

7.6.1　活体标本的保存

(1)活体标本保存法　活体标本包括自野外采集的各种螺类、蟹类(蝲蛄)以及从宿主体内检出的成虫、尾蚴、雷蚴、囊蚴等,原则上应置于生理盐水中在 4~10℃ 箱中保存,但某些标本要求特殊条件。

(2)活囊蚴的保存　并殖吸虫囊蚴囊壁厚薄不一,如保存方法得当,可存活数月,以便供动物感染和教学研究之用。囊蚴保存前,应清除组织残渣。囊蚴保存于 4℃ 冰箱中,每 20~30 天更换一次保存液,加入的囊蚴可存活数个月。保存液配方:氯化钾 0.04 g,氯化钙 0.04 g,加水至 1000 mL。樊培方等(1980)比较多种囊蚴,发现林格(Ringer)液对卫氏并殖吸虫囊蚴在低温(4℃)时最为理想。在此液中囊蚴存活可达 9 个月。

7.6.2　固定标本的制作与保存

(1)螺类标本　标本应选择外壳完整的活螺,成幼螺和雌雄螺比例要求恰当。先将外壳洗净放在烧杯内,待软体伸出后滴加 4~5 滴戊巴比妥钠麻醉至死;再用 10% 的福尔马林固定8~10 h,水洗 2 次,再分别经 30%、50%、70% 酒精固定 12 h;最后在 70% 酒精中长期固定保存,以避免其对螺蛳外壳的腐蚀作用。

(2)蟹类、蝲蛄及肺组织标本　选择肢体完整新鲜的标本,按上述螺蛳固定保存方法处理。为了使标本美观大方,保持原来的色泽,可将具有囊包的肺脏组织进行保色固定(图 7.1)。将标本洗净(须用生理盐水否则血细胞破裂)晾干,按要求的形态固定并留置于保色固定液中两周后,以清水漂洗,再加入 85%~95% 酒精浸泡 2~4 h,至颜色恢复到原色,复用水洗净,最后加入保存液中加盖密封。

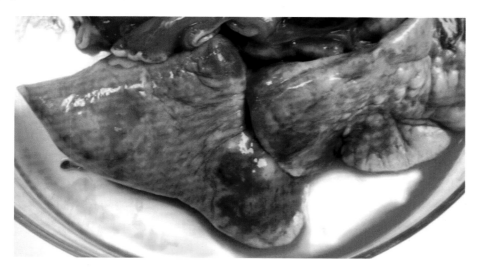

图 7.1　并殖吸虫囊蚴人工感染实验动物犬肺脏虫囊肿

保色固定液配方:甲醛 100 mL,醋酸钠 50 g,硫酸镁 100 g,水 1000 mL。

(3)虫卵标本 为了取得大量纯净的虫卵,可将已取出虫体的肺脏囊包内容物吸出,按 1∶5 的比例加入 5%氢氧化钠溶液,在 37℃温箱消化 3 h,离心 15 min,倾去上清液,换水至清,最后用 10%的福尔马林固定沉渣即成(每 100 mL 福尔马林溶液中,加入甘油 4 mL,使虫卵保持清晰)。 虫卵封片保存制作法:第一步用 10%福尔马林固定虫卵 36 h,再以 30%、50%、70%酒精各浸泡 10 h,然后加入甘油置 37℃温箱内,使酒精完全挥发;第二步将白明胶 15 g,蒸馏水 40 mL,混合 后置 56℃干燥器内 2 天,每天振荡 2～3 次,取出冷却凝固成胶,然后切一小块放在盖片上于火焰 中稍加热,待溶解后即覆盖于载片上置 37℃温箱 1～2 天,然后在盖片四周用加拿大树胶封闭。

(4)毛蚴、胞蚴、雷蚴、尾蚴及囊蚴标本制作 以纯卵孵育毛蚴并吸出,用 5%福尔马林固定, 然后进行离心沉淀,倾去上清液,再用 5%的福尔马林固定保存。制作玻片标本,可参照上述虫卵 标本的方法。从螺蛳解剖检出的胞蚴、雷蚴及尾蚴,由于杂质多,保存或制片前必须在镜下将各 期幼虫单独分离出,用 5%福尔马林固定即可。

溪蟹、蝲蛄或是从中分离出来的囊蚴,可用 5%福尔马林固定,囊蚴标本一般不用酒精固定, 因为酒精可使囊内组织结构模糊不清,影响观察和显微摄影。

(5)并殖吸虫成虫染色封片标本制作 从肺组织囊包中取出的虫体(图 7.2),如作为实物示 教,可采用 70%酒精或宁氏液(福尔马林 10 mL,氯化钠 1 g,蒸馏水 90 mL,甘油 2 mL)固定 24 h 即可,然后再换新的固定液保存。用此液固定虫体,可避免表皮皱裂。虫体从囊包取出后,置于 37℃无菌生理盐水中或林格氏液中 5～10 h,使子宫内过多的虫卵和消化道中的黑色内容物排 出,以便于制片后观察内部结构。虫龄选择,一般以感染 3 个月左右为宜。制片步骤如下:

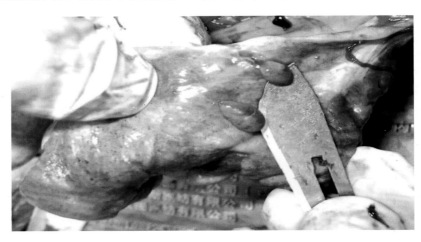

图 7.2　轻轻切开实验动物肺脏囊肿皮层后挤出成虫

①压平与固定:将虫体自生理盐水的平皿内吸出移至载片上平放并摆正位置(腹吸盘置中), 视虫体大小在载片两端垫上 1～3 层盖片大小的滤纸,然后逐渐轻加载片直到虫体隐约可见内部 结构为止。虫体压平后,从载片一端滴入 5%福尔马林固定 2 小时,取出后用清水浸洗 2 次,各 1 h,置 70%酒精固定保存。

②染色:将压平固定的虫体移到染色缸或平皿内,用酸性卡红溶液(卡红 2 g,浓盐酸 3 mL, 70%酒精 100 mL,配制:先将卡红置于 10～15 mL 水中,加温至 40～60℃使之溶解,再缓慢加入 盐酸,然后趁热加入酒精,冷却后过滤即成)或苏木素溶液(苏木素 1 g,无水酒精 10 mL,硫酸铁

明矾 30 g,蒸馏水 200 mL,氧化汞 0.5 g,其配制:先将苏木素与硫酸铵明矾分别溶解于无水酒精后再合并煮沸,取出立即加入氧化汞,继续加热到染液变黑即塞紧瓶盖,置水中冷却,隔日过滤,临用前每 100ml 染液加冰醋酸 4ml 并稀释至 30%～40%)进行虫体染色,至虫体内部器官深染为止。

③脱色:将着色的虫体移至 3%～10%盐酸酒精中(70%酒精 90～97 mL,浓盐酸 3～10 mL)脱色,直至虫体外表呈浅红而内部睾丸、卵巢色深为止。

日本学者用福尔马林生理盐水或福尔马林甲醇(木醇)对虫体进行脱脂、脱盐后用明矾类(aeo-carmine G;acetocarmine,alumcarmine;semichon carmine)染色,然后用 0.5%～90%吡啶或甲苯吡啶水溶液脱色(二者脱色效果相同,脱水 1 天至数天)。这样制作的标本,其体棘与内部器官清晰,并能长久保存。

④脱水、透明:将虫体移至 70%、80%、85%、90%、95%酒精、无水酒精(2 次)中各 30 min,最后移入冬青油(或丁香油)内透明。

⑤封片:在新载玻片的右方 2/3 或居中。将虫体摆正位置,腹部朝上,滴上加拿大树胶两大滴,待树胶浸过虫体后,再加盖片待干。制片时间选择应避开春夏季,因湿度大标本会吸水霉变,故在秋天干燥季节进行较好。封片后移至 37℃温箱内平放。

7.7　肺吸虫病流行病学三大环节

肺吸虫病虫种和各阶段宿主繁多,所以如其临床表现极为复杂一样,其流行病学也有颇多特征。基本的共同特点为典型的自然疫源性,即以兽主畜次人再次、共患互染、不取决于人而可在野外循环、人为偶然入围的一类疾病。

并殖吸虫广泛分布于林区和山区,但是随着人类活动的增加,卫氏并殖吸虫疫源地逐渐缩小,而斯氏并殖吸虫则变化不大,溪蟹的感染率多维持在 46.03%～46.60%。可能原因为该虫的第一中间宿主分布于溪流中,或溪河上游、地势高的偏僻山坑、小溪中,离居民区远,螺、蟹宿主不受毒鱼毒鼠的影响,加上农村逐渐推广沼气和液化气,森林砍伐少,螺、蟹与保虫宿主的生态环境较少受到破坏,随着山区退耕还林和螺、蟹与保虫宿主种群数量增多,疫区范围不断扩大,感染者亦不断增加。因斯氏并殖吸虫感染后一般不能或很少在人体内发育到成虫,除引起嗜酸性粒细胞增高和出现游走性皮下结节为主的临床表现外,虫卵一般不能查出。但是,在重庆市斯氏并殖吸虫流行区的调查中,却在粪便和痰液中检及不少阳性者,这一现象是否提示该虫在一些地区已经适应人体并能发育到成虫产卵? 很值得进一步调查与探讨。

7.7.1　传染源

肺吸虫的终宿主以猫、犬、鼠科动物为主,人为次。动物中又以野生动物为主,以猫科动物为甚。例如,卫氏并殖吸虫早在 1878 年在荷兰阿姆斯特丹动物园印度产的虎肺中发现,以纪念该园园长 Westerman 而命名;斯氏并殖吸虫为陈心陶教授在广东果子狸(21 世纪初在广东被证实是传播非典型肺炎的主要动物)体内发现的。作为肺吸虫转续宿主的动物种类多、分布广,往往又是大型猫科动物(虎、豹)的猎食对象,因而肺吸虫感染愈加严重。Kwo(1968)报告在印尼苏门答腊捕获的 10 头老虎全部感染了肺吸虫,最多的一头虎肺中检出虫体 1596 条。一些小型猫科动物除经常捕食溪蟹、蝲蛄外,还经常捕食一些转续宿主动物,致疫情不断加重。这些动物生活在深山大林里,其排便虽然多选择视野开阔、光洁的石块上,但粪便可被雨水冲入溪沟中,孵出毛蚴感染螺蛳,又由螺体逸出尾蚴感染蟹或蝲蛄。这些动物感染、发育成虫,又有机会排卵入水,自然而然地成为肺吸虫的传染源,被称为保虫宿主或终宿主。各地报告的这类动物颇多,如狮、豹、云豹、猞猁、狼、狐、云猫、家猫、大灵猫、小灵猫、家猫、家犬、家猪等。显然,上述这些动物感染的虫种是卫氏并殖吸虫或斯氏并殖吸虫。而在平原地区淡海水交接处流行的大平并殖吸虫等虫种,其正常终末宿主主要为沟鼠、黄胸鼠、黄毛鼠、针毛鼠、臭鼩等。国外另有多种动物宿主,多数为食肉目动物。

7.7.2　传播途径

作为终末宿主的动物,感染方式通常是捕食淡水蟹、蝲蛄,或长期在疫区饮用含有蟹(蝲蛄)死亡腐败后散落囊蚴的生水。黄文德、李友松等以并殖吸虫尾蚴人工感染猫、狗检获并殖吸虫的童虫和成虫,这也为疫区中未吃过溪蟹、蝲蛄而仅经常饮用生水的人群被感染甚至发病解释了原因,即人不但可吞入散落在水中的囊蚴,也可能被逸放在水中的尾蚴感染。兔、鹿、山鸡等类食草动物因长期经常在野外饮水,随之吞食水中的并殖吸虫尾蚴或囊蚴,由于和野猪一样不是并殖吸虫的适宜终宿主,感染的幼虫不能在肺脏寄生发育至成虫,而是长期以童虫形式存活在肌肉等组织中,当被猫科或犬科食肉目动物吞食后,其所携带的并殖吸虫幼虫可移行至肺脏发育为成虫,所以这些动物就成为并殖吸虫的转续宿主。

在日本因生吃野猪肉而被感染的人群被发现后,引发了对转续宿主的调查和感染实验。为吞食泥鳅、溪蟹,福建、江西山区的河沟堤岸经常被野猪拱毁,所以其作为转续宿主是不足为奇的。

尽管饮用生水和不当吞食转续宿主的肉可感染并殖吸虫,但人感染的最主要方式仍然是生吃、半生吃溪蟹(蝲蛄)。原因与方式多种多样,在一些山区农村有延续已久的积习,认为生吃淡水生物清凉解毒,可治跌打损伤,强身健体,没想到适得其反,不但旧病未除,反添新病。在许多地方,小孩喜好在山沟中玩耍捕捉溪蟹,烤而食之;大人多以蒸、腌、醉而食之,未将囊蚴杀死致感染的例子层出不穷,不胜枚举,故有"蟹醉人醉虫不醉"的说法。

7.7.3　易感者

人类对并殖吸虫的感染既无先天性免疫,而且感染后虽可产生一定的免疫力,但不巩固,不足以抵抗再感染。因此,从理论上讲,人体对并殖吸虫是普遍感染的,只不过取决于他们生活、生产是否在疫区以及是否吞食感染性幼虫。本病患者多为林区和山区的林业工人、农民和他们的子女,其中又以男孩子生性活泼好动而受感染多。外来人群,如城镇人群进入疫区者感染尤多尤重,如20世纪50年代初入朝参战的中国人民志愿军指战员因被围困而捕食溪坑中的蝲蛄;六七十年代下放的干部和上山下乡的知识分子等被感染颇为常见。在福建闽北一伐木工场,来自山东、浙江、福建闽南的工人肺吸虫成虫抗原皮内试验阳性率高于世居当地的农民4.45倍[35.6%(284/797):8.0%(9/112)]。近十年来,随着旅游业的发展,到风光秀丽的青山绿水中游玩的人不断增加,而风景区往往是并殖吸虫疫区,在游玩中,捕捉鱼虾蟹,生吃、烤食而被感染,这在陕西华山、安徽黄山、福建武夷山、福清灵谷寺森林公园都曾发生过,游客是新出现的受感染人群。

7.8　影响肺吸虫病流行的因素

7.8.1　自然因素

自然因素决定了本病的流行与否、流行类型及其程度，通常延续了千百年，对流行的影响不大。但有一些偶然的情况，如山洪暴发，可将溪坑中的大部分螺、蟹冲刷掉，使局部流行程度明显下降；2003年福建连续6个月大旱，使前一年发现的福州近郊一处低海拔的斯氏并殖吸虫疫区草枯树萎，螺蟹绝迹，重疫区变为非疫区。

7.8.2　社会因素

相比自然因素，社会因素对并殖吸虫流行的影响更为明显。随着人口的增加、交通的发展，人们对自然资源的改造与索取可在短时间内改变本病的流行条件。突出的例子是许多地方因森林砍伐、道路修建，使野生动物无处躲藏，溪河干涸，螺蟹（蜊蛄）死亡，使重疫区变为轻疫区甚至非疫区。福建省建瓯市等10个疫区在20年间疫情明显下降，分析发现，除修建公路、林木砍伐等因素外，严重影响甚至决定疫区感染率降低的决定因素为毒鼠和毒鱼。前者可致终宿主或转续宿主（猫科、鼠科动物）死亡；后者不但使猫、野猫吞食过量已中毒的鱼而中毒致死，特别是还会致使整条溪河内的螺类死亡从而使并殖吸虫因第一中间宿主的缺失而流行环节中断，所捕获蟹或蜊蛄，多是施毒时逃逸岸上的残余或其产生的后代，缺乏螺类宿主的病原传递而出现检查时呈阴性结果。人流、物流的扩大发展使本来仅散布在农村、林区的并殖吸虫病扩散到城镇，不但外出旅游的人群受感染，而且在某些城市还出现过暴发流行。2001—2003年，全国9省市的人群血清肺吸虫抗体的检测结果就明确表明了这一现象。这些原因基本有二：一是一些人工饲养的蟹池，从山涧引用溪水，其山坑原来为并殖吸虫疫区，螺内不断逸出的尾蚴陆续感染蟹体并供应市场。更为典型的例子是外来感染性蟹作为商品输入而引起发病，2000年前后由朝鲜进口的日本绒螯蟹就造成东北、上海等地市民的暴发感染发病。不但国内旅游者可受感染，在国外也有因不当饮食而被感染的例子，1位在日本富士山山脚下几个城市留学打工的福建籍青年，假日在溪河中可轻易捕捉到螺、蟹、鱼虾，将一部分用佐料腌而食之，结果出现咳嗽、咳血，X线显示右肺中叶有一个2 cm×3 cm大小的阴影，疑为癌肿而开胸切除，病理检查发现为嗜酸性脓肿，并在吐出的痰中检及虫卵。随着国际交往的增加，这样输出（入）性的病原、病例势必不断增加。

并殖吸虫病由于虫种多，地区分布广，加上保虫宿主和第一、二中间宿主种群数量大，受威胁人数众多，要在短时间内控制和阻断其传播是不现实的，因此，开展健康促进教育，普及卫生知识，提高人们自我防病意识，自觉改变不合理的烹调方式和饮食习惯，是预防本病的关键。同时，只有通过加强食品卫生监督，加强对市场溪蟹、蜊蛄的检疫，从源头上切断感染源，才能阻止并殖吸虫病的传播。

● 参考文献

[1]姜闽,李友松,林陈鑫,等.多宿主多虫种的并殖吸虫疫源地在福建省三元区发现[J].热带医学杂志,2006,6(2):149-152.

[2]李友松,曾森平,张世阳,等.福建省并殖吸虫终末宿主及其地理分布的调查研究[J].上海实验动物科学,2004,12(3):1-3.

[3]李友松,程由注,陈宝建,等.光泽县肺吸虫病原学初步调查[J].实用寄生虫病杂志,2001,9(2):71-72.

[4]李友松,程由注.陈启祥,等.福建省闽清县肺吸虫病原学的调查[J].武夷科学,1984,4:65-70.

[5]李友松,林金祥,程由注,等.福建省并殖吸虫病疫区感染率的变化及其原因探讨[J].中国寄生虫病防治杂志,1999,12(4):275-277.

[6]李友松,林金祥,程由注,等.武夷山自然保护区肺吸虫病初步调查[J].武夷科学,1985,5:147-152.

[7]李友松,林金祥,程由注.并殖吸虫尾蚴人工感染家狗的实验研究[J].中国人兽共患病学报,1986,2(4):29-31.

[8]李友松,林金祥,程由注.放逸短沟蜷体内并殖吸虫及与类似吸虫幼虫比较[J].中国人兽共患病学报,1994,10(5):15-18.

[9]李友松,林金祥,程由注.福建省两处肺吸虫病自然疫源地报告[J].流行病学杂志,1980,4:254.

[10]李友松,林金祥.福建省肺吸虫流行病学调查研究[J].中华预防医学杂志,1987,21(6):331-344.

[11]李友松,张世阳,许龙善,等.福建省并殖吸虫第一中间宿主及其地理分布的调查研究[J].海峡医学杂志,2004,10(6):1-3.

[12]李友松,周安平,周宪民,等.福建省松溪县肺吸虫病病原学的调查研究[J].热带医学杂志,2002,2(3):245-248.

[13]李友松.肺吸虫囊蚴不同方法检出之比较[J].公共卫生与疾病控制杂志,1982,1(1):31-33.

[14]林陈鑫,李友松,程由注,等.拟钉螺与洱海螺体内的并殖吸虫尾蚴及其类似吸虫尾蚴的比较研究[J].海峡预防医学杂志,2000,6(6):11-12.

[15]林集焕,林陈鑫,李友松.三明市三元区并殖吸虫病病例及人群感染调查[J].海峡预防医学杂志,2006,12(1):33-34.

[16]林正高,李友松,周宪民,等.福建省延平区肺吸虫病调查研究[J].热带病与寄生虫学,2003,1(3):135-137.

[17]沈一平,邵向云,李友松.实用肺吸虫病学[M].2版.北京;人民卫生出版社,2008:5-29.

[18]张世阳,许龙善,李友松,等.福建省淡水蟹种类、地理分布及其携带并殖吸虫囊蚴[J].中国人兽共患病学报,2007,23(4):340-344.

第8章 福建省肺吸虫病例分析[*]

福建省发现的肺吸虫虫种多达 6 种,公认的对人体致病的虫种有卫氏并殖吸虫和斯氏并殖吸虫两种,而对于福建并殖吸虫,鼠类为正常终宿主,其余 3 种是否对人体致病有待验证。卫氏并殖吸虫和斯氏并殖吸虫在福建省的分布既具有各自的独立性,又有混合感染区,有的溪蟹就有两种虫的囊蚴。除此之外,一只蟹体中,虽检出卫氏并殖吸虫囊蚴,也有卫氏并殖吸虫二、三倍体两型混合存在,在龙海、诏安、福清、闽清等县市都有发现。这样混合虫种的感染引发的临床症状复杂多样,加上许多医务人员对其不熟悉,最初的错诊误治颇为普遍。

以下特以吕建华、王利煌、程由注等报告的病例结合各地零星散在的病例 397 例分析如下。

8.1 一般资料(年龄、性别、职业等)

(1)性别 男性 279 例,占 74.81%,女 100 例,占 25.19%。这是因为男性多外出野外活动,尤其是青年、青少年儿童的 129 例,占 42.82%,他们生性活泼,常下溪河捕捉鱼蟹与生吃这些水生物,受感染发病的也多。

(2)年龄 分布在 4～61 岁中,大于 18 岁者 227 例,占 57.18%,儿童 170 例,占 42.82%,儿童患者多在建瓯县,系感染斯氏并殖吸虫引起。

(3)职业 工人(主要是林场、伐木场工人)88 例,占 22.17%;家属 97 例,占 24.43%;农民 83 例,占 20.91%;学生 129 例,占 32.49%。

(4)地理分布 全省各个县都曾有病例报告,各地呈零星散在分布,以闽北、闽东和福州为局部集中区。闽北的虫种以斯氏并殖吸虫为主,兼有卫氏并殖吸虫,这两虫种既有独立分布区,又有混合疫区;闽东的宁德市以寿宁县病例最多,病原体为单纯的卫氏并殖吸虫;福州及郊区县市是卫氏并殖吸虫和斯氏并殖吸虫或各自单独或混合的流行区。

(5)感染方式 以生吃溪蟹、半生吃(烤、炒、蒸等)溪蟹、饮生水和不明原因 4 种方式统计,这 4 种方式分别为 199 例(占 50.13%)、154 例(占 38.79%)、26 例(占 6.55%)和 18 例(占 4.53%)。吃蟹史成为显而易见的感染发病的主要原因。而饮生水感染的原因,与蟹死后囊蚴散落在水中,依靠其坚厚的囊壁的保护而长久存活有关。另外,螺体内不断逸出的尾蚴也可经饮水感染人类,虽然数量不多,但长年不断地积累终可致病。

———————————
* 作者:福建省疾病预防控制中心李友松、程由注、林陈鑫、李燕榕、江典伟。

(6)潜伏期 患者最后一次吃蟹后至发病的时间,通常以天或月计。最短者数小时,最长者偶有跨年,有 1 例达 31 个月之久。

397 例患者的潜伏期:20 天以内者 37 例(占 9.31%),20～30 天者 66 例(占 16.62%),1～2 个月者 67 例(占 16.87%),2～3 个月者 93 例(占 23.42%),4～6 个月者 69 例(占 17.38%),7～12 个月者 28 例(占 7.05%),大于 12 个月者 16 例(占 4.03%)和不明者 21 例(占 5.29%)。以 1 个月到半年为多,其中又以 2～3 个月者最多。

8.2 临床表现

(1)全身表现 发热 304 例(76.50%),乏力 188 例(47.36%),头晕 104 例(26.20%),头痛 95 例(23.93%),皮下结节 243 例(61.21%)。病例中皮下结节为最多见,其大小、形态多样,个别患者有积液,结节发生比较多的部位为腹部、胸部、四肢(多内侧)、头面部等,有的隐蔽,有的突显,边境多模糊不清;多有压痛,也有无痛感者。个别结节甚至出现破溃,虫体移行处的皮肤多红肿。

(2)呼吸系统 咳嗽 234 例(94%),咳痰 186 例(46.85%),咳血痰 31 例(7.81%),胸痛 136 例(34.26%),呼吸困难 61 例(15.37%),尽管几乎一半的病例来自斯氏并殖吸虫疫区,但呼吸系统的症状发生率依然比较高,应引起注意。

(3)消化系统 食欲不振、食量下降者 192 例(48.36%),肝大 93 例(23.42%),腹痛 84 例(21.16%),腹泻 46 例(11.58%)。消化系统往往与全身症状一样,是最早出现的。肝脏病变数量不少,但肝功能检查变化不大,这是由于并殖吸虫自腹腔向肺部移行的途径须经肝和横膈膜,甚至有的虫就在肝脏寄生,这些都会引起肝的病变和功能的轻微损害。

(4)中枢神经系统 检查 200 例中,20 例患者出现了脑膜脑炎症状、头痛、头晕、呕吐或偏瘫,2 例为精神异常者。

8.3 实验室检查

(1)粪便检查 17 份标本中,查到虫卵 8 份,检出率 47.06%。

(2)血象检查 白细胞大于 10000/mm³ 者 278 例,占 70.03%。最高的为 42230。嗜酸性粒细胞超过 10% 者 298 例,占 75.06%,最高者为 97%。血沉检查:检查 35 例,增速者 10 例。

(3)痰检查 48 例,阳性 5 例。

(4)肝功能检查 检查 64 例,43 例有不同程度变化,其中脑絮状(++)～(+++)者 47 例,麝絮状(+)～(+++)者 37 例,麝浊状 7～12 者 44 例,锌浊 12～21 者 40 例,谷丙转氨酶增高者(80～150 U)者 42 例。

(5)肝超声波检查 检查 47 例,43 例异常,肿大 1～6 cm 不等,5 例有少量腹水。

(6)脑脊液检查 检查 10 例,5 例异常,压力增高,蛋白(+)～(++)、白细胞(26%)与嗜酸性粒细胞(30%)各 1 例,血性 2 例。

(7)肺吸虫成虫抗原皮内试验 检查 393 例,均阳性。(+)者 30 例,占 7.63%;(++)者 160 例,占 40.76%;(+++)者 135 例,占 34.35%;(++++)者 68 例,占 17.31%。

(8)X 线或 CT 检查 检查 188 例,异常者 155 例(88.45%),90 例(58.06%)有脑部病变或

肺部浸润阴影(图 8.1);其中 40 例(25.80%)肺部为单侧或双侧点状或片状的纹理增粗(图 8.2);8 例(8.89%)胸腔积液,积液淡黄色 6 例,血性 2 例,另有 10 例为游走性,心包积液 1 例。

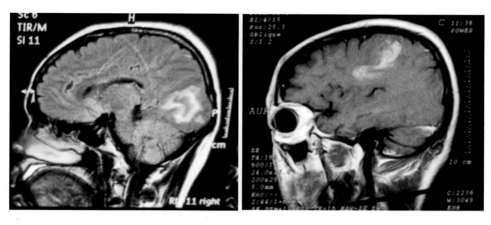

图 8.1　脑 CT 检查

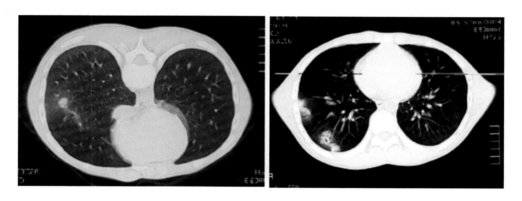

图 8.2　误诊肿瘤或结核的肺型肺吸虫病 CT 检查

(9)病理检查　检查 60 例,阳性 55 例,为嗜酸性粒细胞性肉芽肿病变,有大量的嗜酸性粒细胞和夏科氏结晶,可检出虫穴、虫道、虫卵,在两个结节中检出肺吸虫童虫各 1 条。

8.4　诊断

基于上述情况来制定福建省肺吸虫病诊断标准:①疫区居民或进入疫区的人群;②在痰或粪中检出肺吸虫虫卵或在结节中检及肺吸虫童虫;③肺吸虫成虫抗原皮内试验或后尾蚴膜试验阳性;④血常规检查,白细胞和嗜酸性粒细胞增高;⑤症状,胃肠道、呼吸系统以及皮下结节等;⑥X 线心肺检查。有①②者可确诊;凡③阳性加上④⑤⑥其中一项阳性者考虑感染。因免疫检查有的人有过敏反应,故应综合相关条件判断结果。

8.5　误诊分析

20 世纪 70 年代之前,福建省在临床上鲜见肺吸虫病例报告,医务人员对之都不熟悉,致陆续出现的病例都被误诊为肺结核病等疾病。20 世纪 70 年代初,首先由建瓯县森工医院吕建华院长多次报告病例后才引起重视。建瓯县医院康杰主任分析 155 例肺吸虫病例中有 52 例误诊,误诊率达 35%,误诊的病种达 13 种,有嗜酸性粒细胞增多症(14 例)、肺结核病(10 例)、心胸膜炎(7 例);2 例有脂膜炎、癫痫、脊髓炎、肝炎、肠系膜淋巴结结核、结核性心胸膜炎;1 例有阿米巴肝脓肿、阿米巴痢疾、皮脂瘤、细菌性痢疾。经过数次学习班培训和随着防治工作的开展,全省许多地方都报告了病例。医生也注意了鉴别诊断,加强了生吃溪蟹史的询问以及白细胞、嗜酸性粒细胞等相关项目的检查。经过大约 20 年的时间,误诊的发生率大为降低。

8.6　治疗

福建省肺吸虫病的分布广泛而散在,20 世纪 70 年代前多被误诊,人们对之认识确实很匮乏。对其处理几处于放任自流、无可奈何的状态。20 世纪 70 年代在建瓯县发现较多病例,处理的方法是对症治疗,比如手术切除结节、止痛等。70 年代后期的 10 年间应用硫双二氯酚(别丁)进行临床治疗,为特效药,剂量:儿童每天 50 mg/kg 体重,成人 3g/d,分服,10～20 天为一疗程,脑型或重症者间隔 1～2 周可再服一疗程。疗效尚可,只是剂量大,气味重,难吞服,胃肠道腹痛、腹泻等不良反应大,使治疗成为另一种痛苦过程,故患者常难以完成全程服药。所幸,别丁很快被疗效更好而且对多种寄生虫都有杀灭作用、药量更小、价廉、吞服方便的吡喹酮(praziquatel)所取代,其推荐剂量是 250 mg/kg 体重,1 天两次,连服 2 天,可重复 2 个或 3 个疗程,易为患者接受,迄今为止成为治疗血吸虫病等寄生虫病的首选药物。因为血吸虫患者多,此药国内虽有生产,但韩国生产的气味小,使用铁罐包装,便于保存运送。

8.7　福建省肺吸虫病例的县(市、区)分布

福建省 397 例肺吸虫病在各县(市、区)的分布见表 8.1。

表 8.1　福建省 397 例肺吸虫病病例的县(市、区)分布

市(地区)	县(市、区)	病例数
南平市	延平	2
	建瓯	207
	武夷山	29
	建阳	5
	松溪	2
	政和	6
	浦城	2
	顺昌	8
	小结	241
三明	三元	3
	明溪	2
	永安	3
	邵武	37
	泰宁	3
	光泽	4
	明溪	1
	小结	53

续表

市（地区）	县（市、区）	病例数
福州	福州	4
	闽侯	15
	闽清	14
	福清	4
	长乐	3
	罗源	1
	连江	1
	小结	43
宁德	宁德	2
	寿宁	14
	周宁	6
	屏南	6
	柘荣	1
	福安	2
	古田	2
	霞浦	1
	小结	34
漳州	龙海	2
	南靖	2
	绍安	1
	平和	1
	云霄	1
	华安	3
	小结	10
龙岩	龙岩	2
	永定	2
	长汀	3
	小结	7
泉州	永春	1
	德化	1
	安溪	2
	小结	4
莆田	莆田	1
	仙游	2
	小结	3
厦门	厦门	2
合　计		397

上述所统计的结果并不完整,感染与发病的时间也有出入,实际患者数一定比统计的多,但是这些结果可大致反映全省病例和疫区的分布,为各地开展防治工作提供了依据。表8.1显示闽北病例最多,其中以南平市居多,南平市又以建瓯县为多;虫种以斯氏并殖吸虫为主。厦门病例最少。实际上全省病例是分散分布的,又以闽北、福州和宁德为三个集中点。病例的数量,不但是当地疫情的反映,还与该地区开展防治与否及其水平,以及有否进行资料报告等诸多因素相关。

● 参考文献

[1]陈天敢.眼部肺吸虫病5例报告[J].福建医药杂志,1981,6:41-42.

[2]康杰.肺吸虫病从口入2例误诊分析[J].福建医药杂志,1979,7(3):17-18.

[3]李友松.急性肺吸虫病3例报告[J].寄生虫学与寄生虫病杂志,1983,1(2):124.

[4]吕建华.并殖吸虫病200例临床分析[J].福建医药杂志,1981,9(3):20-21.

[5]吕建华.福建的肺吸虫病30例临床分析[J].新医学,1975,6(2):89-90.

[6]邱德黎,陈国华,林金祥,等.肺吸虫病急性感染调查研究[J].寄生虫病防治研究简报,1982,1:38-40.

[7]王利煌,程由注.肺吸虫病门诊97例分析[J].寄生虫病防治研究简报,1980,4:34-36.

[8]肖玉山,吕建华.福建的肺吸虫病[M]//1963年寄生虫学术讨论会论文摘要汇编.北京:科学出版社,1964:156-157.

第9章　福建省若干肺吸虫病例及其调查分析

9.1　福建省是世界首例肺吸虫病例发现地 *

　　1878年,住厦门海关的英国医师孟逊(Mansen)报告了世界上最早的两个病例。病例的发现经过是这样的:那一年,英国医师林格(Ligen)在台北附近淡水的一所医院里,解剖一例因动脉瘤破裂而死亡的葡萄牙水手尸体,在他的肺里发现了虫体和众多的虫卵,他将标本送到厦门请孟氏鉴定。孟氏甚为惊讶,因为不久前他也接待了一位经常往返闽台的福州籍官员,在他不断咳出的痰中检及虫卵。官员诉说他在台湾时约几位好友,一起吃了山间捕捉来的溪蟹,没过几天,进食的人先后都发病了。孟氏将标本送到伦敦的热带病研究学院和德国汉堡热带病研究院,经过多位专家的鉴定,认定其为新种,并命名为林氏双口吸虫,后来有人将双口吸虫改为并殖吸虫,因此该虫引发的病例是世界上发现的首例肺吸虫病病例。当时,台湾属于福建省管辖的一个府,所以福建省是世界上首次发现肺吸虫病例的地方,孟氏报告的第二个病例是福建省福州市人,所以这两例患者应是世界上最先报告的肺吸虫病病例。

● 参考文献

[1]李友松.林氏并殖吸虫(*Paragonimus ringeri* Cobbold,1880)的独立性[M]//中国动物学会寄生虫学会成立十周年论文集.北京:中国科学技术出版社,1995:253-256.
[2]李友松,黄毅敏.台湾肺吸虫病之考察[J].热带医学杂志,2002,2(2):107-109.

---

　　* 作者:福建省疾病预防控制中心李友松。

9.2 转业军医发现自己的老家也有和朝鲜一样的肺吸虫病病例 *

1950 年,美国纠集 16 个国家的军队,在飞机大炮的掩护下,对朝鲜大举进攻,战火燃烧到鸭绿江边。中国人民志愿军英勇开赴朝鲜,克服武器落后、严寒、饥饿等种种困难,经过几次大战,将强敌赶到三八线以南。志愿军指战员面临巨大的艰苦,做出了莫大的牺牲,感染肺吸虫即为其中之一。

因为食物缺乏,在朝鲜老乡的带领下,指战员到山坑溪沟中捕捉蝲蛄(与小龙虾类似的一种水生物,学名为朝鲜拟蝲蛄(*Cambaraides similis*)和绒螯蟹[类似大闸蟹,稍小,学名为日本绒螯蟹(*Erioccheir japonicus*)],为不暴露驻地,就不生火而生吃,起初还不习惯其腥,慢慢却为其鲜味所吸引,没注意其体内有寄生虫,随之得了重病。随军医生前所未见这种病,以为是肺结核、脑膜炎,治疗效果不佳,只好送回国内大医院诊治。但患者的痛苦不但给随军的医务人员留下深刻的印象,部队也将这些情况向随队的医务人员进行了广泛而深入的宣传教育,使他们对肺吸虫因军队流动而造成的感染发病的危害有所了解。吕建华夫妇就是从军的医生和护士,对此留下深刻印象。吕大夫自幼随在福建省北部山区老家行医的父辈学医,入伍后就在医疗队中。后来他们回到老家工作,分别在福建省建瓯森工医院任副院长和护士长。出乎他们的意料,在他老家的患者当中不断有如同在朝鲜志愿军中遇到的患者那样:白细胞、嗜酸性粒细胞增高、咳嗽、咳痰,只是呼吸道的症状不是那么明显,而游走性皮下结节却很多,同钟惠澜教授报告的四川肺吸虫引起的症状很相似。为此,他们将几位小孩切除的皮下结节送到福建医学院病理科主任肖玉山教授处,请他检查,结果发现病变为典型的嗜酸性肉芽肿,有大量的嗜酸性粒细胞、虫卵、虫道,从而肯定病原体为肺吸虫。接着,厦门大学林宇光教授等在当地捕捉的溪蟹中检出肺吸虫囊蚴,囊蚴感染动物后获得成虫,成虫标本为椭圆形和长条形两种,鉴定为卫氏并殖吸虫和斯氏并殖吸虫。因此,从病原学、肺吸虫生活史的各个阶段、临床医学、流行病学资料上,建瓯县成为福建省第一个全面调查的肺吸虫病流行区,由之开启和推动了全省乃至全国许多县市的调查研究的开展。吕建华院长、林宇光教授贡献良多,功不可没。

● 参考文献

[1] 吕建华.并殖吸虫病 200 例临床分析[J].福建医药杂志,1981,(3):20-21.

[2] 吕建华.福建的肺吸虫病 30 例临床分析[J].新医学,1975,6(2):89-90.

[3] 肖玉山,吕建华.福建的肺吸虫病.1963 年寄生虫学术讨论会论文摘要汇编[M].北京:科学出版社,1964:156-157.

* 作者:南平市疾病预防控制中心卓鸣莺、张芝平、蔡长煌;福建省疾病预防控制中心李友松。

9.3　白细胞和嗜酸性粒细胞增高成为肺吸虫病嫌疑的提示 *

人体白细胞正常值为 4000～10000/mm³，嗜酸性粒细胞占 0.5％～3％，直接计数为 50～250/mm³。肺吸虫感染后这些指标就会敏感地出现改变。因为在人类漫长的进化过程中，白细胞负责机体抵抗病原的具体角色，而且白细胞的不同种类对不同的病原又有所侧重和分工，如中性粒细胞抵抗细菌性感染，嗜酸性粒细胞抵抗寄生虫，尤其是周围组织当中的病原，其分泌的抗原越多，释出的白细胞和嗜酸性粒细胞就越多越快。这种信号可以让医生在诊断时获得很好的提示，在汇总病例中，白细胞和嗜酸性粒细胞增高是普遍的，比如闽清县 1977 年统计的 10 例患者中，白细胞数为 15500～34000/mm³ 嗜酸性粒细胞占 51％～96％，平均为 67.67％。而在急性感染病例中增加更为明显，因为这些患者是在重疫区内受到严重感染引起发病的。所以，对有白细胞和嗜酸性粒细胞增高的患者应多考虑寄生虫（包括肺吸虫）感染的可能，应该从这个方向询问有无生吃溪蟹史等并进行必要的检查，可以收到事半功倍、少走弯路的效果，避免误诊。

因此，在福州市的医院，要求遇到白细胞和嗜酸性粒细胞增高的患者都要考虑肺吸虫感染的可能，要加强相关的病史的追问，比如说吃溪蟹的历史、是否到过疫区等，避免误诊。

● 参考文献

[1]康杰.肺吸虫病从口入 2 例误诊分析[J].福建医药杂志,1979,7(3):17-18.

[2]王利煌,程由注.肺吸虫病门诊 97 例分析[J].寄生虫病防治研究简报,1980,4:34-36.

---

* 作者:福建省疾病预防控制中心张智芳、李友松。

9.4　病例的追踪成为深入调查线索[＊]

长期以来,福建省防治机构注重病例询问、发现与追踪,正如俗话说的"拔出萝卜带着泥"。这样的例子不胜枚举,而且有许多有价值的结果。例如闽清县的调查,就由一位急性病例的深入调查展开。患者吃蟹后发烧半个月,体重减轻 10 kg 以上。身强力壮的全劳力变成步履艰难,连踏上公共汽车三层台阶都异常不易。经检查明确诊断后,给予别丁治疗,次日就能帮助同病房的病友打饭洗碗,人们大为惊奇其变化如此快速。患者从此同诊治医生交上朋友,多次回到老家,在原先吃螃蟹的地方捕捉溪蟹,检查溪蟹发现有十分严重的感染,一只 15 g 重的蟹中检出 5145个囊蚴,这是至今为止省内单只蟹体中检出囊蚴数最高的纪录,不但数量多,而且囊蚴大小差别很大。在其中发现一种可区分卫氏并殖吸虫二倍体和三倍体、并超过 400 μm 的囊蚴,经过感染家猫后获得成虫,体态和内部器官不同于卫氏并殖吸虫等其他种类,经过鉴定,以发现地命名为闽清并殖吸虫新种报告。同时,还发现当地另一病例所吃的螃蟹是南海溪蟹引起的斯氏并殖吸虫感染。所以,根据病例追踪深入调查,发现不同虫种(或新种)和不同蟹类宿主,从而揭示了闽清县是个多虫种、多宿主、高感染度的肺吸虫病流行区。

2000 年,福州市有几位中学生到山上抓鸟,因口渴而喝山坑水,又抓了几只小溪蟹生吃。没过几天,就发生腹痛腹泻,接着肝大并疼痛,B 超检查出肝脏有占位性的病变,怀疑为肝癌。白细胞和嗜酸性粒细胞增高,经会诊,虽无呼吸系统症状,但有生吃蟹史,血象有变化,加上肺吸虫成虫抗原皮内试验阳性,拟诊为肺吸虫病。为明确病原体,由患者带领,到其捕鸟吃蟹处的小山坑处考察,山坑孳生多种螺、蟹,经检查,找到肺吸虫的尾蚴和囊蚴。因此,认定此处为近城市低海拔的一个肺吸虫病新疫区。其中一小螺为新种,将其命名为新店拟钉螺。除此之外,在福建省还有许多起由病例诱导的调查研究,证实武夷山、延平区、松溪县、闽侯县、福清市、龙岩市等为肺吸虫病疫区。

＊ 作者:福建省疾病预防控制中心李燕榕、林陈鑫、李友松。

9.5　误诊肺部肿瘤、切断 3 根肋骨行肺病灶切除的病例 *

随着社会的发展、人民生活水平的提高,旅游成为丰富生活中不可缺少的一项内容,因此有些病例是由旅游引起的感染。2003 年,一位福建省莆田市籍的学生住在日本富士山山脚下,节假日常与同学下山洞捕鱼抓蟹,按照老家的习惯将螃蟹用盐、酱油等佐料腌上几天后吃。但吃后不久就出现咳嗽、咳痰,且痰中带血,经多家医院检查未得到明确诊断。一次 CT 检查当中发现其肺部有个 3 cm×4 cm 大小的病灶阴影,症状有咳嗽、咳痰,痰中带血,抗结核等抗生素治疗无效,诊断为肺癌而做开胸手术切除(图 9.1)。术后病情虽有所好转,但血痰不止,对切除的组织做病理检查和吐出的带血的痰做涂片镜检,均查到肺吸虫虫卵(图 9.2)。即予以吡喹酮治疗,很快治愈。为查明他所食的蟹类,特请他在日的同学捕捉拍摄,比较照片,判断为日本绒螯蟹(与俗称大闸蟹的中华绒螯蟹同属,形态也近似,只是个体较小)。在武夷山岚谷、建瓯东峰、建瓯城关七里街、福州森林公园、福清灵谷寺森林公园和安徽黄山、西安华山、陕西安康、四川雅安以及河南济源等地都有团体或个人旅游玩耍时因为好奇,吞食溪蟹而被感染的病例。

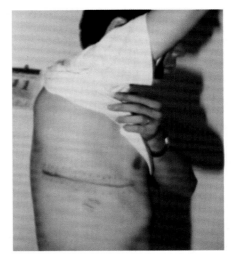

图 9.1　旅日学生吃腌蟹误诊为肺肿瘤,
行肺切除术

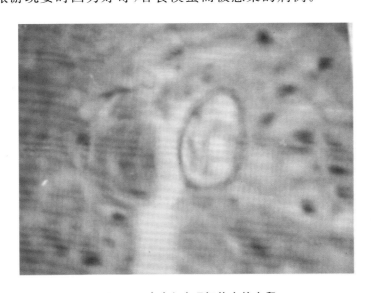

图 9.2　肺叶之病理切片中的虫卵

---

　　* 作者:福建省疾病预防控制中心程由注、李友松。

9.6 肺部呈磨玻璃样影像病变的病例[＊]

患者,男,51岁,建瓯市小桥百丈崖村人,2009年7月15日在清理公路沟淤泥时捕捉到1只蟹,并扭断蟹脚肢3个生吃,以治流鼻血症;9月11日出现低热、咳嗽并夜间盗汗;9月24日出现胸闷,于当地卫生所治疗;10月13日到市中西医结合医院行胸片检查,提示为慢性支气管炎,给予药物治疗;10月28日再往该院进行CT胸片检查,提示:"1.右侧气胸;2.双侧胸腔积液",即到建瓯市立医院住院治疗。10月29日,行胸腔闭式引流,引出少许积液;11月2日,再次进行双肺CT,提示:"双肺多发炎性病变伴胸腔积液,不排除结核可能";11月17日,行双肺CT,考虑:"双肺继发性肺结核可能伴双侧胸腔积液"。血常规示:WBC 14.00×10⁹/L;L 42.30%;N 38.20%。痰检:结核杆菌未检出。痰培养示:结核菌素试验阴性。诊断:3型肺结核。给予抗结核药物治疗,但仍有发热,且血WBC持续升高,考虑合并细菌感染,加用抗感染治疗,但仍未好转,呼吸内科会诊,仍考虑肺结核并再建议痰检结核杆菌,虽未查出结核杆菌,仍继续抗结核治疗一疗程,低热并未停止,且血WBC持续升高,考虑类赫氏反应,于16日加用泼尼松治疗,体温有所下降,但血WBC仍上升。12月1日,患者前往省肺科医院门诊,经再次多层螺旋CT检查显示:双肺可见散在的斑片、结节状影及磨玻璃样影(图9.3),密度不均,边缘模糊。左肺上叶舌段可见两透亮影,双侧胸腔内可见液性密度影。血常规检查:WBC17.89×10⁹/L;嗜酸性粒细胞比率56.54%。鉴于患者嗜酸性粒细胞升高,特送血清到省疾病预防控制中心寄生虫病所进行检查,结果发现肺吸虫抗体强阳性。根据患者有生吃溪蟹病史和血清学检查,诊断为肺吸虫病,考虑为斯氏肺吸虫感染,特用吡喹酮大剂量(3天总量210 mg/kg,每天3次)治疗。

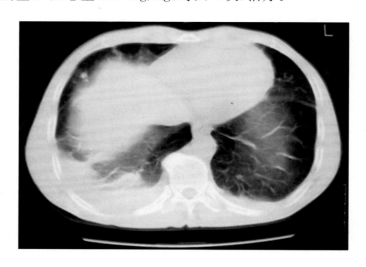

图9.3 肺部可见磨玻璃样影,密度不均,边缘模糊

＊ 作者:福建省疾病预防控制中心程由注。

9.7 急性肺吸虫病特征 *

1983年前后，福建省有多篇关于急性肺吸虫病的文章和报告陆续发表。福州北峰、永泰、闽清、崇安县等地发生的疫情引人关注，大家通常认为肺吸虫病是一种慢性疾病，急性病例出乎人们的意料。其特点归纳如下。

①潜伏期短：文献中对急性肺吸虫病潜伏期没有明确的意见，我们根据福建省的病例统计提出，认定潜伏期大概在一个月之内。在进食溪蟹后2～3天，最多不超过一个月，甚至只需几个小时就可发病。

②病情严重：症状为主要指标。全身症状以持续高热39～41℃为主要表现。

③以消化道症状为主，突出病程早期的剧烈腹痛、腹泻不止等症状。

④抗生素等药物效果差，甚至无效。

⑤在疫区生活或到过疫区，这既可从历史资料中记述得知，也可从疫区或病前吃蟹处捕捉的标本中检出囊蚴中显现。

⑥查不出虫卵：不像通常病例可在痰或粪便中查出虫卵，此为其自感染到发病的时间偏短之故。以下为两例典型病例的病历摘录。

例1：男，23岁，1979年1月24日因发热20余天，咳血丝痰6～7天求诊，诉说20多天前吃过用热水烫过发红的蟹的大足后即出现全身荨麻疹，接着出现腹痛、腹泻和发热，在头部、左肩、腹部出现黄豆至蚕豆大小的结节，并有咳嗽、咳血丝痰。入院时体温38.1℃，面容憔悴，眼眶下凹，肝肋下2cm，白细胞29000～34000/mm³，嗜酸性粒细胞占86%～97%。肝功能检查：麝浊12 U，麝絮（＋＋），锌浊20 U，谷丙转氨酶89 U，痰与粪检虫卵均阴性。2个月后复查，痰中查出肺吸虫虫卵，先后给予别丁治疗两个疗程。

例2：男，29岁，1978年在闽东的周宁县山区工地生吃溪蟹4只，1周后发热（38～40℃），伴头昏、全身酸痛，腹部出现数个皮下结节，肝区疼痛，发病半个月后咳嗽，痰中带血丝，被诊断为支气管炎，治疗无效，病情不断加重。白细胞18400，嗜酸性粒细胞占76%。肝功能检查：麝絮（＋＋＋），锌浊23 U，谷丙转氨酶155 U，痰和粪便未检出肺吸虫虫卵。肺吸虫成虫抗原皮内试验强阳性，予别丁治疗，症状有所减轻，但仍感乏力、头昏、记忆力减退、胸闷、咳嗽等，发病半年后痰中查到肺吸虫虫卵，给予别丁4个疗程治愈。

● 参考文献

[1]李友松.急性肺吸虫病3例报告[J].寄生虫学与寄生虫病杂志,1983,1(2):124.

[2]邱德黎,陈国华,林金祥,等.肺吸虫病急性感染调查研究[J].寄生虫病防治研究简报,1982,1:38-40.

---

* 作者：福建省疾病预防控制中心梁小洁、李友松。

9.8 福建省首次报告生吃中华绒螯蟹致肺吸虫病一例 *

1986 年,福建省寄生虫病防治研究所对门诊 1 例因生吃中华绒螯蟹(图 9.4)而感染肺吸虫的病例进行感染追踪。患者陈某某,男,12 岁,福建长乐县人,1985 年 1 月 4 日以胸闷、胸痛、头痛 4 个月余求诊,被医院诊断为嗜酸性粒细胞增多症、胸膜炎,多种抗生素治疗无效。检查血象,白细胞为 10000~31400/mm³ 嗜酸性粒细胞占 19%~64%。肺吸虫成虫抗原皮内试验阳性,其家长诉病前曾有生吃蟹史,特请再捕原来地点所吃蟹 6 只复查,为中华绒螯蟹,结果有 2 只检出 5 个囊蚴,囊蚴大小为 310 μm,壁 2 层,分别厚 4 μm 和 13 μm,形态特征与卫氏并殖吸虫囊蚴相同,诊断为肺吸虫病,予吡喹酮治愈。中华绒螯蟹携带并殖吸虫囊蚴在福建省为首次发现。该蟹为食用蟹,幼蟹自江河入海口咸淡水交汇处洄游到淡水中长大为成蟹,淡水溪河沟渠中有肺吸虫第一中间宿主放逸短沟蜷,自其体内逸出的尾蚴可侵入该蟹而发育为囊蚴,所以生吃之有被感染的危险。

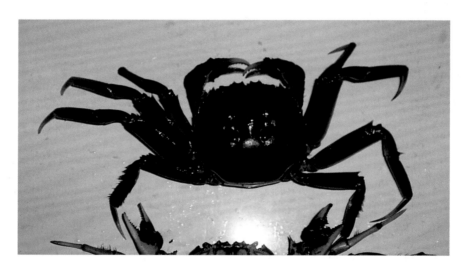

图 9.4 中华绒螯蟹

* 作者:福建省疾病预防控制中心王晓欢,李友松。

9.9　二倍体型卫氏并殖吸虫侵染人体发育并产卵的病例[*]

卫氏并殖吸虫可寄生于人体。但自卫氏并殖吸虫分两种类型以来，多认为只有三倍体型卫氏并殖吸虫能在肺部发育成熟产卵，临床表现以咯血痰等肺部症状为主，故又称为肺型。而认为人体不是二倍体型卫氏并殖吸虫适宜宿主，感染后只能以童虫发育阶段移行于各脏器或组织间，不会在肺部发育成熟产卵，故又将其称为肺外型。以下择两病例，说明二倍体型可在人体肺部发育产卵并致病之事实。

病例 1：重症患者，男，66 岁，为政和县良种场退休职工。1988 年 3 月在当地劳动时，生吃水沟中捕及的蟹 1 只，2 个月后出现咳嗽、胸闷、胸痛，咳嗽带血呈"烂桃样"等症状。在医院治疗 3 个月之后未见好转，体重由 55 kg 降为 43 kg，血象白细胞为 9800/mm³，嗜酸性粒细胞为 44%。1991 年 1 月用硫酸二氯酚治疗，症状有所缓解，但不久后复发，X 线胸片示两肺纹理增粗，左下肺边缘模糊，有囊状阴影；痰中检出大量虫卵，100 倍镜下，可查见 20～30 个卵，卵大小为 71.4 μm×44.7 μm；予吡喹酮治愈。检测患者病前吃蟹处的溪蟹 87 只，阳性者 85 只，检测 100 个囊蚴，大小为 328.7 μm，以之感染猫、狗，分别于第 67 天和第 74 天查及虫卵，猫卵大小为 70.5 μm×48.9 μm 与 76 μm×44.2 μm，形态特征与患者痰中的卵无差别，感染第 142 天和第 207 天解剖猫狗，在囊包中获得成虫 34 条。虫体内有大量精子，生殖腺做染色体检查为 2n=22，为二倍体型。

病例 2：患者，男，24 岁，平和县农民。因胸闷、胸痛和反复咳嗽，痰中带血丝等症状就诊。体检 X 线胸片显示右胸下部第 9、10 肋骨间阴影，右肋角消失；血象白细胞为 12500/mm³，嗜酸性粒细胞 46%。诊断为肺右侧渗出性胸膜炎。曾多次用抗生素治疗，症状未见改善。患者居住在山区，常有食蟹史，考虑寄生虫感染。咯痰送检，标本检及肺吸虫卵，卵大小（70.1～108.3）μm×（44.1～60.2）μm。给予硫酸二氯酚 3 克/次，每天 3 次治疗，连服 15 天；治毕 1 个月，患者胸痛和咳嗽等主要症状消失，痰检、粪检虫卵阴性。追踪患者捕食溪蟹之山沟，检查蟹 21 只全部阳性，共检获卫氏并殖吸虫囊蚴 5611 个，平均每只蟹有囊蚴 267 个，囊蚴大小 290～430 μm，其中 390 μm 以上有 578 个，占 10.3%。

上述病例 1 的痰检虫卵及当地溪蟹的囊蚴大小，实验感染动物的虫体生殖腺染色体以及虫卵大小检查，证明了二倍体型卫氏并殖吸虫侵染可引发重症发病。同样，病例 2 的痰检虫卵及当地溪蟹囊蚴大小，再次显示二倍体型卫氏并殖吸虫侵染可在人体肺部发育并产卵的论证。

2013 年，在永泰县发现因进食小于 330 μm 的卫氏并殖吸虫囊蚴而发病者，说明卫氏并殖吸虫二倍体型可对人体感染发病，而且并非罕见。

● 参考文献

[1] 林英娇,林爱琴,陈宝建,等.卫氏并殖吸虫(二倍体型)寄生人体肺部报告[J].中国人兽共患病学报,1992,8(4):57.

[2] 程由注,张溪河.卫氏并殖吸虫二、三倍体型混合感染 1 例报告[J].中国寄生虫病防治杂志,1996,9(4):280.

* 作者：福建省疾病预防控制中心陈宝健、李友松、程由注；平和县疾病预防控制中心张溪河。

9.10 世界上人体内发现的最大的肺吸虫虫卵 *

1978 年,闽东寿宁县发现一个病例,当地为卫氏并殖吸虫二倍体型和三倍体型混合流行区。患者是身高 180 cm 的高中生,从患者痰中检出大小为 103 μm×67 μm 的虫卵,其中最大者达 136 μm×88 μm,几乎与人体最大的寄生虫——姜片吸虫虫卵大小相近。经查,该患者平日健康好动,是县少年体校篮球队队员,下午打完球,满身大汗,就跳入县城附近电影院门前的溪中洗澡。寿宁县为闽东山区小县,但有个在大城市中都难得一见的巨大玻璃幕墙的电影院,因而人们流传说:"小小寿宁县,大大电影院",给人们留下深刻的印象,许多人在电影院门前的溪中游泳、洗澡、嬉水。溪水清,生长着许多螺蟹鱼虾。有一天,这位学生捉到一只大蟹,出于好奇,吃了蟹的几个脚。不知过了多久,便出现咳嗽、咳带血丝的痰,他母亲在卫生院工作,求诊多家医院却一直得不到明确诊断,恰好她参加了当时的肺吸虫病学习班,觉得儿子的病很像这种病,于是带儿子到教室,作肺吸虫成虫抗原皮试呈强阳性,留 24 小时的带血丝的痰,痰浓而黏,故经 4% 氢氧化钾消化之后,吸取沉渣涂片镜检,发现大量虫卵。后来捕捉溪中蟹 15 只,全部检出囊蚴。特以 390 μm 为界线,超过者为三倍体型,占检出囊蚴数的 11.9%,小于 390 μm 者占 88.1%,分别感染动物以后,比较囊包、成虫和虫卵大小,虫体有无精子等,判断当地为卫氏并殖吸虫二、三倍体型混合感染区。患者的症状可能为卫氏并殖吸虫三倍体型感染发病所致。

● 参考文献

李友松,林金祥,张子伯,等.福建省两型卫氏并殖吸虫混合侵染的调查研究[J].中华传染病杂志,1987,5(4):221-224.

---

* 作者:福建省疾病预防控制中心李友松、程由注。

9.11　闽清并殖吸虫、沈氏并殖吸虫对人体的致病性 *

　　闽清并殖吸虫、沈氏并殖吸虫分别是 1983 年和 2009 年报告的新种,对人体是否致病一直未明确认定。关于闽清并殖吸虫曾做过多种动物的感染试验,然后根据收集的虫体分析其对终宿主的选择性,间接地判断其对人体危害的可能。

　　闽清并殖吸虫的动物感染试验:3 只猫,感染囊蚴 8～30 个,在 57～65 天后在粪便中检及虫卵,95～300 天后在肺中检出 4～14 只成虫;以 10 个囊蚴感染 1 只狗,第 60 天在粪便中检及虫卵,第 130 天剖杀,肺中检出 4 只成虫;而以 2～8 个囊蚴分别感染 7 只豚鼠、大鼠和小鼠,除在感染 120 天的小鼠肺中检及 1 只童虫外,均无虫卵和虫体检出。上述说明闽清并殖吸虫对终宿主的选择更接近卫氏并殖吸虫而不是鼠类并殖吸虫,所以倾向于其对人体可能具致病性的考虑。沈氏并殖吸虫与之相似,只是未做过动物系列感染试验。由于这两种虫在数量上均为少数,多发现于重度卫氏并殖吸虫流行区,因此往往被认为是卫氏并殖吸虫。

● 参考文献

李友松,程由注. 肺吸虫一新种——闽清肺吸虫(*Pagonimus minqingensis*)的发现[J]. 动物分类学报,1981,8(1):28-32.

---

　　* 作者:福建省疾病预防控制中心王晓欢、李友松。

9.12　三平正并殖吸虫的虫种独立性及其对人体的致病性 *

　　三平正并殖吸虫是陈心陶教授于 1962 年报告的新种。其特点为囊蚴寄生在蟹体的心脏,囊蚴和后尾蚴的排泄囊不像多数肺吸虫虫种那样到达咽后,而是只抵腹吸盘后,成虫的两个睾丸前移并靠近体边缘,而卵巢后移,从而使这三个生殖器官在同一水平线上。新种据此特点而命名,可谓形象恰当,是并殖吸虫命名的创新和发展,为了容纳新虫种的生物学地位,陈氏又在并殖属下建立并殖吸虫新亚科和正并殖属,以三平正并殖吸虫为模式种,这是肺吸虫命名的重大进步,极大推动了肺吸虫研究,大开人们的眼界。千千万万人都见过树上落果,而唯独牛顿发现了重大定律,实有赖于他平日里为之冥思苦想,落果只是一个启发,使他豁然开朗,创立新说。陈心陶教授的三平正并殖吸虫的发现和科学定位不也令人惊叹和钦佩? 但对这个报告也有不同的意见。1980 年,刘思诚等在福建省闽北山区调查发现,三平正并殖吸虫与卫氏并殖吸虫的生活史有很多环节相似,特别是在宿主的选择上相同,甚至混合感染,所以认为这两虫种的生物学特征和分类系统十分接近,不宜再建立正并殖亚科和正并殖属,而应统归于并殖属中。根据其排泄囊短的特征,主张将其改名为短囊并殖吸虫(P. brevivesicarius),但这个见解没有得到呼应。又过了 20 年,澳大利亚学者布莱尔(Blair)收集世界各地的虫体做 DNA 序列检测分析。以核糖体基因第二间隔区(ITS2)和线粒体细胞色素氧化酶亚单位基因(CO1)检测,根据基因进化速率的不同判断并殖吸虫虫种间和种内遗传的变异,判断不同阶元的种系发生。检测结果显示三平正并殖吸虫为独立虫种,虽与并殖吸虫属的虫种遗传距离较远,但未超过并殖属内遗传变异水平,故不支持仅以形态学特征建立正并殖亚科和正并殖属的做法。布莱尔等认为 CO1 基因的进化率比核基因组的 ITS2 为快,而且以母系遗传为主,故适于种内遗传差异的研究;ITS2 基因相对保守,适于种间差异研究。由于分子生物学方法还处于不断摸索阶段,不能以之作为唯一的定种根据,而只能作为综合判断的条件之一,所以多数学者主张三平正并殖吸虫名称还应该保留。

　　对于三平正并殖吸虫对人体是否致病,研究者(林宇光等,1989;邱德黎等,1983;李友松等,2005)不多。福建省的几位研究者都认为此虫对人体的致病可能性难以排除。

● 参考文献

林宇光,杨文川,严如柳,等.福建漳州地区肺吸虫病原学和流行病学考察[J].武夷科学,1993,10:55-63.

---

　　* 作者:龙海市疾病预防控制中心黄明松、林国华;漳州市疾病预防控制中心罗鋆;福建省疾病预防控制中心李友松。

9.13　肺吸虫病群体感染和病例暴发案例 *

通常认为,肺吸虫感染和发病多是个别散在发生的,集体感染和群体暴发的案例少见。可是在福建省,此类案例发生过多次,如 1977 年永泰县二楼村、1983 年闽北崇安县的岚谷乡都发生过。永泰县的二楼村位于永泰和莆田交界处的偏僻山坑。当地林木茂盛,山峰耸立入云。溪流中孳生很多的螺类和鱼蟹,当地农民吃螺蟹为平常事。1977 年,3 位邮递员共吃半锅焖蟹,每人一大碗,结果在一周后先后发病,个个从身强力壮变成步履艰难,邮路被迫中断。经做肺吸虫成虫抗原皮内试验均强阳性,白细胞和嗜酸性粒细胞均超标,检查溪中捕捉的 15 只溪蟹,全部阳性,溪边拣及的野猫粪便内的肺吸虫虫卵已发育为毛蚴,在卵壳内翻转,显示当地为严重的肺吸虫病自然疫源地。

1978 年 11 月,崇安县(后改为武夷山市)岚谷乡岭阳村发生了一起集体暴发急性肺吸虫病的事件。经过调查,发现当地也是一个超重度肺吸虫病流行区,由之引起的暴发事件具有典型性,先后有 14 个人在短时间内发病。其感染和发病经过:当地村民为备办酒席,以白酒、米酒、醋、酱油、蒜头等腌浸来自村边溪坑捕捉的蟹,6～9 天后陆续给操办酒席者 14 人分食,最少的吃了一条腿,最多的吃了 3～4 只。吃后短者几个小时,最长者 28 天,平均 3.5 天先后发病,最先出现的症状是腹痛、腹泻、肝肿大并压痛;接着是发热,体温 38～41℃,之后是胸闷、胸痛、咳嗽、畏寒、乏力,在腹、胸、四肢等处出现手指头大小的皮下结节。血象检查白细胞均超过 10000/mm³,4 个人超过 25000/mm³,最高的是 27300/mm³。嗜酸性粒细胞偏高,全部超标,超过 20% 者占了 89%。肺吸虫成虫抗原皮内试验和血清后尾蚴膜试验均阳性。皮内试验的丘疹大小超过 15 mm,其中有 5 例,有 1 例超过 30 mm,并兼有腋窝淋巴结肿大。3 例痰检查到虫卵。再次检查患者发病前捕捉溪蟹处的蟹 102 只,全部阳性,检出囊蚴 73445 个。平均每只蟹带囊蚴 723.9 个,最多的 1 只蟹检出 4482 个。第一中间宿主为放逸短沟蜷,检出尾蚴率为 0.17%(2/1133)。当地群众吃溪蟹、饮生水是家常便饭,对全村 5 岁以上的人群做抗原皮试,阳性率 25.8%(69/268)。在主人协助下,套住猫(狗),将接在 100 mL 注射器上的导尿管轻轻地插入肛门,注水并反复推吸多次,吸出粪渣涂片镜检虫卵,15 只猫中除 1 只系新购买的小猫为阴性外,其余 14 只均为阳性;该村民反映,家猫极容易死亡,我们解剖死了 2 天的吊树猫,查及几十条肺吸虫仍活着。我们用从溪蟹中查出的囊蚴分别以 100 个或 150 个囊蚴放在肉包里喂饲本单位实验动物场 8 只狗,3 个月后剖杀,共检获虫体 556 条,多为卫氏并殖吸虫,但发现其中一种体形、卵巢、睾丸等形态特征特殊,结合巨大的囊蚴,将其命名为沈氏并殖吸虫新种。

另外,我们夜间观察当地的家猫捕食溪蟹情况。猫躲在草木丛中,蹲守不动,有"守株待蟹"之势,注视溪蟹爬出溪流到石头和土地上(每逢山雨欲来,溪蟹为逃避洪水就会离水爬到岸边或逃避到水流背后的石缝里)。当蟹爬到岸上,猫就如同猛虎下山般无比敏捷,扑向溪蟹,将蟹拨到更开阔的地里,反复拍打或摺拨之,直至蟹疲惫不堪不再张牙舞爪后将之拖到偏僻处吞食之,在品尝美味的同时自然也感染了肺吸虫。一次次捕食成功,也是一次次的重复感染,所以长此以往,当地猫狗的寿命都不长。村民说,老猫常常萎靡,行动缓慢,气喘而捕不到老鼠,他们认为这

---

　　*　作者:福建省疾病预防控制中心李友松、程由注。

是猫年老所致。在猫死后,他们用绳子勒住猫脖子,挂在溪边的树上。我们曾检查过这样的死猫,虽然已经腐臭,但在肺中仍可查到活的成虫和大量虫卵,如果遇到大雨,雨水会将虫卵冲入水中,这些猫不但活的时候是肺吸虫的终宿主,死后还会继续散布虫卵而充当这种病的传染源。我们将这些危害告诉群众,指导其改变这种不良的习惯,将死猫做深埋处理。

当地严重流行与其地理环境条件相关。这里地处偏远山区,山村周边林木茂盛、溪坑纵横交错,动植物丰富,使这里成为肺吸虫病自然疫源地。而且林中野猫等反复感染而加重,所以在这样的地方出现集体病例暴发不足为奇,更说明腌蟹食之并不安全,应煮熟煮透。此病案震惊全县,以之为鉴,广为宣传,让群众自觉不再吃生蟹,坏事变好事,新病例也不再发生。

附　　录

附录1　中国并殖吸虫成虫检索 *

陈心陶教授曾数次对我国发现及在国外发现的一些并殖吸虫成虫编制过检索表。1960年，他对6种并殖吸虫，即卫氏并殖吸虫、斯氏并殖吸虫、大平并殖吸虫、怡乐村并殖吸虫、克氏并殖吸虫和结实并殖吸虫；1962年，对国内发现的卫氏并殖吸虫、斯氏并殖吸虫、大平并殖吸虫、怡乐村并殖吸虫、三平正并殖吸虫、巨睾并殖吸虫；1965年，在《医学寄生虫学》中对9种（除上述国内发现的6种外还有陈氏并殖吸虫、异盘并殖吸虫、丰宫并殖吸虫）以及在《动物志》中对亚洲地区发现的20种（即在1965年的基础上增加结实并殖吸虫、扁囊并殖吸虫、云南并殖吸虫、曼谷并殖吸虫、宫崎并殖吸虫、佐渡并殖吸虫、团山并殖吸虫、福建并殖吸虫、勐腊并殖吸虫、四川并殖吸虫、会同并殖吸虫）编制了分种检索表，为并殖吸虫的调查研究与分类识别提供了一些根据与便利。但检索表中有的以虫体非固有特征的形态结构为依据，如曾有多达5种虫种系以虫卵形态结构的微小差别和易于变异的子宫形态为依据。近年来，我国陆续发现报告了许多新虫种，并排除一些被认为是同物异名的虫种。以下特以成虫的三种形态（椭圆形、长梭形、钝梭形）与体棘（单生、混生、群生）为基本根据重新编成我国并殖吸虫成虫分种检索表。

虫体椭圆形（宽长比例多在1:2以下），体棘单生 ……………………………………… 1
虫体椭圆形，体棘混生 ……………………………………………………………………… 2

1.(1)卵巢、睾丸做掌状或星状分支，卵巢与腹吸盘靠近，常有分支伸入腹吸盘，分支上多有瘤状突起。虫体较小，储精囊内有精子，虫卵大小多在74 μm×46 μm上下。对人致病性弱或致皮下结节，性腺染色体为$2n$（22条），为广泛分布的优势种 ………………… 卫氏并殖吸虫

同物异名：卫氏并殖吸虫二倍体型、卫氏并殖吸虫小型品系、扁囊并殖吸虫，有人认为还有卫氏并殖吸虫四川变种、卫氏并殖吸虫伊春亚种

(2)形态结构同上。虫体大，储精囊内无精子，虫卵大小在90 μm×50 μm或以上，对人体致肺脏病性变强，性染色体为$3n$（33条），在自然界中为少数种（目前仅见于日本、韩国及我国的东北、台湾、福建、安徽、浙江等省） ……………………………………… 卫氏并殖吸虫

同物异名：肺生并殖吸虫、卫氏并殖吸虫大型品系、卫氏并殖吸虫三倍体型，近来有人认为与卫氏并殖吸虫无区别

(3)形态结构同上，卵巢在腹吸虫右下方，两者有一定距离，具三级分支。睾丸大，呈块状并

---

* 作者：福建省疾病预防控制中心李友松。

向内、下伸出细而弯曲的小分支 ……………………………………………………… 沈氏并殖吸虫

　　（4）卵巢分支复杂，口吸盘大于腹吸盘一倍 ……………………………………… 异盘并殖吸虫

　　同物异名：团山并殖吸虫

　　2.（1）口吸盘略大于腹吸盘，体棘在腹吸盘前为单生，腹吸盘后为群生。卵巢为2级分支。睾丸较大，约占虫体1/4 ………………………………………………………………… 福建并殖吸虫

　　虫体椭圆形，体棘群生 ………………………………………………………………………… 3

　　虫体长梭形（宽长比例在1：2.4或以上），体棘群生 …………………………………………… 4

　　3.（1）卵巢分支复杂，组成各部位的体棘数目多，两吸盘间以10支为一群，腹吸盘侧及之后至体末以多支为一群者居多 ……………………………………………………………… 大平并殖吸虫

　　同物异名：怡乐村并殖吸虫

　　4.（1）卵巢、睾丸大小相近，分支少而短，末端多呈梨状或球状膨大 ………… 曼谷并殖吸虫

　　（2）卵巢分支复杂，明显小于睾丸。虫体宽长比例为1：2.3 …………………… 丰宫并殖吸虫

　　同物异名；勐腊并殖吸虫

　　虫体长梭形，体棘混生 ………………………………………………………………………… 5

　　虫体长梭形，体棘单生 ………………………………………………………………………… 6

　　5.（1）两吸盘体棘单生排列，腹吸盘侧有少数双生，而两吸盘间为3～4支为一组的群生。形态结构与斯氏并殖吸虫相似 …………………………………………………………… 陈氏并殖吸虫

　　（2）虫体宽长比例为1：2.45，睾丸呈块状及细条或粗条等多种形态。体棘凿形或长三角形，腹吸盘前多单生，腹吸盘后为群生，形态结构与斯氏并殖吸虫相似 ………………… 异睾并殖吸虫

　　（3）睾丸巨大，达虫体长的1/4～1/3，体棘在两吸盘间单独分散排列，腹吸盘侧及其后绝大部分为群生棘，且排列不规则 ……………………………………………………………… 巨睾并殖吸虫

　　6.（1）卵巢分支复杂（2级或3级分支），同腹吸盘有一定距离，小于睾丸。单生体棘呈凿形、尖刀形 …………………………………………………………………………………… 斯氏并殖吸虫

　　同物异名：四川并殖吸虫、会同并殖吸虫、泡囊狸殖吸虫，有人认为可能还有陈氏并殖吸虫、白水河并殖吸虫和异睾并殖吸虫

　　（2）卵巢2级分支，位于腹吸盘一侧。睾丸分支短钝，大小与卵巢相近。体棘基本单生，偶见有双生、三生及群生者 ………………………………………………………………… 云南并殖吸虫

　　同物异名：有人认为有小睾并殖吸虫

　　（3）卵巢、睾丸分支细而多（2～4级分支），睾丸小于卵巢或等大。腹吸盘前为细长三角单生体棘分布，腹吸盘后为斧状短而宽的单生体棘，并有裂 ……………………… 江苏并殖吸虫

　　同物异名：有人认为有象山并殖吸虫

　　虫体钝梭形［宽长比例在1：（2.0～2.4）之间］，体棘单生 ………………………………… 7

　　虫体钝梭形，体棘群生 ………………………………………………………………………… 8

　　7.卵巢为2级分支，同腹吸盘有一定距离。睾丸明显大于卵巢。单生体棘多有裂隙，睾丸粗壮，分支交错重叠，末端多有梨状膨大 …………………………………………………… 闽清并殖吸虫

　　8.卵巢做星状分支，分支上有瘤状突起如葡萄样。睾丸跨肠曲位于虫体两侧且前移，有部分同卵巢重叠。排泄囊仅达腹吸盘 ………………………………………………………… 三平正并殖吸虫

　　（河口、白水河并殖吸虫未见成虫资料）

附录 2　中国并殖吸虫囊蚴分种检索 *

　　由于并殖吸虫的调查、特别是虫种的发现往往是从囊蚴分离后感染实验动物获得成虫经比较研究后才确定的,因此对囊蚴特点的识别与分辨在并殖吸虫的调查研究中,特别是在虫种的分类鉴定中至关重要。陈心陶(1977)曾对亚洲发现的 23 种并殖吸虫囊蚴编制过分种检索表,其中包括未在我国发现的宫崎并殖吸虫、结实并殖吸虫、佐渡并殖吸虫囊蚴以及将卫氏并殖吸虫畸形的囊蚴误为新种扁囊并殖吸虫的囊蚴,故实际上一些虫种是同物异名。由于此后我国又报告了 3 种新虫种,因此以下在陈氏的检索表基础上修改、补充。

3. 囊蚴圆形或椭圆形,大小 442～452 μm,囊内蚴虫形态多变,肠管不甚明显,蚴虫与囊壁之间多有空隙 ………………………………………………………………………… 闽清并殖吸虫

4. 囊蚴近圆形,大小 342～357 μm,囊内蚴虫与囊壁间有较大空隙,排泄囊宽大 ……………………………………………………………………………………………… 河口并殖吸虫

5. 囊蚴椭圆形,大小 301～333 μm,蚴体与囊壁间少见空隙,焰细胞 60 个 … 福建并殖吸虫

6(1) 囊蚴椭圆形,大小为 250 μm 左右,后尾蚴同囊壁之间有空隙,焰细胞,可见粉红色颗粒 ……………………………………………………………………………………… 大平并殖吸虫

同物异名:有人认为有怡乐村并殖吸虫

(2) 囊蚴大小 282 μm×259 μm,壁薄易于破裂,后尾蚴呈收缩状态,充满囊腔,焰细胞 60 个 …………………………………………………………………………………… 巨睾并殖吸虫

7.(1) 囊蚴球形,大小以 626 μm 者为多,亦有类圆形与椭圆形者。壁双层,外壁薄且易破,内壁厚而韧,蚴体与内壁间有空隙 ……………………………………………… 云南并殖吸虫

同物异名:有人认为有小睾并殖吸虫

(2) 囊蚴大小为(750～760)μm×(717～800)μm,圆形或近圆形。壁双层,厚度分别为 4.7 μm 与 6.7 μm,易脱囊。蚴体在囊内常蜷曲成蹄形,清晰度差。后尾蚴经染色长径在 2000 μm 以上 …………………………………………………………………………… 丰宫并殖吸虫

同物异名:有人认为有勐腊并殖吸虫

(3) 囊蚴椭圆形,大小 617 μm×552 μm,两层壁的厚度分别为 9.5 μm 与 4.2 μm,排泄囊在囊内呈树枝状分叉,脱囊后树枝状分叉消失 ………………………………… 白水河并殖吸虫

同物异名:有人认为有岐囊并殖吸虫,两者有可能均为斯氏并殖吸虫的同物异名

8.(1) 蚴体不充满囊内,常蜷曲成 U 形,蚴体与囊壁间有较大空隙,排泄囊达肠叉后,焰细胞

---

　　*　作者:福建省疾病预防控制中心李友松。

72 个 ……………………………………………………………………………………… 曼谷并殖吸虫

(2)囊蚴圆形或椭圆形,大小在 440 μm 左右,蚴体同囊壁间有宽大空隙,陷细胞 60 个 …… ……………………………………………………………………………………… 陈氏并殖吸虫

同物异名:有人认为可能是斯氏并殖吸虫的同物异名

(3)囊内蚴体充满或有小空隙,蚴体多蜷曲成 U 形,排泄囊只达到腹吸盘,焰细胞 72 个;多寄居于蟹体心脏 ……………………………………………………………… 三平正并殖吸虫

(4)囊蚴椭圆形,双层壁均薄(外壁约 3 μm,内壁约 4 μm),外壁易脱落,蚴体充满囊内 …… ……………………………………………………………………………………… 江苏并殖吸虫

囊壁两层,大小 400 μm 左右 ……………………………………………………………… 9

囊壁两层,大小 300 μm 左右 ……………………………………………………………… 10

9.(1)囊蚴圆形或近圆形,大小多在 437 μm×436 μm 上下,内外壁厚度分别为 14 μm 与 4 μm,焰细胞 72 个 …………………………………………………………………… 斯氏并殖吸虫

同物异名:有人认为有四川并殖吸虫、会同并殖吸虫、泡囊狸殖吸虫

(2)囊蚴圆形,大小 391 μm 以上,壁厚约 13 μm,壁内蚴体充盈,多同卫氏并殖吸虫囊蚴混合感染于同一蟹体 ……………………………………………………………… 林氏并殖吸虫

同物异名:肺生并殖吸虫、卫氏并殖吸虫大型品系、卫氏并殖吸虫三倍体型

10.(1)囊蚴球形,大小在 350 μm 左右,内壁厚约 17 μm,外壁薄而易破裂,通常认为是宿主反应物。除常态外尚有形态呈扁状、类三角形等畸形的变异囊蚴和囊壁不足 1 μm 的薄壁型囊蚴,大小在 390 μm 以下者 …………………………………………………………… 卫氏并殖吸虫

同物异名:卫氏并殖吸虫二倍体型、卫氏并殖吸虫小型品系、扁囊并殖吸虫,有人认为还有卫氏并殖吸虫四川变种、卫氏并殖吸虫伊春亚种

(2)囊蚴球形或椭圆形,大小 332.2~327 μm,壁两层,外壁仅 1.78 μm,内壁 6.13 μm,囊内有空隙,排泄囊较大 ……………………………………………………………… 异睾并殖吸虫

同物异名:有人认为可能为斯氏并殖吸虫的同物异名

壁两层,大小 250 μm 左右 ……………………………………………………………… 11

11.囊蚴椭圆形,大小 214~246 μm,壁厚度不一,12~20 μm 不等,两侧薄而两端厚。外壁与中层间充满透明黏液样物质 ………………………………………………………… 异盘并殖吸虫

同物异名:团山并殖吸虫

附录3 华溪蟹属种检索 [*]

1. 雄性第一腹肢第二节有时有明显的隆脊,末节两叶紧抱,明显合拢,末端呈圆钝状 ……… …………………………………………………………………………………… 3(圆叶组)

雄性第一腹肢第二节有时无明显的隆脊,末节两叶不紧抱,末端尖锐或叶状,对称或不对称 ………………………………………………………………………………… 20(尖叶组)

雄性第一腹肢末节两叶末缘多呈钝切形 ………………………………………… 46(钝叶组)

雄性第一腹肢末节两叶末缘具缺凹 ……………………………………………… 56(凹叶组)

2. 雄性第一腹肢指向上方 ……………………………………………………… 4(直指型)

雄性第一腹肢指向外方 ……………………………………………………… 11(外指型)

雄性第一腹肢指向内方 ……………………………………………………… 12(内指型)

雄性第一腹肢指向背方 ……………………………………………………… 19(背指型)

3. 螯足两指末端爪状,胸部腹甲缝的间隔沟较窄,短于第七、八节胸甲的中纵线。雄性腹部 三角形,第二腹肢沟在第一腹肢末节位于侧面 ……………………………………………… 2

螯足两指末端匙形,胸部腹甲缝的间隔沟较宽,长于第七、八节胸甲的中纵线。雄性腹部长 条形,第二腹肢沟在第一腹肢末节位于中部 ………………………………………………… 58

4. 大螯两指显著宽扁 ……………………………………………………………………… 5

大螯两指不显著宽扁 ……………………………………………………………………… 6

5. 头胸甲表面光滑,前侧缘无明显锯齿。第一腹肢末两叶对称,末部较厚 ……………… …………………………………………………… 光泽华溪蟹(*Sinopotamon davidi*)

头胸甲表面具微细皱襞,前侧缘具微细锯齿。第一腹肢末节背叶略突 …………………… …………………………………………………………… 复兴华溪蟹(*S. fuxingense*)

6. 雄性第一腹肢末节明显短于末第二节的1/2 …………………………………………… 7

雄性第一腹肢末节近于末第二节的1/2 ……………………………………………… 10

7. 雄性第一腹肢末节向末端趋窄 ……………………………………………………… 8

雄性第一腹肢末节呈粗壮的长方形 ……………………………………………………… 9

8. 雄性第一腹肢末节基部较窄,末端扁平略向外弯 ……… 灌县华溪蟹(*S. kwanhsiense*)

雄性第一腹肢末节基部较宽,隆凸,末端不扁平亦略向外挺 ……… 峨眉华溪蟹(*S. emeiense*)

雄性第一腹肢末节锥形,末端不扁平,略显平直 ……… 宜昌华溪蟹(*S. yichangense*)

9. 雄性腹部第六、七节相对较窄长,第一腹肢末节显著粗壮。雌性生殖孔相对较大 ……… ……………………………………………………………… 峨边华溪蟹(*S. ebieanense*)

雄性腹部第六、七节相对较宽,第一腹肢末节不显著粗壮。雌性生殖孔相对稍小 ………… …………………………………………………………………… 雅安华溪蟹(*S. yaanense*)

10. 雄性第一腹肢末节长条形,末端略向外弯指 ……… 赤水华溪蟹(*S. chishuiense*)

雄性第一腹肢末节近锥形,末端不向外弯指 ……… 小华溪蟹(*S. parvum*)

---

[*] 作者:福建省疾病预防控制中心李友松。

11. 雄性腹部末节侧缘基部为内凹。第一腹肢末节拇指状,向末部不明显趋窄 ……………
…………………………………………………………… 威远华溪蟹(*S. weiyuanense*)
雄性腹部末节侧缘基部不甚内凹。第一腹肢末节长方形,向末部明显趋窄 …………………
…………………………………………………………… 屏山华溪蟹(*S. pingshanense*)

12. 雄性第一腹肢末节明显短于末第二节长的 1/3,末第二节的腹面具较明显的隆肋 … 13
雄性第一腹肢末节约为末第二节长的 1/3,末第二节的腹面无明显的隆肋 …………… 18

13. 雄性腹部第六节略窄长,宽不及长的 2 倍 ………………………………………… 14
雄性腹部第六节略宽,宽约为长的 2 倍 …………………………………………… 15

14. 雄性第一腹肢末节外侧面的长度约为宽度的 1.5 倍 ……… 会同华溪蟹(*S. huitongense*)
雄性第一腹肢末节外侧面的长度约为宽度的 2 倍 ……… 永安华溪蟹(*S. yonganense*)

15. 雄性第一腹肢末第二节为末节的 3～3.1 倍 …………………………………………… 6
雄性第一腹肢末第二节为末节的 4.2～5 倍 ……………………………………………… 17

16. 雄性第一腹肢末节瘦长,中部较窄,不见背叶,长度约为宽度的 2.4 倍 ………………
…………………………………………………………… 江口华溪蟹(*S. jiangkuoense*)
雄性第一腹肢末节瘦长,向末部均匀趋窄,可见背叶,长度约为宽度的 1.9 倍 …………………
…………………………………………………………… 新宁华溪蟹(*S. xingningense*)
雄性第一腹肢末节相对短粗,不见背叶,长为宽的 1.9 倍 …… 长安华溪蟹(*S. changanense*)

17. 雄性第一腹肢末第二节约为末节长的 5 倍,末节末部较宽,长度约为宽度的 1.5 倍 …
…………………………………………………………… 圆顶华溪蟹(*S. teritisum*)
雄性第一腹肢末第二节约为末节长的 4.2 倍,末节末部较窄,长度约为宽度的 1.9 倍 ……
…………………………………………………………… 融水华溪蟹(*S. rongshuiense*)

18. 雄性腹部窄长形,第一腹肢末节基部较宽,末部骤窄而呈扁棒状,腹肢孔位于末端 ……
…………………………………………………………… 绛县华溪蟹(*S. jiangxianense*)
雄性腹部三角形,第一腹肢末节的腹叶近角状,腹肢孔位于末端 …………………………
…………………………………………………………… 莲花华溪蟹(*S. linhuaense*)
雄性腹部塔形,第一腹肢末节窄长,宽度均匀,腹肢孔位于外末角 …………………………
…………………………………………………………… 四股桥华溪蟹(*S. siguqiaoense*)

19. 雄性腹部呈窄长的三角形,第六节的宽度约为长度的 1.6 倍;第一腹肢末节基部较宽
…………………………………………………………… 绩溪华溪蟹(*S. jichiense*)
雄性腹部塔状三角形,第六节的宽度约为长度的 2.1 倍;第一腹肢末节末部较宽 ………
…………………………………………………………… 玉山华溪蟹(*S. yushanense*)

20. 雄性第一腹肢末节两叶对称,略错开 ……………………………………………… 21
雄性第一腹肢末节两叶对称,并合拢 ……………………………………………… 31
雄性第一腹肢末节两叶不对称,或明显错开 ……………………………………… 34

21. 雄性腹部三角形,向末部明显趋窄,身体肿胀 …………………………………… 22
雄性腹部呈圆钝的三角形,向末部不明显趋窄,身体不肿胀 ……………………… 23
雄性腹部窄长形,尾节呈圆钝的宽舌形;第一腹肢末节末端具明显的缺刻 ……………
…………………………………………………………… 浙江华溪蟹(*S. chikiangense*)

雄性第一腹肢末第二节约为末节长的 3.7 倍,末节末端尖角状,略向内弯指,自然位置时,不弯向外方 …………………………………………………………………… 安远华溪蟹(S. anyuanense)

雄性第一腹肢末节末端明显向外弯指,末端具缺刻 ………… 平和华溪蟹(S. pinghense)

雄性第一腹肢末呈扁掌状,分左右两叶,末半部明显向外方扭转 …………………………
………………………………………………………………… 漳州华溪蟹(S. zhangzhouense)

雄性第一腹肢末端未抵达腹锁突,末第二节长约为末节长的 4.5 倍,末节粗壮 ……………
…………………………………………………………………… 黟县华溪蟹(*S. yixianense*)

45.雄性腹部第六节的宽度约为长度的 2.2 倍,末节相对呈宽舌形;第一腹肢末节向末端趋
窄,腹叶末端中部具一隆脊 …………………………………… 湘潭华溪蟹(*S. xiangtanense*)

雄性腹部第六节的宽度约为长度的 2.4 倍,末节相对呈窄舌形;第一腹肢末节两叶甚不对
称,背叶呈窄长形突出,腹叶呈圆叶状 ……………………… 邵阳华溪蟹(*S. shaoyangense*)

46.雄性第一腹肢末节指向外方 …………………………………………………… 外指型

头胸甲前侧缘齿锯齿状,前鳃齿明显,雄性腹部第六节的宽度约为长度的 2.1 倍,第一腹肢
末第二节为末节长的 2.8～3 倍,末节长方形,基半部隆凸,末半部向外方弯指 ………………
…………………………………………………………………… 锯齿华溪蟹(*S. eenticulatum*)

雄性第一腹肢末节向上方直指 ……………………………………………… 47(上指型)

雄性第一腹肢末节向内方弯指 ……………………………………………… 50(内指型)

47.雄性第一腹肢末节相对粗壮,长度约为宽度的 1.5 倍 …………………………… 48

雄性第一腹肢末节相对纤瘦,长度为宽度的 1.7～1.9 倍 …………………………… 49

48.雄性第一腹肢末节腹面基部 1/2 隆凸,向末部趋窄 ………… 窄小华溪蟹(*S. decrentum*)

雄性第一腹肢末节腹面基部 3/4 隆凸,向末部不明显趋窄 … 九江华溪蟹(*S. jiujiangense*)

49.雄性第一腹肢末节腹面基部 3/4 隆凸,末部不见背叶,侧面的长度约为宽度的 1.7 倍 …
…………………………………………………………………… 汉阳华溪蟹(*S. hangyangense*)

雄性第一腹肢末节腹面基部 1/2 隆凸,末半部的背叶隐约可见,侧面和长度约为基部宽的
1.9 倍 …………………………………………………………… 娄底华溪蟹(*S. loudiense*)

50.雄性腹部尾节末半部呈宽长圆形,第一腹肢末节腹面内侧可见背叶,外侧在末半部弯向
背(外)方 ……………………………………………………… 桃园华溪蟹(*S. taoyuanense*)

雄性腹部尾节末半部并不趋宽,第一腹肢末节腹面内侧不见背叶,外侧末半部不弯向背外方
………………………………………………………………………………………………… 51

51.雄性第一腹肢末节末半部明显窄瘦,突出呈鸭嘴状 ………………………………… 52

雄性第一腹肢末节末半部不明显窄瘦,不突出呈鸭嘴状 …………………………… 53

52.雄性第一腹肢末节较瘦长,末第二节约为末节的 3.2 倍,末半部较宽,基半部隆凸 ……
…………………………………………………………………… 浏阳华溪蟹(*S. liuyangense*)

雄性第一腹肢末节较短,末第二节约为末节长的 3.7 倍,末半部较窄瘦,基半部显著隆凸 …
…………………………………………………………………… 南岭华溪蟹(*S. nanlingense*)

53.雄性第一腹肢末节较窄瘦,宽度均匀,不显著隆凸 ………………………………… 54

雄性第一腹肢末节较肿胀,基部宽末部窄 …………………………………………… 55

54.雄性腹部尾节较宽,宽为长的 1.3 倍;第一腹肢末第二节约为末节长的 3.9 倍,外侧面近
末部 1/3 隆起 ………………………………………………… 矮小华溪蟹(*S. nanum*)

雄性腹部尾节较窄,宽度约与长度相当;第一腹肢末第二节约为末节长的 3.6 倍,末节外侧
面的隆线止于中部 …………………………………………… 湘西华溪蟹(*S. xiangxiense*)

雄性腹部尾节较长,宽度约与长度相当;第一腹肢末第二节约为末节长的 4.2 倍,末节外侧
面的隆线止于末端 …………………………………………… 隆凸华溪蟹(*S. convexum*)

55. 雄性第一腹肢末节外侧面基部较宽,末半部较瘦,长为基部宽的 1.3 倍,基部宽度为末缘宽的 1.9 倍,末第二节内末角不突出 ………………………………………… 茶陵华溪蟹(*S. chalingense*)

雄性第一腹肢末节外侧面基部相对较窄,末半部较瘦,长为基部较宽,长为基部宽的 1.8 倍,基部宽为缘宽的 1.6 倍,末第二节内末角不突出 ……………………… 鄳县华溪蟹(*S. lingxianense*)

雄性第一腹肢末节外侧面基部相对较窄,末半部明显较宽,长为基部宽的 1.7 倍,基部为末缘宽的 1.2 倍,末第二节内末角突出 ……………………… 宁岗华溪蟹(*S. ninggangense*)

56. 雄性第一腹肢末第二节约为末节长的 2.4 倍,末节末缘斜向外方,中部凹陷略浅,外侧缘中部呈半球状隆凸 ………………………………………… 斜缘华溪蟹(*S. obliquum*)

雄性第一腹肢末第二节约为末节长的 3 倍以上,末节末缘并不明显斜向外方,外侧缘中部略显凸隆 …………………………………………………………………………… 57

57. 雄性第一腹肢末节内叶角状,长于外叶,中部具 U 形凹陷 …………………………………
………………………………………… 凹肢华溪蟹指名亚种(*S. depressum depressum*)

雄性第一腹肢末节内叶圆叶状,稍长于外叶,中部凹陷宽而浅 …………………………
………………………………………… 凹肢华溪蟹商城亚种(*S. d. shangchengense*)

雄性第一腹肢末节内、外两叶均为角状,略等长,中部凹陷窄而浅 ……………………
………………………………………… 凹肢华溪蟹通山亚种(*S. d. tongshanense*)

58. 雄性第一腹肢末节长方形,弯向内方………………………… 凹指华溪蟹(*S. introdigitum*)

雄性第一腹肢末节近桃形,弯向外方 ………………………… 匙指华溪蟹(*S. cochlearidigitum*)

附录4　南海溪蟹属种检索

1. 雄性第一腹肢末节较长,末第二节约为末节长的 2.4 倍以下 ·················· 2

雄性第一腹肢末节中等长度,末第二节为末节长的 2.4～2.7 倍 ·············· 3

雄性第一腹肢末节较短,末第二节为末节长的 3 倍以上 ·················· 7

2. 雄性第一腹肢末节内末角突出略呈球状,外末角相对粗壮 ····················

················· 平远南海溪蟹(*Nanhaipotamon pingyuanense*)

雄性第一腹肢末节内末角近圆方形角状,外侧缘轻度弧拱形,外末角瘦削 ·············

····················· 华安南海溪蟹(*N. huaanense*)

3. 雄性第一腹肢末节的长度约为最宽处的 2.1 倍,内末角斜向内下方,位于末节的中部 ···

················ 温州南海溪蟹(*N. wenzhouense*)

雄性第一腹肢末节的长度为最宽处的 2 倍以下,内末角的形状各异 ·············· 4

4. 雄性第一腹肢末节内末角斜向内下方,近于末节的中部 ··· 南日南海溪蟹(*N. nanriense*)

雄性第一腹肢末节内末角向内上方突出 ····························· 5

5. 雄性第一腹肢末节内末角窄小,末缘外侧隆凸 ········ 广东南海溪蟹(*N. guangdongense*)

雄性第一腹肢末节内末角圆叶状,末缘外侧不明显隆凸 ···················· 6

6. 雄性第一腹肢末节内末角突出,末缘中部明显凹入 ······· 平和南海溪蟹(*N. pinghense*)

雄性第一腹肢末节内末角圆叶状,不甚扩张,末缘中部略凹 ··················

····················· 永春南海溪蟹(*N. yongchunense*)

雄性第一腹肢末节内末角半圆形,甚为扩张,前端末部山峰状 ·················

····················· 武平南海溪蟹(*N. wupingensis*)

雄性第一腹肢末节圆叶状,相对扩张,末缘中部平直 ········ 和平南海溪蟹(*N. hepingense*)

7. 雄性第一腹肢末节内末角圆钝,斜向内下方,位于末节中部 ··················

····················· 台湾南海溪蟹(*N. formosanum*)

雄性第一腹肢末节内末角圆叶状,指向内上方 ········· 香港南海溪蟹(*N. hongkongense*)

雄性第一腹肢末节内末角窄凸圆球形,指向内上方 ········ 尖肢南海溪蟹(*N. aculatum*)

8. 雄性第一腹肢末节内末角方圆,外末角角状,直指腹上方 ···················

····················· 霞浦南海溪蟹(*N. xiapuense*)

雄性第一腹肢末节内末角方圆,外末角角状,相对粗壮,指向腹外上方 ·············

····················· 平潭南海溪蟹(*N. pingtanense*)

9. 雄性第一腹肢末节内末角三角形圆钝,外末角呈足掌样向腹外方突出,末节末部呈斧状

扩张 ····················· 福建南海溪(*N. fujianense*)

附录5　华南溪蟹属种检索

附录6　博特溪蟹属种检索

1.头胸甲的宽度为 38.5 mm 以上,雄性腹部第六节的宽度约为长度的 1.9 倍,第一腹肢末节弯弓状 ·· 永安博特溪蟹(*Bottapotamon yonganense*)

头胸甲的宽度为 30 mm 以下,雄性腹部第六节的宽度为长度的 2 倍以上,第一腹肢末节弯弓状或略弯 ·· 2

2.雄性第一腹肢末第二节约为末节长的 2 倍,末节相对较短 ·······························
·· 福建博特溪蟹(*B. fukiense*)

雄性第一腹肢末第二节为末节长的 1.5～1.6 倍,末部不明显趋窄 ···················· 3

3.雄性第一腹肢弯弓状,末第二节中部不明显收缩,末节长为宽的 3.5 倍;第二腹肢末第二节的长度约为末节长的 1.6 倍 ·············· 恩氏博特溪蟹(*B. engelhardti*)

雄性第一腹肢略弯,末第二节中部明显收缩,末节长为宽的 3.3 倍;第二腹肢末第二节的长度约为末节长的 2.3 倍 ·············· 灵川博特溪蟹(*B. lingchuanense*)

4.雄性第一腹肢末第二节约为末节长的 1.7 倍,末节发达,呈弯弓形隆起,开端与末节基部收缩 ·· 尤溪博特溪蟹(*B. youxiense*)

● 参考文献

[1]陈心陶.我国并殖吸虫的种类、系谱关系与地理区划[J].寄生虫学报,1964,1(1):53-68.

[2]单小云,林陈鑫,李友松,等.沈氏并殖吸虫(*Paragonimus sheni* sp. nov.)新种报告——附中国并殖吸虫囊蚴和成虫分种检索表[J].中国人兽共患病学报,2009,25(12):1143-1148.

附录7 并殖吸虫病诊断标准 *

中华人民共和国卫生行业标准

WS 380—2012

并殖吸虫病的诊断

Diagnosis of paragonimiasis

2012-06-04 发布   2012-10-15 实施

中华人民共和国卫生部发布

前言

本标准按照 GB/T1.1—2009 给出的规则起草。

本标准第 6 章为推荐性条款,其余为强制性条款。

本标准由卫生部寄生虫病标准专业委员会提出。

本标准起草单位:浙江省医学科学院寄生虫病研究所、浙江大学医学院。

本标准主要起草人:闻礼永、陈翠娥、张悟澄。

并殖吸虫病的诊断

1 范围

本标准规定了并殖吸虫病的诊断依据、诊断原则、诊断和鉴别诊断。

本标准适用于全国各级医疗机构和疾病预防控制机构对并殖吸虫病的诊断。

2 术语和定义

下列术语和定义适用于本文件。

2.1 并殖吸虫病 paragonimiasis

由并殖吸虫(*Paragonimus* spp)在宿主肺部寄生或体内各脏器间移行引起的一种重要的食源性人兽共患寄生虫病(参见附录 A)。

2.2 胸肺型并殖吸虫病 thoracopulmonary type paragonimiasis

并殖吸虫感染人体后,成虫寄生于宿主胸、肺部引起肺部及胸膜病变的并殖吸虫病。

2.3 肺外型并殖吸虫病 extrapulmonary type paragonimiasis

并殖吸虫感染人体后,幼虫移行于胸、肺部以外的组织与器官引起相应组织与器官病变的并殖吸虫病。

---

* 作者:杭州医学院闻礼永、陈翠娥;浙江大学医学院张悟澄。

3 诊断依据

3.1 流行病学史

有生食或半生食流行区并殖吸虫的第二中间宿主（如淡水蟹、蝲蛄等）及其制品、转续宿主（如野猪肉、棘腹蛙等）史或在流行区有生饮溪水史（参见附录 B）。

3.2 临床表现

3.2.1 胸肺型：咳嗽、胸痛、铁锈色血痰或血丝痰、咳烂桃样血痰和（或）胸膜病变的相关症状与体征，部分轻度感染者可无明显临床症状与体征（参见附录 C）。

3.2.2 肺外型：较为常见的有皮下包块型、腹型、肝型、心包型，此外还有脑型、脊髓型、眼型和阴囊肿块型等，各有其相关症状与体征部分，轻度感染者可无明显临床症状与体征（参见附录 C）。

3.3 实验室检查及影像学检查（见附录 D）

3.3.1 外周血嗜酸性粒细胞比例或绝对值明显升高。

3.3.2 皮内试验（ID）阳性。

3.3.3 血清免疫学试验阳性。

3.3.4 影像学检查有异常表现。

3.3.5 活组织检查有特征性病理改变。

3.3.6 病原学检查阳性，包括痰或粪便中发现并殖吸虫虫卵，或者皮下包块或其他活体组织及各种体液中发现虫体或虫卵。

4 诊断原则

根据流行病学史、临床表现及实验室检查结果予以诊断。

5 诊断

5.1 疑似病例

5.1.1 胸肺型：同时符合 3.1、3.2.1 和 3.3.1。

5.1.2 肺外型：同时符合 3.1、3.2.2 和 3.3.1。

5.2 临床诊断病例

5.2.1 胸肺型

符合下列一项可诊断：

a) 同时符合 3.3.2 和 5.1.1；

b) 同时符合 3.3.3 和 5.1.1；

c) 同时符合 3.3.4 和 5.1.1。

5.2.2 肺外型

符合下列一项可诊断：

a) 同时符合 3.3.2 和 5.1.2；

b) 同时符合 3.3.3 和 5.1.2；

c) 同时符合 3.3.4 和 5.1.2；

d) 同时符合 3.3.5 和 5.1.2。

5.3 确诊病例

5.3.1 胸肺型：同时符合 3.3.6 和 5.2.1。

5.3.2 肺外型：同时符合 3.3.6 和 5.2.2。

6 鉴别诊断

6.1 胸肺型并殖吸虫病的鉴别诊断

应与肺结核、胸膜炎、肺肿瘤、肺脓肿、慢性支气管炎和支气管扩张、肺部炎症等疾病相鉴别。

6.2 肺外型并殖吸虫病的鉴别诊断

应与脑膜炎、蛛网膜下腔出血、癫痫、囊尾蚴病、心包炎、肝炎、肝脓肿、肝囊肿、脑脓肿、肿瘤等疾病相鉴别。

附录 A

（资料性附录）

病原学

并殖吸虫病的病原是以卫氏并殖吸虫［*Paragonimus westermani*（Kerbert，1878）Braun，1899］和斯氏狸殖吸虫［*Pagumogonimus skrjabini*（Chen，1959）Chen，1963］为代表的并殖吸虫，世界上至今报告的虫种已有50余种，其中有些是同物异名或异物同名。卫氏并殖吸虫成虫主要寄生于肺，形成以囊肿为主的病变，可引起烂桃样血痰和咯血等症状。斯氏狸殖吸虫在人体内一般不发育为成虫，主要引起内脏幼虫移行症和皮肤幼虫移行症。

并殖吸虫第一中间宿主为软体动物螺类，第二中间宿主为甲壳动物蟹类及蝲蛄类。保虫宿主种类繁多，分属猫科、犬科、灵猫科、鼠科等动物。转续宿主为鼠和兔等啮齿类、蛙等两栖类、鸡等禽类、野猪等动物。

附录 B

（资料性附录）

流行病学

并殖吸虫病俗称"肺吸虫病"，其分布较广，在亚洲、大洋洲、美洲和非洲均有报告，在我国，除西藏、新疆、内蒙古、青海、宁夏外，其余各省、自治区、直辖市均有报道。

并殖吸虫病是人兽共患的动物源性寄生虫病，人和多种哺乳动物生食或半生食含有囊蚴的溪蟹或蝲蛄等第二中间宿主和（或）含童虫的转续宿主而受感染，故也是一种食源性寄生虫病。

影响并殖吸虫病流行的因素很多，山区的地理环境、适宜的气候条件、种类与数量众多的动物宿主是其自然疫源地分布广泛的基础。生食溪蟹、蝲蛄及其制品是导致感染的主要原因。生食转续宿主动物、在疫区生饮含囊蚴的溪水也可导致感染。来自流行区的溪蟹、蝲蛄可能引发城市居民感染，甚至暴发。

附录 C

（资料性附录）

临床表现

C.1 胸肺型并殖吸虫病

主要表现为咳嗽、咳痰、胸痛、咯血，常引起胸膜粘连或增厚，也可引起胸腔积液。典型痰液为铁锈色或果酱样血痰，有时可呈烂桃样。在血痰中极易找到虫卵及夏科雷登结晶。体征一般无特异性，听诊偶可闻及局限性干性或湿性啰音。胸痛亦较常见，多位于腋间或胸廓下缘。胸水和痰中均可发现嗜酸性粒细胞。胸部X线检查可发现肺部病变。

C.2　肺外型并殖吸虫病

C.2.1　皮下包块型:皮下包块呈单个散发或多个成串,以游走性为特性。大小约为 2 cm×3 cm,表面皮肤正常,初起时质软,后期稍硬。具痒感或略有刺痛而无红肿。好发部位为腹壁,其次为胸壁、腰背部、大腿内侧、臀部、腹股沟、精索。

C.2.2　腹型:多发生于感染早期。童虫穿过肠壁进入腹腔,可损伤肠壁,主要表现为腹痛、腹泻、便血。腹痛部位不固定,右下腹或下腹可有局限性压痛。如脓肿或囊肿偶向肠内破溃,则出现棕褐色、芝麻酱状或黏稠脓血样便,有时能查到虫卵。重者可伴肝脾肿大。

C.2.3　肝型:主要表现为肝脏肿大、肝区疼痛、肝功能异常、γ-球蛋白显著升高及白蛋白/球蛋白比例倒置、转氨酶升高等。

C.2.4　脑型:主要表现为颅内压增高、脑膜刺激征、蛛网膜下腔出血、癫痫等脑组织破坏、脑膜脑炎以及颅内占位性病变等症状和体征。后期患者可因反复发作而致智力减退、记忆力减退或丧失,甚至发生精神失常等。部分病例在病理发展过程中可形成钙化灶。如累及颅内而影响Ⅲ、Ⅳ、Ⅵ对颅神经时可导致眼肌瘫痪。

C.2.5　脊髓型:常出现知觉异常,如下肢麻木感、刺激感、腰痛、坐骨神经痛,一侧或双侧下肢感觉和运动障碍、排尿和排便困难、大小便失禁及病理反射等。多逐渐加重,最终发生瘫痪。

C.2.6　心包型:儿童患者中多见,可引起心包积液、心包粘连。心包积液多呈淡黄色或血性,含大量嗜酸性粒细胞。少数继发感染者可呈脓性。

C.2.7　眼型:虫体侵犯眼周组织,可引起眼球凸出,视力障碍,眼球活动受限,也可引起眼睑红肿、疼痛。病变活检可见夏科雷登结晶与嗜酸性粒细胞浸润,病灶处可能检获童虫。

C.2.8　阴囊肿块型:少见,肿块大小不等,大者可如拳头,局部疼痛,影响正常生活与活动。

C.2.9　亚临床型血清免疫学试验阳性,实验室检查或 X 线胸片有典型改变,但未出现明显症状。属轻度感染或感染早期者。

附录 D

（规范性附录）
实验室检查及影像学检查

D.1　免疫学检查

D.1.1　皮内实验(intradermal test,ID)

D.1.1.1　抗原:成虫可溶性粗抗原,1:2000 稀释。

D.1.1.2　操作:皮内注入抗原液 0.1 mL,使出现直径约 0.5 cm 丘疹,15 min 后观察丘疹的变化。

D.1.1.3　结果判断:见表 D.1。

表 D.1　皮内实验结果的判定

结果	丘疹直径/cm	红晕直径/cm
可疑(±)	0.8~0.9	<1.5 或无
弱阳性(+)	1.0~1.4	2.0~2.9
阳性(++)	1.5~2.5(可能同时有伪足)	3.0~4.5
强阳性(+++)	>2.5(有伪足)	>4.5

注:测量可取平均直径,平均直径=(丘疹长径+丘疹宽径)/2。

D.1.2 酶联免疫吸附试验(enzyme-linked immunosorbent assay,ELISA)

D.1.2.1 操作方法

操作方法如下：

a) 抗原包被：用0.05 mol/L pH 9.6的碳酸盐缓冲液稀释成虫可溶性粗抗原,在每个微量聚苯乙烯塑料板的反应孔中加100 μL,置4℃冰箱内过夜。次日弃去孔内溶液,用含有0.05%吐温-20的磷酸缓冲盐水(0.01 mol/L, pH 7.4PBS-T)洗涤3次,每次5 min,甩干。

b) 加血清：在反应孔中加入以PBS-T作1∶200稀释的受检者血清或参考血清(每批设阴性及阳性对照各1个)100 μL,置37℃温箱内孵育1h。倾去血清,以PBS-T洗涤3次,每次5 min,甩干。

c) 加酶结合物：加入以PBS-T作1∶1000～1∶4000稀释的酶标记结合物100 μL,37℃孵育1h。倾去酶标记结合物,以PBS-T洗涤3次,每次5 min,甩干。

d) 加底物：于各反应孔中加入临用前配制的已加H_2O_2的邻苯二胺(OPD)或3,3′,5,5′—四甲基联苯胺(TMB)底物溶液100μL,37℃孵育30 min。

e) 终止反应：于各反应孔中加入2mol/L硫酸(H_2SO_4)50μL。

D.1.2.2 结果判定

在酶标专用比色计上读取492 nm(OPD为底物)或450 nm(TMB为底物)光密度(OD)值,以血清检测值/阴性参考值(P/N)≥2.1判为阳性。

D.1.3 其他血清免疫学试验

检测并殖吸虫特异性抗体的血清免疫学试验还包括间接红细胞凝集试验(IHA)和斑点金免疫渗滤法(DIGFA)。

D.2 影像学检查

D.2.1 X线检查

D.2.1.1 胸肺型并殖吸虫病

感染早期可表现为支气管周围炎症样改变,或炎性浸润阴影;活动期X线征象较明显而复杂,病灶坏死区出现炎症渗出。可出现多个环状与空泡阴影,或有透亮区的囊状与蜂窝状阴影、单个或多个聚集的结节状阴影;愈合期表现为形态多样的纤维化或钙化病灶,如出现弯曲的隧道样纤维化病灶则诊断意义较大。部分患者伴有胸膜病变表现。

D.2.1.2 肺外型并殖吸虫病

脑型并殖吸虫病患者的平片可见颅内压增高的表现,如松果体移位。患病时间较久者出现直径0.5 cm至数厘米多个圆形或椭圆形钙化灶,亦有局限性多发性沙砾样斑点状钙化灶,多位于颞侧;脊髓型平片可见囊肿及椎弓根的骨质疏松和距离加宽;腹型胃肠造影检查可见肠粘连或腹膜、大网膜粘连现象;肝型、心包型等其他类型并殖吸虫病X线无特征性改变。

D.2.2 其他影像学检查

并殖吸虫病的其他影像学检查包括计算机断层成像、磁共振成像、B型超声等,形态学征象表现多样,可作为诊断参考。

D.3 病原学检查

D.3.1 虫卵检查

D.3.1.1 痰液直接涂片镜检法

收集病人清晨新鲜痰液,取铁锈色或带血丝部分直接涂片于载玻片上,成厚度适宜的痰膜,然后置于显微镜下检查,寻找虫卵。

D.3.1.2　痰液浓集消化法

收集 24 h 痰液,加入等量 10%NaOH,混匀,置 37℃温箱内约 4~6 h,其间用玻棒多次搅动,等消化成清亮的稀液后,以 1000 g 离心 5 min,吸取沉渣作涂片镜检。连续检查 3 d。

D.3.1.3　粪便沉淀集卵法

取粪便 30 g 置于烧杯内,加入 300 mL 左右的水充分搅匀成粪浆。用粗孔网筛将粪浆过滤于 500 mL 的三角杯内,加水至刻度处,静置 10 min。将上层液弃去,换加清水至刻度处,如此重复四次或五次,直到上层液变清为止。弃去上层液后,取沉渣镜检寻找虫卵。

D.3.2　活组织检查

皮下包块可行外科手术切除并进行活组织检查,查到虫体或虫卵为确诊依据。如未发现虫体或虫卵,但在病理切片中发现虫体移行的窦道或发现含夏科雷登结晶和嗜酸性粒细胞浸润、亦具有重要的诊断价值。

D.3.3　体液检查

胸水、脑脊液、心包液、腹水等体液镜检时可见嗜酸性粒细胞、夏科雷登结晶,偶可发现虫卵。

附录8　福建省肺吸虫病防治研究做出重大贡献的学者

附录8.1　大著百篇,弟子三千——我国肺吸虫病调查研究的开拓者陈心陶教授 *

陈心陶,1904年5月4日出生在福建省古田县邮政公务员家庭,自幼勤奋好学,靠勤工俭学维持学业。1925年,他在福建协和大学生物系毕业后受聘到广州岭南大学;1928年被选送到美国留学,在明尼苏达大学获理科硕士学位,后转入哈佛大学医学院进修,学习比较病理学,获博士学位;1931年,任广州岭南大学医学院教授、生物学主任和理科研究所所长。

1948年,他又去美国华盛顿柏罗维研究所和哈佛大学、芝加哥大学考察,完成绦虫囊尾蚴的免疫反应试验研究。1949年新中国成立,他谢绝亲友的劝阻和美国大学的挽留和聘请,毅然回国。途经香港,又有一个科研机构用比美国更优厚的待遇挽留他,他不为所动,说:"我的事业在祖国。"广州解放第三天,他就去岭南大学医学院报到,继续担任科主任。1950年夏,他受广东省人民政府的委托到四会县一个有大肚子病的地区进行调查,证实其为血吸虫病流行区,并开展这种病的防治工作长达20余年。1953年,岭南大学医学院和中山大学医学院等合并为华南医学院,不久改称为中山学院(现中山大学医学院),他一直担任寄生虫学教研室主任、教授,兼任广东省血吸虫病研究所所长。他多次代表国家参加国际学术会议,1973年被选为《中国吸虫志》主编。几十年来从实验室到广阔的天地,和广大人民群众相结合,艰苦创业,使广东省在全国率先成为消灭血吸虫病的省份,陈教授居功甚伟。他的贡献是多方面的,这里仅就他对肺吸虫学的成就简要罗列如下。

我国幅员辽阔,地形地貌复杂,南方各省群山连绵,溪沟纵横,动植物资源丰富,为肺吸虫病在自然界的生长繁殖提供了良好的条件,是世界上最早发现肺吸虫病病例的地方,而且虫种以及第一、第二中间宿主螺蟹类繁多,是农村和林区群众的重要公共卫生问题。近年来,由于人员流动频繁,旅游者和城市人群当中受感染发病者不断增多。

一、微观定虫种

至今,全球已报告的并殖吸虫有50种,其中我国占一半以上,有的虫种独立性还有争议,同物异名问题有待进一步解决。这其中就有陈心陶教授报告的8种,他对新种的特征、生活史考察均细致而深入,对不同虫种的地理分布等都有独特的创见,在当时产生了很大影响,至今仍然是重要参考。文章千古,功垂不朽。

陈氏定名的虫种,按时间顺序为:怡乐村并殖吸虫(*P. iloktsuenensis* Chen,1940)、斯氏并殖吸虫(*P. skjabini* Chen,1959)、三平正并殖吸虫(*Euparagonimus cenopiosus* Chen,1963)、异盘并殖吸虫(*P. heterotremus* Chen,1964)、丰宫并殖吸虫(*P. proliferus* Hsia and Chen,1964)、扁囊并殖吸虫(*P. asymmetricus* Chen,1977)和泡囊并殖吸虫(*P. ueocularis* Chen,1977)。

陈氏对虫种的命名分别以发现地、学者姓氏为依据,更多的是依据虫体的形态特征。第一、二种方式均仅一种,分别为怡乐村并殖吸虫和斯氏并殖吸虫。前者是1940年的报告。20年后的

---

* 作者:厦门大学附属第一医院张世阳;福建省疾病预防控制中心许龙善、林金祥、李友松。

20世纪60年代,是我国并殖吸虫研究的一个此起彼伏、南北呼应的高潮期,在理论和实践上都有创新之处和丰富内容。他发现一种体态不同于常见的椭圆形,腹吸盘不是位于体中部而是在体前1/3处,对人体致病性也大不相同,长期以童虫状态在皮下寄生的虫种。1959年,他在出席当时苏联塔什干(今乌兹别克斯坦共和国首都)的一次学术会议时,为纪念一位享誉世界的大师(斯克里亚平)90岁诞辰而以他的姓氏命名此虫种。更多的情况是以虫种的形态特征命名。例如,大多数虫种为较小的口吸盘,而有一种口吸盘非常大,比腹吸盘大近一倍,故定名为异盘并殖吸虫;将子宫膨大者命名为巨睾并殖吸虫;将扁平状态的囊蚴定名为扁囊并殖吸虫。

肺吸虫是中文习惯的名称,因本虫会引起呼吸系统疾患而称之,与肝吸虫是寄生在肝的意思一样(实际上,该虫是寄生于与肝脏相连的胆囊,是最不怕苦的虫,在苦胆中度过一生)。"*Para*"是"相对""靠近"之意,而"*gonimus*"则是睾丸,为一对相对排列于体后部的睾丸。

二、宏观画分布

因为我国山地丘陵占大部分,以至于并殖吸虫在我国不但虫种多,而且分布广泛。虽然我国有数以百计的调查论文报告,但分散的资料有必要在地理分布及特征上提纲挈领地加以分门别类,这是开展研究和防治工作的基础。于是,陈氏根据对人体致病后不同的临床表现,将溪蟹为第二中间宿主的卫氏并殖吸虫分布区划分在黄河流域以下,而以蝲蛄为第二中间宿主的则在东北地区。经陕西的秦岭一带画一条肺吸虫线,为卫氏并殖吸虫和斯氏并殖吸虫分布区。这样,全国地图上仅三条线,简单而明确地显现肺吸虫种类的大致分布,经久不衰地被引用,足以显现其分量与价值。

三、争鸣促发展

20世纪60年代,我国南北方分别以陈心陶和钟惠澜教授为代表,带领各自的团队开展对肺吸虫病的研究。他们都是我国寄生虫学的权威人士。虽然陈氏侧重于生物学,而钟氏注重临床医学,但研究的内容难免会发生交叉或重复,因而产生不同意见的争鸣。最为典型的例子是陈氏报告的斯氏并殖吸虫和钟氏报告的四川肺吸虫的独立性以及哪一种为另一种异名的争论,历时之长、范围之广、人数之多都是科学界中所罕见,被当作"百家争鸣"的典型事例。

钟氏等不同意陈氏的看法,认为四川肺吸虫的独立性可以成立。例如,关于虫体的宽长比例,这是虫种鉴定的重要特征,四川肺吸虫报告的轻压标本为1:2.8,未压标本为1:3.3。反观斯氏并殖吸虫最初的报告是1:2.2,后来不断增大到1:2.4、1:2.6、1:2.8,乃至1:3.7。皮棘形态、虫卵大小等方面经过更改后也愈加靠近四川肺吸虫。

董苌安等在对江西省斯氏并殖吸虫研究时取得与陈氏一致的意见。林宇光在福建闽北发现的斯氏并殖吸虫,经做生活史周期观察并同陈、钟的报告比较后,认为四川肺吸虫和斯氏并殖吸虫为同一种虫。徐秉锟、詹希美做巨睾并殖吸虫、斯氏并殖吸虫、四川并殖吸虫、大平并殖吸虫、怡乐村并殖吸虫成虫和三平正并殖吸虫特征排序,借助电子计算机做聚类分析,结果都不能将斯氏并殖吸虫与四川并殖吸虫分开,所以两者可能为同一虫种。

有这样的趋势:生物学和教学上多用斯氏并殖吸虫,而临床学多用四川肺吸虫。更多的是两者混用。

我们认为,虽然陈氏当年报告的材料比较简单,以至于后来不断加以补充和修改,但在1960

年《动物学报》上的报告及同年人民卫生出版社出版的《医学寄生虫学》专著中对斯氏并殖吸虫的记述已比较完善,早于钟氏1962年的四川肺吸虫虫种报告,根据《国际动物命名法规》的优先权规定,斯氏并殖吸虫优先于四川肺吸虫,故为有效命名,四川肺吸虫为其同物异名。

应该说钟、陈教授这两位我国寄生虫学、热带病学开拓者的贡献是众所周知的,他们的研究成果极大地丰富了科学宝库,为我国科学界赢得荣誉,值得人们的敬仰和怀念。我们缅怀他们,他们刻苦工作的献身精神永远是我们学习的榜样,但是智者千虑必有一失,不能要求他们对事物的认识都能够准确无误。我们认为有关问题的提出讨论,是对科学与真理的尊重。

四、匆忙也出错

并殖吸虫研究,需具有生物学,临床学、流行病学等多方面的知识。在研究过程中,发生一些偏颇甚至错误都是不足为奇的

并殖吸虫生活史研究最早是日本学者进行的,但日本学者在早期就将长尾的幼虫当作该虫的尾蚴。后经仔细观察,才发现并殖吸虫螺体内的尾蚴属于微尾型,其特征是腹吸盘下的凹陷呈倒三角形,两侧具7对穿刺腺,而且镜下非常清晰。

类似的失误在陈氏的晚年也发生过,即他报告的扁囊并殖吸虫和泡囊并殖吸虫。经大量的调查研究发现,前者是卫氏并殖吸虫畸形囊蚴感染动物后检获的幼虫的误报;后者也是溪蟹中斯氏并殖吸虫畸形囊蚴的误报。

科学研究的失误,既不乏见,君子之过,犹如日月之食,雨过天晴,无伤大雅。这些不足,与他们不懈的努力和巨大的成就比起来,只是九牛一毛。对前辈,我们既不能苛求,也不护短,这才是对他们的尊重和爱戴,同时可敦促后辈们更加努力奋斗。

陈教授少小离家,但乡音不改乡情重,挂念家乡的建设与基层调研。当他得知林宇光教授带领大家在他孩童时代读过书的建瓯县调查肺吸虫时甚为振奋,寄标本,送材料,还想回来看一下。所以在开展众多吸虫病、广州管圆线虫病的防治工作时,陈教授的《医学寄生虫学》《中国吸虫志》等专著是不可或缺的参考书,倍感它的博大精深。今日中山大学,云蒸霞蔚,后来者接过先人薪火,青出于蓝,俊秀迭出,陈老天上有知,当含笑而欣慰。

● 参考文献

[1]李友松,许龙善,林金祥,等.陈心陶教授对并殖吸虫的研究,中山大学与现代中国学术[M].北京:商务印书馆,2014:995-990.

[2]李友松,许龙善,林金祥,等.大作百篇 弟子三千——概述陈心陶教授对并殖吸虫的研究以纪念他的百年诞辰[J].医学与哲学,2004,25(3):31-34.

附录8.2　立下愚公志、为民除害虫的唐仲璋、唐崇惕教授 *

唐仲璋、唐崇惕教授是我国著名寄生虫学家,他俩对寄生虫学的研究和人才培养贡献莫大,双双被选为科学院院士,故有"一门父女双院士,祖孙三代同专业"之美谈。在这里,简述他们在福建省肺吸虫病等的调查研究探索与成就。

唐仲璋,福建省闽侯县人,其先人慈善为怀,毕生行医,以高明医术诊治乡亲邻里病痛。幼年的唐仲璋,在这样的氛围中耳濡目染,仁爱之心自然生成并埋存于心底。

在父亲的敦促下,他努力向学,在熟悉中国传统文化基础上,接受刚刚传入的新式的西方科学文化教育,进入建在福州鼓山脚山坡上的福建协和大学生物系,原先选读昆虫学专业,一次生病住院,看到被晚期血吸虫病折磨而处于极大痛苦中挣扎的同室病友,心灵受到莫大的震撼,经过认真思考,深感寄生虫病对民众的危害更普遍、更深重,若自己参与防治能更直接解除患者的痛苦,能更快实现救死扶伤的愿望。

他中等身材,长年奔波野外捕捉采集标本,栉风沐雨,黝黑的脸上堆满笑容。在家里,他同夫人相濡以沫,养育儿女,个个成长为优秀之才。

俗话说:"一个成功的男人,其身后必有一位贤良的女人扶持。"这句话对唐夫人郭如玉女士来说真是恰如其分了。唐最好的两位大学同学之一,将妹妹托付给唐,唐先生不负重托,将她视若美玉珍宝,互敬互爱,堪称模范夫妻。唐夫人不但完美地尽了妻子的职责,难能可贵的是,在唐先生指导下,很快成为先生事业上不可或缺的得力助手。身兼标本的收集、分门别类保存、绘图、誊抄、校对等在人们眼中繁杂的事务,她都甘之如饴,乐此不疲。她数十年如一日,是位不列在编制的工作人员,是位不拿工资而勤恳努力的研究员,又是许多专著论文无署名的作者。无怪乎唐老对夫人的敬重发自心底最深处。这在夫人仙逝后写的词(《忘忧草》)中表达得无比情真意切,令人感动。

唐氏父女对福建省肺吸虫病调查研究的贡献具先锋和独特的作用。

早在20世纪30年代,唐氏在福清县做血吸虫病调查时,出乎意料地在钉螺和束腰蟹中发现了短尾型尾蚴和并殖吸虫囊蚴,这引起他的极大兴趣,于是在实验里完成了自囊蚴感染大鼠、兔到查及虫卵,孵出毛蚴感染钉螺,再以钉螺内逸出的尾蚴感染束腰蟹,终于从蟹体中检及囊蚴的生活史循环,并同在闽北南平地区捕获的溪蟹体内检出的林氏并殖吸虫(后认为是卫氏并殖吸虫的同物异名)囊蚴感染动物后获得的成虫、虫卵做比较,认定福建省存在两种类型的并殖吸虫及其分布区。

1962年,唐氏父女重新检视标本,将20年前自福清县发现的虫种命名为福建并殖吸虫。尽管资料已完整齐备,全文长达3万字,附有大量绘图,应是该项研究的样板之作,但是他们在文题中用的是"初步研究",足见他们对学术无比的敬畏又十分的慎重。

1975年,闽北建瓯发现肺吸虫病例,于是省卫生厅组织厦门大学和省寄生虫病研究所联合在建瓯举办全省肺吸虫病学习班。已经年迈的唐老依然兴致勃勃,带领师生到现场,将肺吸虫研究的正反面经验教训如话家常地告诉大家,带给与会学员极大的鼓励和深刻的教益。

理论课后,唐老以普通人身份到建瓯县最偏远的房道公社的扁担医院里实习。每天端坐在

　＊　作者:福建省疾病预防控制中心李友松。

显微镜前仔细观察严如柳教授、陈美处理的标本,发现溪蟹的囊蚴感染率近100%,而螺类标本却一直无阳性检出。学员不解其中的原因,唐老反复宣讲:螺类的感染率以千分之几计,因为幼虫是无性裂殖,感染率自然低,同蟹体内的囊蚴不能相提并论,所以大家还要努力,要找到真正的小型螺类,而放逸短沟蜷的幼螺不是斯氏并殖吸虫的宿主,一些螺体内发现的尾蚴虽与并殖吸虫尾蚴很类似,但真正的并殖吸虫尾蚴腹吸盘后的凹陷为倒三角形,而其他吸虫尾蚴的腹吸盘后的凹陷为"R"字形,差别很微小,稍不注意就会造成混误,故要认真加以分别鉴定。10天后,终于找到小螺蛳(经鉴定为福建拟钉螺新种),福建地区的斯氏并殖吸虫真正尾蚴也在这种螺内发现了。人们再次被唐老渊博的知识、坚持和寻找真理的坚强意志和信念所折服。

建瓯为内陆性气候,午间非常炎热,而唐老成天不休息,终于太过忙碌而病倒。唐老依依不舍地提前返校,途经福州时还向省寄生虫病研究所要了4只大白鼠带回厦门做感染试验,一位生病着的老人心里挂念的不是自己,而是课题与研究!

崇惕教授系唐老的长女,传承了他倾注毕生心血的寄生虫学专业。唐老作为父亲,又是谆谆教导的严师。老人家的愿望很快得到实现,女儿的一个个成就让老人家欣喜不已。

崇惕教授继承传统和优良家风,不断接受新事物,扩大知识面,在寄生虫学领域纵横驰骋,为了验证牛羊肝脏中华双腔吸虫的生物学特征以及防治效果,她像候鸟一样,多年暑假期间都到内蒙古草原牧区几个月,逐水逐草寻找疫源地,仔细观察传播寄生虫的贝类宿主的生活习性和消长的影响因素。这使我们想起20世纪70年代,年逾70的唐老带队到建瓯县举办肺吸虫病学习班的身影,而唐崇惕教授也是在耄耋之年奔波在辽阔的草原上,真有乃父的风度!

唐老在功成名就之后,从不止步,依然惜时如金,每天工作12个小时以上,研究室的灯光常常迎来窗外太平洋冉冉升起的东方红日。古老的寄生虫学专业保持着新鲜的内容,以崭新的面貌呈现在世人面前。崇惕教授将唐先生求学时代的择业以及和病虫害的防治斗争进行到底,唐老天上有知,当欣慰含笑。

● 参考文献

[1]TANG C C. A comparative of *Paragonimus* occurring in Fukien South China[J]. Chinese Med. J. Supplement,1940,3:267-291.

[2]李友松.福建省肺吸虫病的发现[J].中华医史杂志,1984,14(11):19-24.

[3]李友松.福建省血吸虫病发现史[J].中国科技史料,1983:64-72.

[4]唐仲璋,唐崇惕.福建省一种新种并殖吸虫(*Paragonimus fukienensis*,sp. nov.)的初步报告[J].福建师范学院学报(寄生虫学专号),1962,2:245-261.

附录 8.3　开启和推动福建省肺吸虫深入调查研究的林宇光教授 [*]

　　林宇光教授生于 1924 年 12 月 19 日,福建省闽侯县人,1948 年毕业于协和大学生物系。毕业后,他在福建省研究院动植物研究所内唐仲璋院士创建的寄生动物研究室工作。林宇光先生历任福州大学、福建师范学院、厦门大学生物系副系主任,寄生动物研究室主任。20 世纪 70 年代,福建建瓯等地发现大批肺吸虫患者,引发肺吸虫病防治研究工作开展。1975 年,时任厦门大学人畜寄生虫研究室主任的林宇光率教研室陈清泉、严如柳、何玉成、林秀敏等诸位老师,深入建瓯县肺吸虫病病例较为集中的东峰、小桥、吉阳、水北 4 个乡,各地现场调查均收获溪蟹感染斯氏肺吸虫囊蚴资料;1976 年再次赴建瓯,组织肺吸虫调查研究培训班,调查范围几乎遍及建瓯全境,查清了当地肺吸虫病传播宿主,发现其第一中间宿主建瓯拟小豆螺和第二中间宿主福建华溪蟹、角肢华南溪蟹 3 新种,以及待命名新种的拟钉螺一种,后报告为小桥拟钉螺;1977 年驻扎建瓯漈上村数个月完成肺吸虫生活史各阶段研究。以小螺体内分离的自然感染的尾蚴人工经口喂饲幼蟹,从实验感染蟹获得斯氏肺吸虫囊蚴,论证了肺吸虫尾蚴经口感染蟹的论据。

　　20 世纪 80、90 年代,老先生不顾年迈,仍率队辗转于永安、将乐、龙岩、漳平、华安、南靖等县市,深入现场开展调查研究,发现多个肺吸虫病的新疫区,提供了丰富的科学资料,为福建省肺吸虫病防治提供了科学依据。2002 年 6 月,本书作者以肺吸虫病例为线索调查肺吸虫疫源地,检查溪蟹,发现蟹体携带斯氏肺吸虫囊蚴,溪蟹分隶于华南溪蟹属,为尚未报告的新种,为感谢林宇光教授对我省肺吸虫病防治研究做出的贡献,特以其姓氏命名为林氏华南溪蟹(*Huananpotamon lini*)。

　　林宇光教授长期在高等院校从事动物学和寄生虫学的教学和科研工作,他一生潜心科研、著书立说,把毕生精力都献给了动物学、寄生虫学的教学和研究事业,对我国寄生虫学发展做出了卓越贡献。参加工作近 60 年来,他致力于肝片吸虫、大片吸虫、肺吸虫、丝虫、人畜裸头绦虫、膜壳绦虫、戴维绦虫、囊宫绦虫、猪带绦虫、棘球绦虫及棘球蚴、细颈囊尾蚴、鱼类绦虫、住白细胞虫、球虫、弓形虫、媒介昆虫等多种寄生虫病原生物学、流行病学及病理学研究;报告了 16 种绦虫新种,阐明 11 种绦虫生活史;阐明鸡沙氏住白细胞虫的生活史,发现后宽绳蚋为鸡沙氏住白虫病的传播媒介,虻蝇为传播媒介;公开发表学术论文近百篇,参与编写《人体寄生虫学》《畜禽寄生虫与防治学》《肝胆寄生虫病学》《中国寄生虫病防治与研究》等数部寄生虫学研究专著。林宇光教授一生获得多项科研、教学成果。其中,肺吸虫病的病原学和流行病学的研究成果于 1984 年获福建省科技进步二等奖;中国禽畜和动物绦虫病的病原学及流行病学研究成果于 1986 年获福建省科技进步二等奖;福建禽鸟类住白虫病和血变虫病的病原生物学科研成果于 1997 年获福建省科技进步二等奖;棘球蚴和棘球绦虫病原生物学研究成果于 1997 年获国家教委科技进步三等奖。作为个人,1959 年、1962 年曾获福建省先进教育工作者和先进科学工作者称号,1991 年获得厦门大学教学、科研突出贡献的"杜俊明奖";作为寄生动物研究室主任,1990 年他带领研究室获得厦门大学最高科研团队荣誉"南强奖"。他的教学科研成绩被北京中国教育精英研究院评授为 2003—2004 年度"教育精英奖",他的先进事迹被收入《中国当代高级专业技术人才大辞典》《当代中国科技名人成就大典》《中国专家大辞典》《福建省名人录》等。

---

　　[*] 作者:厦门大学生命科学学院卢明科;福建省疾病预防控制中心程由注。

　　林宇光教授一生热爱教育事业，桃李满天下，其中美国国立卫生研究院高级研究员、国际知名疟疾科学家苏新专就是其学生中的杰出代表。作为我国绦虫学领域的著名专家，林宇光先生深感我国绦虫学专业参考书籍的匮乏，写一部关于绦虫学的专著是他一生的愿望，离休后虽然已进入古稀之年，他仍继续收集、整理研究资料，勤耕不辍，积极编写《中国绦虫志》，即便后来身患重病，仍然坚持查阅文献，弥留之际也念念不忘书稿的事。先生几十年如一日忘我工作的敬业精神和实事求是的科学态度受到寄生虫学界同仁的普遍赞誉，是老一代学人的典范。

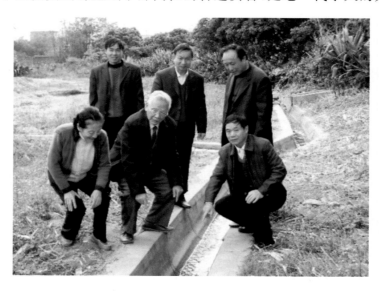

附录图 8.1　2003 年林宇光先生(前中)与回故乡探亲的首都医科大学陈佩惠教授
(左 1)考察福清钉螺孳生地硬化改造现场(余德龙摄)

● 参考文献

[1]林宇光,吕建华,康杰,等.福建建瓯县肺吸虫病流行病学调查[J].动物学报,1980,26(1):52-60.

[2]林宇光.斯氏并殖的生活史及其地理分布研究[J].武夷科学,1980,1(1):52-60.

附录8.4　严师出高徒,小试牛刀逞英豪的何毅勋 *

何毅勋,福州市人,1954年自厦门大学毕业后被分配到中国寄生虫病研究所从事寄生虫病防治研究工作,是唐仲璋先生最为看重、最为得意的门生。每次见面,师生都促膝谈心直至深夜四五更鸡鸣,乃至于不知东方之既白,毫无倦意,只怪时间过得太快。何先生后来担任中国预防医学科学院寄生虫病研究所病原研究主任,重点研究血吸虫组织化学,是该所在《动物学报》等高规格刊物上发表论文最多的作者之一,是毛守白教授主编的《血吸虫生物学与血吸虫病》专著中关于血吸虫形态、生态、生理、病理等部分的重要内容的撰写者。他应用生物化学、组织化学等新手段结合传统方法,使人们对血吸虫有了新的认识。

他对肺吸虫病的研究时间不长,发表的文章不算多,但很有创见,一篇综述就将全球范围内古今中外的基本状况概括了。特别提到了印度尼西亚10头老虎全部感染了并殖吸虫,其中最多的一头老虎肺中检出成虫1596只,令人震惊,让读者认识到山中大王对小虫危害的无奈。

他首先在我国开展并殖吸虫体表的电镜观察,使人们对成虫的体棘分布、形态有了更清楚的认识。最为难得的是,他率队到安徽南部调查,仔细比较后提出卫氏并殖吸虫的大型品系和小型品系结论,该意见同钟惠澜教授的卫氏并殖四川变种、卫氏并殖伊春亚种以及日本学者宫崎一郎报告的将卫氏并殖吸虫分为二倍体、三倍体有异曲同工之妙。这是个世界性难题,迄今还困扰着许多学者。何氏做了不懈的努力,闪耀着不灭的光辉。

何先生记忆力超群,1969年在广西南方地区寄生虫病防治学习班上讲授《肺吸虫病》,一天半的时间里,三万多字的讲义几乎一字不漏背下,在台上侃侃而谈,如同高山潺潺流水,不急不慢,连续不断,令听者不自觉地停下了手中的笔,联想到他的老师唐老,交口称赞"名师出高徒"!

● **参考文献**

何毅勋,黄德生,胡艳青,等.皖南两种品系卫氏并殖吸虫特征的比较[J].中国医学科学院学报,1991,3(2):89-94.

---

* 作者:福建省疾病预防控制中心李友松。

附录8.5　率先报告本省斯氏肺吸虫病例和作病例分析的吕建华 *

吕建华,1932 年生,福建省建瓯县人,老家吉阳镇玉溪村,老家和万木林自然保护区相邻。1977 年,省肺吸虫病防治学习班房道公社实习组途经此地,徐墩卫生院院长提出在此处稍做停留。后来,我们遵照唐老的指点,在保护区的山脚下捕到许多螺类和溪蟹,他每天泡在显微镜前仔细检查,结果证实当地为肺吸虫病自然疫源地。

吕建华 1956 年自第四军医大学毕业后被分配到齐齐哈尔的第 11 军医学校。此前,该院收住过自朝鲜送回来的志愿军伤病员,其中有肺吸虫病患者。同事间常谈起这些经历,部队中也将之作为军事活动与疾病关系的例子教育大家,加上爱人崔仁淑是朝鲜族人,了解朝鲜族人的生活习俗,如制作和进食"蝲蛄豆腐"等,这些都给他留下深刻的印象。

1958 年,吕建华夫妇转业回建瓯县,先在伐木场卫生室工作,不久后,在县森工医院分别担任副院长和护士长。让他们意外的是,所接触的患者中,不断有白细胞和嗜酸性粒细胞增多者,这一特征同深刻烙在脑海中的志愿军在朝鲜所患的肺吸虫病的特点非常类似,只是咳嗽、咳痰等呼吸道症状不明显。而在此时,北京友谊医院钟惠澜教授等报告了在四川省发现的四川肺吸虫新种,吕建华认为老家的病例和钟老的四川肺吸虫所致病症一样,于是,将从患儿身上切除的皮下结节送到福建医学院肖玉山教授处检查,发现有大量白细胞和嗜酸性粒细胞浸润并引起的嗜酸性肉芽肿,是典型的寄生虫所引发的,还有虫道和童虫,并于 1965 年率先在全国会议报告福建省的肺吸虫病例。在此基础上,他更注意收集这类病例并写成分析文章,陆续在省和国家级刊物上发表。这些病例多是山区男孩,有生吃溪蟹史,吕建华认识到必须从病原虫种加以验证,于是他将几年来发现的病例情况告知唐仲璋教授。唐老时任厦门大学副校长,派出林宇光教授带队前往建瓯做实地调查,很快在溪蟹中分离到卫氏并殖吸虫和斯氏并殖吸虫囊蚴,经感染动物后捡获两种成虫,从病原体角度证实了当地的流行虫种,引起省卫生厅的重视,组织由省寄生虫病研究所和厦大联合举办的省肺吸虫病防治学习班。唐老做肺吸虫发现史和研究概述,林宇光报告病原虫种,吕建华汇报本病在建瓯及相邻县的发现经过和病例特征,康杰做误诊分析,李友松讲流行病学与调查设计,这些理论课为日后的实习和各地的调查研究打下了坚实的理论基础。

当时病例的诊断主要靠症状和血象检查。因为临床表现复杂,所以多以肺吸虫成虫抗原皮内试验作为重要的辅助诊断手段。只是相关试剂全国仅四川省寄生虫病研究所和北京友谊医院生产,供不应求。对此,吕建华在领导的支持下,决定自行研发抗原生产。他先分离溪蟹中的囊蚴,感染家狗 3 个月后剖杀,取成虫,以过滤纸吸干后干燥,以玛瑙乳钵研成细末,天平称重。以干粉重:蒸馏水的 1∶(200~500~1000~2000~5000)的比例分别配成装入磨口瓶中摇晃振荡。浸泡 48 小时,离心,吸出上清液,每 5 mL 分装在洗净烘干并经高压消毒过的链霉素瓶或青霉素瓶中,加盖并套上不干胶以防瓶盖脱落。贴上具有产品名、含量、生产日期、保存期、厂家等内容的标签,冷存待用。

在产品应用之前,既同国内原有成熟的产品做比较,也做自身的试验,以排除假阳性和过度反应。经比较,选择 1∶(1000~2000)浓度。他们先后生产了 10 多万人次的用量,除满足本县的需要外,还支援周边的县市,加快了调查的进度并提高了质量。在数以万计的使用之后,不断总

---

　* 作者:福建省南平市疾病预防控制中心张芝平、卓鸣莺、蔡长煌;福建省疾病预防控制中心李友松。

结操作规范和程序,提出:小针筒(卡介苗注射器);小针头(5～6号);臂内侧(指注射部位,臂内侧较白,便于观察);针平行(针孔向上,并几乎与皮肤平行进针;如有角度,就会注到皮下,影响结果);注丘疹(不必拘泥于文献上的0.1 mL);肿胀差(注射15 min后看结果,量出丘疹最大径减去注射时的抗原丘疹之差);判结果(肿胀差大于0.5 cm者为阳性,0.3～0.4 cm者为可疑)。

一个县级行业医院,能肯动脑,敢于试制抗原,实属不易。他的肺吸虫病的诊治研究,在本省具开拓性和示范性,不但继四川省之后在福建省率先发现了斯氏并殖吸虫的存在,而且大大明确了斯氏并殖吸虫的发病特征,丰富了本省对本病的认识。其结果获省科技大会成果奖,可谓实至名归。

(蒙吕建华亲属和建瓯市人才资源和社会保障局提供有关材料,特此致谢)

● **参考文献**

[1] 李友松.关于肺吸虫抗原皮试一些问题的探讨[J].福建医学杂志,1983,2:59-60.

[2] 吕建华.并殖吸虫病200例临床分析[J].福建医药杂志,1981,8(3):20-21.

[3] 吕建华.福建的肺吸虫病30例临床分析[J].新医学,1975,6:89-90.

[4] 肖玉山,吕建华.福建的肺吸虫病[M]//1963年寄生虫学术讨论会论文摘要汇编.北京:科学出版社,1964,156-157.

附录 8.6　林金祥:长年累月深入疫区,脚踏实地战小虫*

林金祥,广东省五华县人,1956 年自华南医学院(中山医学院前身)毕业后被分配到福建省寄生虫病防治研究所,长期从事血吸虫与其他寄生虫病的防治研究工作,在福建山区型血吸虫病与肠道寄生虫病的调查、防控上达到国内先进水平;发表论文 171 篇,主编专著 9 部(本),获国家、省、厅级科技进步奖 27 个;被评为全国血吸虫防治楷模和省优秀专家,享受国务院和省人民政府特殊津贴。

他任副所长和科室主任期间,在全省实现基本消灭血吸虫病后着眼于八闽大地,扩大工作内容,随即对其他肠道寄生虫病开展了全面系统的调查和防控,特别是肺吸虫病,组织科室人员从点到面,从局部调查开始,逐步开展全省的肺吸虫病的调查与控制。

鉴于单位门诊的肺吸虫病病例多来自我省林区,1978 年冬,他带队到闽北邵武的龙湖伐木场开展调查。时值严冬,莽莽山林被皑皑白雪覆盖得严严实实,大家冒着零下 15℃低温,拨开冰碴,找出冰冻的溪蟹,检出了大量的卫氏并殖吸虫、三平正并殖吸虫囊蚴,还有切头涡虫、蟹娃蛭等寄生虫。为明确当地肺吸虫病的传染源与保虫宿主,在主人帮助下,用 100 mL 的注射器接上导尿管插进狗的肛门注水,然后反复抽取粪液,吸沉淀渣在镜下检查虫卵,阳性者剖杀,在肺检出虫体,从而肯定了狗为当地重要的保虫宿主和传染源,取得了疫区严重流行的各个环节数据与相关因素,提出了林区应将本病作为重大疾病来防控的建议。

不久后,武夷山市暴发了一起集体进食醉蟹后急性感染的案例,他又带队前往疫区,经过两个月的调查,发现当地也是个超高度的流行区,溪蟹的感染率达到 100%。每只蟹含囊蚴大部分数量超过 100 个甚至上千个。当地民众对死猫不是埋在地下,而是挂在溪边的树上。为增加调查数量,他还对这些吊挂在树上的死猫进行肺部解剖查虫,尽管猫尸都已腐烂发臭了,但肺里的虫体个个还活着。由于当地的肺吸虫病重度流行,村民反映:家猫买来后不足一年即会死去,导致家家户户年年买猫但无法繁衍的现实。

在林金祥的组织带领下,我省还先后在全省邵武林区和光泽、寿宁与广西等地举办了多期以肺吸虫调查为主的防治学习班,取得了理论实践相结合的良好效果。此外,还绘制、印刷了一万张《积极防治肺吸虫病》宣传画分发到全省疫区,对提高居民防治该病的意识,起到了很好的宣传效果。早期,为让查出的患者能得到及时治疗,还联系买到了西南制药厂生产的硫双二氯酚。后因其剂量大、疗程长、不良反应多,又以吡喹酮取代之。由此,福建省的肺吸虫调研工作在各地逐步开展起来,并积极参加全国的协作,接待日本学者,不断开阔眼界。

更为难得的是,他始终注意收集各种各样的标本,并妥善保存。20 世纪 90 年代,全国要进行人体寄生虫分布调查前举办学习班时,主持人跑遍全国重点高校、研究所,甚为标本不全而苦恼时,意料之外,在福建省得到了所需的所有罕见实物标本。这些难得的实物标本经常向国内高校、研究机构与标本制作单位输送。当前国内最新的寄生虫学图谱专著中,很多都是他提供的材料。退休之后,他还将所有寄生虫实物标本与传播宿主进行分类整理并拍成照片,由人民卫生出版社出版《食源性寄生虫病图释》,博得人们的普遍称赞。

---

*　作者:福建省疾病预防控制中心张榕燕。

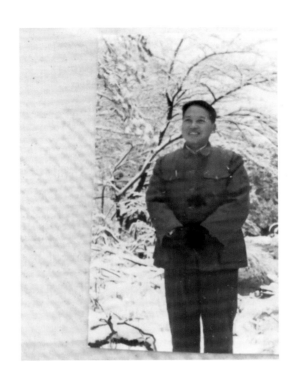

附录图 8.2　1977 年寒冬腊月,满山冰封雪盖,林金祥带队来到邵武龙湖伐木场,下溪沟找螺捕蟹(李友松摄)

● 参考文献

[1]林金祥,李友松,吴樟榆.龙湖伐木场肺吸虫病流行病学调查报告[J].动物学杂志,1979,5:24-26.

[2]林金祥,李友松,周宪民,等.食源性寄生虫病图释[M].北京:人民卫生出版社,2008:1-132.

[3]邱德黎,陈国华,林金祥,等.肺吸虫病急性感染调查研究[J].福建医药杂志,1983,3:24-26.

附录9 华东地区肺吸虫病防治研究协作组工作概况 *

1991年,全国动物学会寄生虫学专业委员会和中华医学会温州分会在浙江省永嘉县召开全国肺吸虫病学术会议,为加强交流和促进发展,决定成立全国和华东、华南、两南等地区协作组。华东组推举南京医科大学沈一平教授为组长,并增补邵向云、刘明达、严涛、陈家旭、陈韶红、汪学龙等为副组长,挂靠在永嘉县医院。2008年,沈教授已年近90,便改任顾问,由李友松继任组长。

主要工作:协作组成立以来,基本上每两年召开一次学术会议,先后在永嘉、武夷山、杭州、南昌、合肥、上海、西双版纳、泰宁、漳州(近几年3次分别在漳州市芗城区和东山县举办)。每次会议均有12~30篇论文报告应征,奇文共欣赏,疑义相与析。每次集合探讨内容新颖,针对性强,解决办法多,而且结合当地自然景观进行现场考察,更兼风趣幽默的主持,使会议更显生动活泼,因而协作得以持之以恒,走在全国的前列。

2000年,由沈一平、邵向云、李友松等编著的国内最完整的《实用肺吸虫病学》由人民卫生出版社出版,2008年出版修订本第二版,增至50万字。

在陈翠娥教授帮助下,南昌大学周宪民教授先后5次获批国家自然科学基金资助项目,大大推动了研究的开展,并参加了多部媒介专著的撰写和转向分子生物学探索。

经时任全国肺吸虫病防治研究协作组组长贺联印教授和中华医学会外事部门协调,协作组接待了川岛健治郎率日本国肺吸虫病考察访问团来闽考察和学术交流;经国际肺吸虫研究项目协作组陈名刚教授协调,协作组接待了国际著名学者戴维斯(美国)和布莱尔(澳大利亚)赴福建北部进行肺吸虫病重疫区实地考察。

协作组先后派专家赴四川省、河南省、云南省协助当地举办肺吸虫病调查技术培训班,并多次深入疫区进行现场调查,在昆明医学院仅用半天时间就鉴定出10种以上的蟹种或新蟹种,并深深地感叹于云南省有待开发的丰富蟹类资源!

福建省还对溪蟹体内除肺吸虫囊蚴以外的其他寄生虫感染进行调查,计有:切头涡虫(唐仲璋、李友松);蟹蛙蛭(李友松);新繁睾吸虫(刘思诚)等。

工作还在继续。近年来,南昌大学和漳州市疾病预防控制中心联合申报了国家自然科学基金项目(No.3206130239)。2020年11月—2021年4月,程由注等领队深入武夷山脉中段建宁县等地,首次对闽江源流域开展调查,捕获大量华溪蟹,并从蟹中检出数量众多的卫氏并殖吸虫和三平正并殖吸虫两种囊蚴,类似于早年在邵武市龙湖伐木场调查时所见。调研工作仍有待继续,这些都是进行时,而不是完成时。

时光飞逝,李友松接任组长已13年了,希望年轻的后继者能够更加健全组织结构。在土源性寄生虫病感染率明显下降后,肺吸虫病,这种典型的自然疫源性疾病研究资源仍非常丰富,为此,建议协作组挂靠中国疾病预防控制中心寄生虫病控制所,以发扬优良作风,填补更多空白,争取更大成绩。

---

* 作者:福建省疾病预防控制中心李友松、程由注。

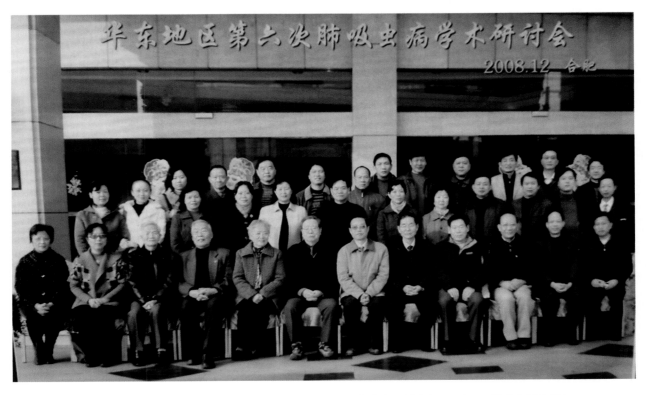

附录图 9.1　华东地区肺吸虫病防治研究协作组第六次学术研讨会(2008 年 12 月于安徽合肥)

● **参考文献**

[1]沈一平.实用肺吸虫病学[M].北京:人民卫生出版社,2008.

[2]唐仲璋.切头涡虫在福建省的发现及其生物学的研究[J].福建师范学院学报(自然科学专号),1959,1:41-56..

[3]李友松.福建省淡水蟹类寄生虫的调查[J].水生生物学报,1989,12(1):83-86.

后　记

当手捧沉甸甸的《福建省肺吸虫与肺吸虫病》书稿，我长久掩饰不住内心的喜悦和激动。

几年来，我们在中国疾病预防控制中心寄生虫病预防控制所、福建省卫生健康委员会、福建省疾病预防控制中心、河南省疾病预防控制中心等单位的大力支持下，连续举办3场全国性的寄生虫病原诊疗或调查研究学习班，邀请全国知名学者讲授寄生虫病等疾病的诊疗、调查研究和预防诸方面的概况和新近进展，使人们对寄生虫病有了进一步的认识，并促进深入研究。就在去年的学习班上，有人考虑到福建省60多年来许多学者和防治工作者不断深入细致的调查研究，明确了全省的病原虫种、不同阶段的宿主种类及其形态、生态特征，对防治的调查研究方法做了摸索、改进、总结，许多方面处于国内外的前列而引人注目。因而，程由注主任提议整理出版《福建省肺吸虫与肺吸虫病》专著，一呼百应，于是拟写书稿内容和提纲，安排主要工作人员分工，提出规格要求和进度。

接着，便是寻求理想的出版社，在茫然中，洪照宽主任联系同学校友，找到母校——厦门大学出版社，恰巧该社为迎接2021年厦大成立100周年大庆正向各院系征集高质量、高水平的书稿，当了解《福建省肺吸虫与肺吸虫病》写作意向时，一拍即合，欣然同意，优先安排出版。

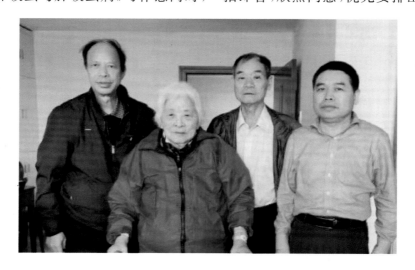

2019年11月，我们前往厦门拜访唐崇惕院士，请教《福建省肺吸虫与肺吸虫病》撰写，蒙亲切接待和敦敦教导，图为唐崇惕院士接见本书的主创人员。不久前传来唐崇惕院士和家人捐赠百万元，设立"唐仲璋生命科学育人基金"以纪念父亲的业绩和严谨的治学精神，力图为母校培养更多更好的生命科学人才。优良家风，令人钦敬（张世阳摄）

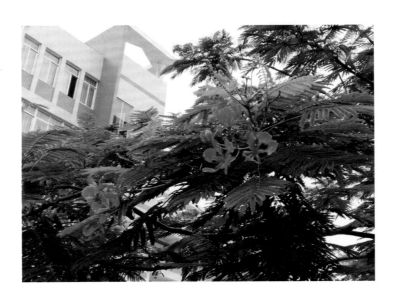

叶似翡翠、花如烈火的凤凰树和凤凰花是热带亚热带地区的鲜明标志物

说到厦门大学，人们的印象太深了。

五老峰下，东海之滨；碧海蓝天，云卷云舒。上百座形式多样的中西合璧的楼房掩映在校园中心芙蓉湖周围万绿丛中，校园后攀岩直上山巅与天齐的三角梅，校园周围高耸挺立的椰林，巨大的叶片迎风摇曳，如同细工裁剪成碧玉般羽状叶的凤凰树，夏秋之季，绽放团团锦簇。凤凰花，树多高，花也多高，见过一次，牢记毕生。建校初期，围绕达仁大礼堂两侧一字排开的五座大楼依然犹如雄狮威镇，目光耿耿，远眺大海，何等威严！

沿海边的跨海坦道，如玉带环腰，演武路边用花木编织的五线谱音符，每年的"快跑中国"的马拉松比赛的选手经此都不自觉地放缓步伐，饱览这一带美丽的风光。

面对这些，人们不禁怀念创办人陈嘉庚先生的远见卓识，为学校寻觅到这片风水宝地。

100 年，以人的生理而论，属于老迈高龄，而作为学校，才是盛壮之年。当今厦大，已是耸立中国东南文理学科齐全、传统和新技术共存的著名学府，化学、海洋科学、生物学、生态学、统计学 5 个学科入选国家公布的世界一流学科建设名单。从数学系走出来外表朴素、几近木讷的陈景润，在极为艰难之中，凭借扎实的基础，在破解悬世 200 多年的世界级数学难题——哥德巴赫猜想道路上，找到了摘下数理领域皇冠上的珍珠最佳的方法，被誉为"陈氏定理"，成为卓有贡献的典范，激励了几代人勇攀科技高峰。毕业于生物系寄生虫学专业的苏新专，与美国国家卫生研究院同事路易斯·米勒一起，大力推荐青蒿素研究成果的申报，助屠呦呦获得 2015 年度诺贝尔生理学或医学奖，这是中国科学史上石破天惊的划时代大事。40 多万名走出校门的学子，奋斗在各个岗位，成为各单位的栋梁之材和各学科的领军人物，实现了他们"以踏入厦大为幸，毕业为校争光"的夙愿。"铁打的营盘，流水的兵。"厦大将送出迎来更多的师生，谨祝这艘大船在知识海洋中劈波斩浪，扬帆激进！

漳州，位于福建省南部，长夏无冬，物产丰富，20 世纪 50 年代就有"福建乌克兰"之誉，但同时又是疾病种类繁多而严重的地区。中华人民共和国成立以来，对地方病、传染病的防控一直坚持不懈。

漳州面临大海，海外交往早就在进行中。学有所成者争相出现：著名者如林语堂、黄道周、许地山,佛界高僧弘一法师也曾在这里传经弘法。

全市先后消灭了流传千百年的血吸虫病、丝虫病、麻风病,控制了疟疾、霍乱,为人民的健康和社会的发展保驾护航。

这本书能顺理整理出版,不能不提到程由注主任,他退休后一直指导我们开展寄生虫病的防治研究,尽管年迈,依然顶风雨冒烈日、攀悬崖越深谷,溯源追踪,孜孜以求,凭着几十年积累的经验,不断鉴定出肺吸虫第一、二中间宿主螺蟹新物种,并建立寄生虫资源标本库。他们努力收集资料,以极端负责的态度和很强的文字处理能力,加上开阔的视野、敏感的警觉,使本书立足福建省但又不局限于一个省的防治研究。对于他们的努力和贡献,我们深为庆幸和感谢,这也为基层单位提高业务水平开辟了新的途径和经验,愿涓涓细流汇成潺潺流水。一次尝试,就为今后的努力打下了基础。

由此,想到一句时髦话:经典永(咏)流传。

由此,想到一句古话:"行百里者,半九十"。

由此,想起了小时候读过的唐诗:"欲穷千里目,更上一层楼"。

李友松主任熟悉、热爱闽南风物,特将他写的《水仙花》歌词抄录于此,为建设文明和谐社会大厦添一快砖加一片瓦。

生长在东海之滨,
花开遍海角天涯。
半杯清水,几把黄沙,
就能够长叶开花;
冰清玉洁,凌波仙子,风姿绰约人人夸。
没有大紫大红,淡淡清香飘发;
不是五彩斑斓,白根绿叶拥小花。
人民大会堂里,你点头含笑迎嘉宾;
兴高采烈,走进千千万万寻常百姓家。
人都说:岁寒三友:松竹梅,
真的应该加上她。
诗人问:冬天来了,春天还会远吗?
你和梅花一齐回答:不啦,不啦! 冬天来到,春天也就很近啦! 也就很近啦!

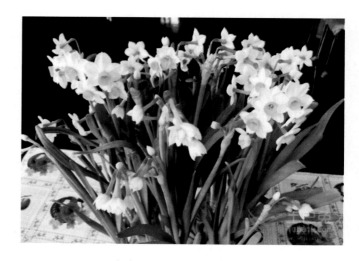

风姿绰约,淡雅清香的水仙花

蔡茂荣

2020/11 于漳州